आयुर्वेद एवं एलोपैथी: एक तुलनात्मक विवेचन

देश की स्वास्थ्य की समस्या का वास्तविक समाधान

संजय जैन

notionpress.com

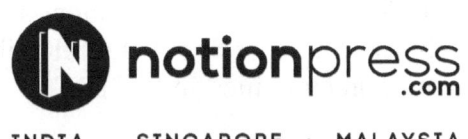

INDIA • SINGAPORE • MALAYSIA

Notion Press

Old No. 38, New No. 6
McNichols Road, Chetpet
Chennai - 600 031

First Published by Notion Press 2018
Copyright © Sanjay Jain 2018
All Rights Reserved.

ISBN 978-1-64324-321-4

This book has been published with all reasonable efforts taken to make the material error-free after the consent of the author. No part of this book shall be used, reproduced in any manner whatsoever without written permission from the author, except in the case of brief quotations embodied in critical articles and reviews.

The Author of this book is solely responsible and liable for its content including but not limited to the views, representations, descriptions, statements, information, opinions and references ["Content"]. The Content of this book shall not constitute or be construed or deemed to reflect the opinion or expression of the Publisher or Editor. Neither the Publisher nor Editor endorse or approve the Content of this book or guarantee the reliability, accuracy or completeness of the Content published herein and do not make any representations or warranties of any kind, express or implied, including but not limited to the implied warranties of merchantability, fitness for a particular purpose. The Publisher and Editor shall not be liable whatsoever for any errors, omissions, whether such errors or omissions result from negligence, accident, or any other cause or claims for loss or damages of any kind, including without limitation, indirect or consequential loss or damage arising out of use, inability to use, or about the reliability, accuracy or sufficiency of the information contained in this book.

समर्पण

यह पुस्तक उन सभी सौभाग्यशाली चिकित्सकों को समर्पित है जो रोगी मानवों से अनैतिक रूप से धन कमाकर नरकों में जाने के बजाय, निष्काम भाव से उनकी सेवा करके, मानव जीवन के वास्तविक उद्देश्य 'मोक्ष' की प्राप्ति करना चाहते हैं।

– डा. संजय जैन

विषय-सूची

प्राक्कथन *vii*

नम्र निवेदन *ix*

संकेताक्षर सूची *xi*

आयुर्वेद एवं एलोपैथी: एक तुलनात्मक विवेचन

अध्याय 1: **दो मुख्य चिकित्सा पद्धतियां- आयुर्वेद एवं एलोपैथी** **3**

अध्याय 2: **आयुर्वेद एवं तथाकथित आधुनिक चिकित्सा विज्ञान का पुनर्वलोकन तथा पुनर्मूल्यांकन** **23**

अध्याय 3: **आयुर्वेद एवं एलोपैथी का तुलनात्मक विवेचन** **34**

अध्याय 4: **सर्जरी या शल्यक्रिया** **83**

अध्याय 5: **चिकित्सीय आतंकवाद तथा चिकित्सा बीमा** **89**

अध्याय 6: **आश्चर्यजनक आयुर्वेद** **90**

अध्याय 7: **आधुनिक चिकित्सा विज्ञान का अज्ञान** **94**

अध्याय 8: **राष्ट्र के लिए दो क्षेत्र सर्वाधिक महत्वपूर्ण** **96**

अध्याय 9: **भ्रष्टाचार एवं पतन** **98**

अध्याय 10: **सिद्धांतहीन आ.चि.वि. के उत्थान का कारण** **102**

अध्याय 11: **आह्वान** **108**

अध्याय 12: **आ.चि.वि. का वास्तविक स्थान** **110**

v

अध्याय 13: सार 112

अध्याय 14: देश की स्वास्थ्य की समस्या का वास्तविक समाधान 123

अध्याय 15: संदेश 128

Important Quotes *131*

संदर्भ *135*

प्राक्कथन

आयुर्वेद चिकित्सा विज्ञान मात्र नहीं है अपितु संपूर्ण जीवन विज्ञान है । यह मानव जीवन को सच्चे अर्थों में सुखी एवं सफल बनाने का विज्ञान है । सुखी एवं सफल जीवन का अर्थ है तन की नीरोगता, मन की प्रसन्नता तथा आत्मोप्लब्धि अर्थात मोक्ष । इसकी महत्ता के कारण ही इसे पांचवा वेद या उपवेद तक कहा । अनेक ऐतिहासिक कारणों से विदेशी आक्रांताओं ने अनेक बार इस राष्ट्र की अकूत धन-संपदा को लूटा तथा सभ्यता, संस्कृति एवं साहित्य को नष्ट-भ्रष्ट करने का कुत्सित प्रयत्न किया । आक्रान्ताओं की इस श्रंखला में अंतिम षड्यंत्रकारी पश्चिमी जगत तथा मुख्य रूप से ग्रेट ब्रिटेन था । अंग्रेजों ने मैकाले द्वारा रचित षडयंत्र के अनुसार, इस राष्ट्र के उच्च बौद्धिक, नैतिक तथा आध्यात्मिक मूल्यों पर आधारित शिक्षा व्यवस्था को नष्ट-भ्रष्ट करने के साथ-साथ, अति विकसित तथा वैज्ञानिक चिकित्सा पद्धति आयुर्वेद के स्थान पर अवैज्ञानिक, सिद्धांतहीन तथा विनाशकारी एलोपैथी को थोप दिया । इस सबका परिणाम, आधुनिक भारतवासियों की दयनीय स्वास्थ्य स्थिति तथा करोड़ों मानवों पर प्रतिदिन कैंसर, डायबिटीज जैसे रोगों का बढ़ता रोग भार, सबके सामने है ।

डा. संजय जैन, मेरठ, उत्तर प्रदेश के एक सफल एवं प्रतिष्ठित अस्थि रोग विशेषज्ञ तथा शल्यक्रिया चिकित्सक हैं । उनका चिकित्सीय शिक्षण तो एलोपैथी में हुआ किन्तु भारतीय संस्कृति का गौरव उनके हृदय में है । भारत की महान चिकित्सा पद्धति आयुर्वेद के विषय में जब उन्हें पता चला तो उनके जीवन में एक अकल्पनीय तूफान आ गया । उस आन्तरिक तूफान का परिणाम ही प्रस्तुत पुस्तक है ।

इस पुस्तक में डा. जैन ने एलोपैथी की सिद्धांतहीनता, अवैज्ञानिकता तथा मानवजाति के लिए विनाशकारिता को तर्कों तथा प्रमाणों सहित, सफलता पूर्वक सिद्ध किया है । साथ ही साथ, आयुर्वेद अति प्राचीन होने पर भी, कैसे मानवजाति के स्वास्थ्य तथा कल्याण का सर्वकालिक विज्ञान है, इस तथ्य को बड़ी स्पष्टता से, सप्रमाण प्रस्तुत किया है । इस साहसिक सत्यनिष्ठा के लिए मेरी डा. जैन को बधाई है तथा भविष्य में यह साहसिक सत्यनिष्ठा उत्तरोत्तर बढ़ती रहे, ऐसी शुभकामना है ।

भगवान हम सब भारतीयों को अपनी महान संस्कृति के प्रति गौरवान्वित होने का भाव दें तथा अविकसित, अवैज्ञानिक, विनाशकारी एवं भोग प्रधान पाश्चात्य संस्कृति की चकाचौंध से मुक्त होने की समझ तथा सामर्थ्य प्रदान करें। आशा है डा. जैन की यह पुस्तक इस उद्देश्य की प्राप्ति में सहायक होगी।

१ मई २०१७

ओजस्वी शर्मा

४६, गंगवाल पार्क,

जयपुर - ३०२००४

(राजस्थान)

नम्र निवेदन

श्री सद्गुरुनाथ महाराज की जय

इस पुस्तक के लेखन में मैं माध्यम बना यह मेरे स्वयं के लिए भी एक आश्चर्य का विषय है। आधुनिक चिकित्सा विज्ञान का तो मैंने विधिवत् अध्ययन किया तथा परास्नातक की डिग्री हासिल की परंतु आयुर्वेद से तो मेरा दूर का भी परिचय नहीं रहा। इस दृष्टि से तो आयुर्वेद तथा एलोपैथी जैसे विषय पर पुस्तक लिखने की मेरी पात्रता भी सिद्ध नहीं होती। अर्धसत्य ही शायद कह पाउंगा। पिता का साया तो 12वीं क्लास में ही सर से उठ गया था। अनेक पारिवारिक मुश्किलों का सामना करते हुए, एक साधारण मध्यम वर्गीय परिवार का, साधारण सी ही सोच रखने वाला व्यक्ति, कब एक हड्डी एवं जोड़ रोग विशेषज्ञ बन गया, पता ही न चला। धन अर्जित करना तथा उससे अपने परिवार का पालन, अपनी जिम्मेदारियों का निर्वाह तथा अपनी और अपने परिवार की अनेकानेक कामनाओं की पूर्ति, इतना ही जीवन के बारे में जाना था। गुरू शब्द से ही चिड़ने वाले के स्वयं के जीवन में न जाने कैसे सदगुरू आ गए। फिर तो जीवन की दिशा ही बदलने लगी। मुझे पता चला कि धन (अर्थ) तथा कामनाएं (काम), जीवन में मात्र ये दो ही पुरूषार्थ नहीं हैं वरन पुरूषार्थ तो चार हैं – धर्म, अर्थ, काम और मोक्ष। समस्त समस्याओं का वास्तविक समाधान, दुःखों का सदा के लिए अंत, पूर्ण आनंद की प्राप्ति तथा मानव जीवन का एकमात्र उद्देश्य तो मोक्ष है, बाकी सब तो साधन मात्र हैं। अर्थ और काम का साधन धर्म हो तथा उद्देश्य मोक्ष हो तभी जीवन सच्चे अर्थों में सफल होगा। गुरूदेव से संसार के अनेक विषयों पर होने वाली चर्चाओं में एक अति महत्वपूर्ण विषय था - स्वास्थ्य। इस ओर दृष्टि गई कि आधुनिक चिकित्सा के चमत्कारिक विकास के बावजूद स्वास्थ्य के क्षेत्र में तो हाहाकार मचा हुआ है। एक भी व्यक्ति पूर्ण स्वस्थ मिलना मुश्किल हो गया है। कैंसर जैसे भयानक रोग बढ़ते ही जा रहे हैं। ब्लड प्रेशर, डायबिटीज, हृदय रोग तथा कोलेस्ट्रॉल आदि तो आम बात हो गई है। गुर्दे ट्रान्सप्लान्ट, जोड़ बदलना तथा हृदय बाइपास सर्जरी आदि की आवश्यकता बढ़ती ही जा रही है। परिवारों के ऊपर बड़े से बड़ा बोझ स्वास्थ्य पर होने वाला खर्च है, यहां तक कि आधुनिक चिकित्सा परिवारों की आर्थिक बरबादी का एक अति महत्वपूर्ण कारण है। एक प्रश्न पैदा हो गया। हम किस ओर जा रहे हैं ? स्वास्थ्य की ओर या रोग, इलाज और आर्थिक विनाश की ओर ? तो क्या कोई विकल्प है ? श्री गुरूदेव के माध्यम से ही मेरा आयुर्वेद से प्रथम परिचय हुआ। चरक व सुश्रुत संहिताएं पढ़ने की प्रेरणा मिली। आयुर्वेद का 'क ख ग घ' ही अभी जान पाया था और मैं आश्चर्यचकित रह गया। मुझे समझ आ रहा था कि मानवजाति की स्वास्थ्य की समस्या के समाधान तथा वास्तविक कल्याण का मार्ग तो कुछ और ही है। मेरे अंदर तूफान उठ गया। श्रद्धेय स्वामी रामदेव जी द्वारा प्रचारित किए जा रहे योग एवं आयुर्वेद के महत्व का कुछ-कुछ अर्थ मुझे समझ आने लगा था। श्री भगवान के सर्वथा कल्याणकारी विधान में, स्वामी रामदेव जी तथा आचार्य बालकृष्ण जी से व्यक्तिगत संपर्क आ गया। आचार्य बालकृष्ण जी ने आयुर्वेद एवं एलोपैथी पर पुस्तक लिखने का अनुरोध किया। श्री गुरूदेव से लिखने की प्रेरणा मिली,

प्रोत्साहन मिला तथा निर्देश मिला जो मेरे लिए आज्ञा समान ही था। श्री भगवान ने मुझे, मेरे जैसी पात्रता वाले व्यक्ति के लिए अत्यंत ही कठिन, इस कार्य में मानो जबरन ही लगा दिया जिसका परिणाम यह पुस्तक है।

आचार्य विद्याधर शुक्ल एवं प्रो. रविदत्त त्रिपाठी जी द्वारा रचित चरकसंहिता की हिन्दी व्याख्या 'वैद्यमनोरमा', कविराज डॉ. अम्बिकादत्तशास्त्री जी द्वारा रचित सुश्रुत संहिता की हिन्दी व्याख्या 'आयुर्वेदतत्वसंदीपिका', आचार्य बालकृष्ण जी द्वारा रचित अष्टांगहृदयम् की हिन्दी व्याख्या 'आयुर्वेद-प्रबोधिनी' एवं आचार्य बालकृष्ण जी द्वारा ही रचित 'आयुर्वेद सिद्धांत रहस्य' आदि ग्रन्थों का थोड़ा अध्ययन करने का सौभाग्य मुझे प्राप्त हुआ। इतने अल्प समय में, इन महान ग्रंथों का पूर्ण गहराई से अध्ययन संभव नहीं था। फिर भी, चिकित्सा कार्य में अति व्यस्तता के कारण समयाभाव के बावजूद, अनेक वर्षों तक मैं आयुर्वेद के इन ग्रंथों का एवं आधुनिक चिकित्सा विज्ञान का भी पुनःपुनः अध्ययन करता रहा एवं लिखता रहा। इंटरनेट के माध्यम से, किसी भी विषय पर, अत्यंत ही आसानी से उपलब्ध जानकारी से भी मुझे अत्यधिक लाभ हुआ।

अपने अनेक डाक्टर मित्रों जैसे डा. मनोज कुमार शर्मा, डा. राहुल बंसल, डा. पवन शोरे, डा. धीरज बंसल, डा. वी एस सिंह, डा. प्रवीन जैन, डा. सुभाष यादव एवं डा. संजय अग्रवाल आदि के साथ गर्मागर्म बहस से भी मुझे इस पुस्तक के लेखन में सहायता मिली। मेरा पुत्र, कार्तिकेय जैन, जो एम्स ऋषिकेश से एम बी.बी.एस. का कोर्स कर रहा है, उसके साथ संवाद से भी मुझे सहयोग मिलता रहा।

मैं निश्चित रूप से, बिना संकोच के कह सकता हूं कि इस पुस्तक के लिखने में मैं केवल माध्यम हूं। मेरा मात्र शरीर काम में लिया गया है। मुझे नहीं पता कि अंतःकरण में विचार कैसे और कहां से आते हैं परंतु इतना तो मैं कह ही सकता हूं कि इस पुस्तक की प्रेरणा श्री गुरूदेव, इसके स्रोत श्री भगवान हैं एवं इसकी समस्त त्रुटियां मेरी स्वयं की हैं।

मेरी अर्धांगिनी, श्रीमति पूनम जैन की सेवा, त्याग एवं अथक सहयोग के बिना यह कार्य संभव नहीं था।

अपने दिवंगत माता-पिता के श्री चरणों में मैं प्रणाम करता हूँ।

क्षोत्रिय, ब्रह्मनिष्ठ एवं जीवन मुक्त संत, मेरे आध्यात्मिक परम पूजनीय श्री सदगुरुदेव के श्री चरणों में मेरा कोटि-कोटि प्रणाम।

अंत में मैं यही कहूंगा कि इस पुस्तक की समस्त अच्छी बातें श्री भगवान की कृपा से ही लिखी गई हैं और इसकी समस्त त्रुटियों का एकमात्र कारण स्वयं मैं ही हूं।

डा. संजय जैन,

आर्थोपेडिक सर्जन,

एम.बी.बी.एस., एम.एस.

संकेताक्षर सूची

च.सू.	चरक सूत्रस्थान
च.वि.	चरक विमानस्थान
च.चि.	चरक चिकित्सास्थान
च.नि.	चरक निदानस्थान
च.शा.	चरक शारीरस्थान
सु.सू.	सुश्रुत सूत्रस्थान
अ.हृ.सू.	अष्टांगहृदय सूत्रस्थान
आ.चि.वि.	आधुनिक चिकित्सा विज्ञान
WHO	विश्व स्वास्थ्य संगठन
FDA	फूड एन्ड ड्रग एडमिनिस्ट्रेशन
EMA	यूरोपियन मेडिकल एजेन्सी
IMA	इंडियन मेडिकल एसोसिएशन
AMA	अमेरिकन मेडिकल एसोसिएशन
MCI	मेडिकल काउंसिल ऑफ इंडिया

आयुर्वेद एवं एलोपैथी: एक तुलनात्मक विवेचन

'धर्मार्थकाममोक्षाणामारोग्यं मूलमुत्तमम्'
च. सू. 1/15

स्वास्थ्य मानव जीवन का सर्वाधिक महत्वपूर्ण विषय है। भारतीय संस्कृति के अनुसार जीवन के चार पुरुषार्थ धर्म, अर्थ, काम और मोक्ष का मूल आधार स्वास्थ्य ही है। भारतीय संस्कृति के 'योग' एवं पश्चिमी संस्कृति के 'भोग' का आधार भी स्वास्थ्य ही है।

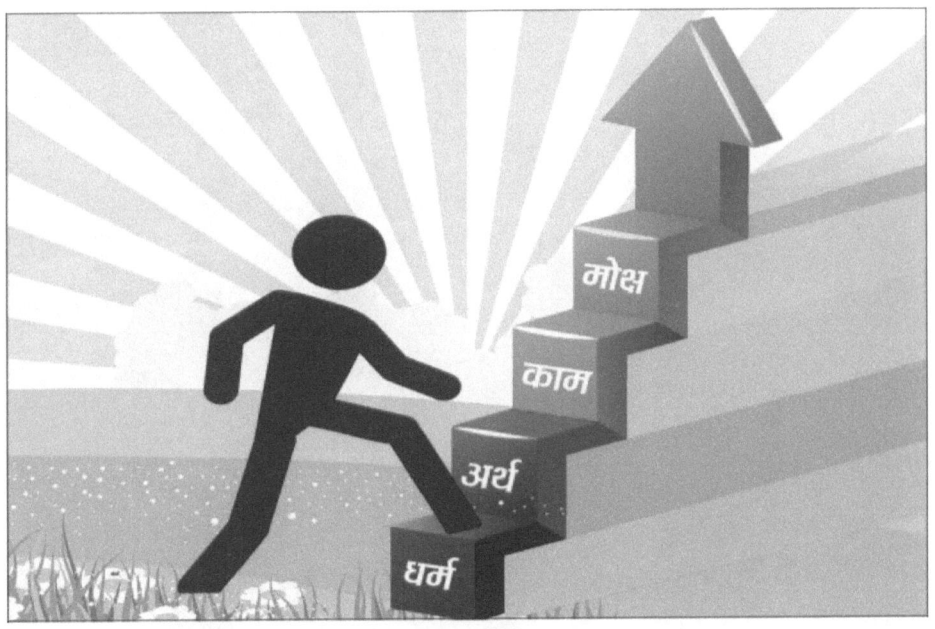

मानव जीवन के चार पुरुषार्थ

अध्याय 1
दो मुख्य चिकित्सा पद्धतियां – आयुर्वेद एवं एलोपैथी

स्वास्थ्य प्रदान करने वाली विभिन्न चिकित्सा पद्धतियों में '**एलोपैथी**' जिसको अब '**आधुनिक चिकित्सा विज्ञान**' (आ.चि.वि.) भी कहा जाता है, आज हमारे भारत देश की मुख्य चिकित्सा पद्धति के रूप में अति सम्मान के साथ स्थापित है। '**आयुर्वेद**' चिकित्सा पद्धति या जिसको '**जीवन का विज्ञान**' भी कहा जाता है, जो हजारों वर्षों से भारतीय जीवनशैली का अभिन्न अंग व आधार थी, वह आज पूर्ण उपेक्षा को प्राप्त है।

आयुर्वेद की उपेक्षा

आज देश के आयुर्वेद के संस्थानों में शिक्षा लेने आये छात्रों से अगर सच्चाई से यह पूछा जाये कि आप आयुर्वेद की शिक्षा लेने ही क्यूँ आये हैं तो अधिक संख्या में यह बात सामने आ सकती है कि मजबूरी में ही आयुर्वेद में आना हुआ। मेडिकल प्रवेश परीक्षा में नम्बर कम आये, 'एम बी बी एस' में प्रवेश मिला नहीं, इसलिये मजबूरी में आयुर्वेद में ही प्रवेश ले लिया और अगर मौका मिलें तो आयुर्वेद छोड़कर तुरंत 'एम बी बी एस' में दाखिला ले लें। बहुत ही कम छात्र ऐसे होंगे जो स्वेच्छा से आयुर्वेद पढ़ने के इच्छुक होंगे। मित्रों, ऐसा क्यूँ? आज आयुर्वेद का समाज में क्या स्थान है? वैद्य कहलाना आज शर्म की बात ना भी हो तो कोई उच्च बात भी नहीं मानी जाती। ना ही इसमें पैसा व ना ही प्रतिष्ठा मानी जाती है। आज के आयुर्वेदाचार्य भी बहुत कुछ एलोपैथी से ही प्रभावित हैं। वे एलोपैथी के निदान के तरीकों जैसे एक्सरे, अल्ट्रासाउंड, सीटी स्कैन, एम आर आई व खून की जांच आदि कराने व देखने में गौरव का अनुभव करते हैं। यहाँ तक कि आयुर्वेदिक संस्थानों में आधुनिक निदान केंद्र होना भी अब आम बात हो गयी है। जो वैद्य जितना अधिक एलोपैथी की जानकारी रखे व जितना अधिक एलोपैथी शब्दावली प्रयोग में लाये वह उतना ही अधिक समझदार समझा जाने लगा। वैद्य लोग अपने दवा के पर्चे तक में एलोपैथिक निदान जैसे 'ऑस्टियो आर्थराइटिस' आदि लिखने लगे। भारत सरकार भी अपने कुल वार्षिक स्वास्थ्य बजट का लगभग 98% एलोपैथी पर व मात्र दो प्रतिशत से भी कम आयुर्वेद सहित अन्य पारंपरिक चिकित्सा पद्धतियों (आयुष) पर खर्च करती है। ऐसा क्यूँ हुआ? हमारी प्राचीनतम चिकित्सा पद्धति 'आयुर्वेद' क्या इसी योग्य है? क्या आज के युग में आयुर्वेद अप्रासंगिक हो गया है? क्या अब आयुर्वेद की कोई आवश्कता नहीं है?

एलोपैथी मुख्य चिकित्सा पद्धति के चलते स्वास्थ्य की वर्तमान स्थिति तथा भविष्य के लिए अनुमान

यह जानने का विषय है कि पिछले कई दशकों से हमारी मुख्य चिकित्सा पद्धति बनी हुई 'एलोपैथी' के चलते, हमारे देश में स्वास्थ्य की क्या स्थिति है? भविष्य के लिये क्या अनुमान हैं? आइये एक नजर डालते हैं अपने देश के स्वास्थ्य पर।

आ.चि.वि. की दृष्टि से मुख्य रूप से दो प्रकार के रोग हैं। सक्रांमक रोग या कम्युनिकेबल रोग तथा असंक्रामक रोग या नान कम्युनिकेबल या जीर्ण (क्रोनिक) रोग जिन्हें अब जीवन शैली रोग भी कहा जाता है।

संक्रामक रोग—जैसे टी बी, मलेरिया, टायफाइड, लैप्रोसी, हैजा, डायरिया, वायरल हिपेटाइटिस, रैबीस, इन्फ्लूएंजा, डैन्यू , चिकनगुनिया तथा एडस आदि अर्थात बैक्टीरियल एवं वायरल इंफेक्शन आदि जिनको दूषित हवा, पानी या मच्छरों के माध्यम से होने वाले अर्थात एयर बौर्न, वाटर बौर्न या वैक्टर बौर्न आदि श्रेणियों में बांटा जा सकता है।

मलेरिया – 11 लाख प्रमाणित रोगी 2014 में। ड्रग तथा कीटनाशक रेजिस्टेंस की समस्याके कारण देश के मलेरिया कंट्रोल प्रोग्राम को एक बड़ा धक्का लगने क संभावना बताई जा रही है।

टी बी – 23 लाख नये केस हर साल। भारत में 40 करोड़ लोगों में 'टी बी' के कीटाणु मौजूद हैं व उनको 'टी बी' रोग होने का खतरा है। 2013 में 5.5 लाख मृत्यु 'टी बी' के कारण हुई। ड्रग रेजिस्टेंस अर्थात एम डी आर (Multiple drug resistance), एक्स डी आर (Extreme drug resistance) व टी डी आर (Total drug resistance) के केस बढ़ते जा रहे हैं।

यह कहा जा रहा है कि बावजूद एन्टीबायोटिक्स व वैक्सीन्स के हम टी बी से जंग हार रहे हैं।

एड्स – एड्स के रोगियों की संख्या के हिसाब से भारत का पूरे विश्व में तीसरा स्थान है। 2015 में लगभग 21 लाख रोगी एडस के भारत में थे। 86000 नये केस तथा 68000 मृत्यु वर्ष 2015 में एड्स के कारण हुई। यह रोग फीमेल सैक्स वर्कर्स में, मेल होमोसैक्सुअल्स में, ट्रान्सजेंडर्स में तथा नशे के लिये ड्रग लेने वालों में ज्यादा होता है।

इसके अलावा वायरल हिपेटाइटिस, टायफाइड आदि तथा हर वर्ष बार-बार महामारी के रूप में होने वाले रोग जैसे डेन्यू, चिकनगुनिया तथा स्वाइन फ्लू आदि का प्रकोप भी बढ़ता ही चला जा रहा है।

असंक्रामक रोग या क्रोनिक रोग – जिन्हें जीवन शैली रोग भी कहा जाता है जैसे हृदय रोग, डायबीटीज, ब्लड प्रेशर, थायरॉइड रोग, आर्थराइटिस एवं कैंसर आदि। भारत में 20 प्रतिशत से ज्यादा जनसंख्या को कोई न कोई एक क्रोनिक रोग है व 10 प्रतिशत से ज्यादा जनसंख्या को एक से ज्यादा क्रोनिक रोग हैं।

डायबिटीज – भारत विश्व की डायबिटीज कैपिटल बन चुका है। लगभग 7 करोड़ लोग भारत में इस रोग से ग्रस्त हैं। 2040 तक यह आंकड़ा दुगना होने का अनुमान है। 346,000 मृत्यु वर्ष 2015 में डायबिटीज के कारण हुई। न्यूरोपैथी, रेटिनोपैथी व नेफ्रोपैथी डायबिटीज की माइक्रोवास्कुलर तथा हृदय रोग, स्ट्रोक एवं पेरिफेरल वास्कुलर डिसीज डायबिटीज की मैक्रोवास्कुलर काम्प्लीकेशन्स हैं।

हृदय रोग – 2005 में लगभग 4 करोड़ लोग हृदय रोगों से ग्रस्त थे। 2025 में 6 करोड़ होने का अनुमान है कुल क्रोनिक रोगों से होने वाली मृत्यु में 50 प्रतिशत हृदय रोगों के कारण होती हैं।

उच्च रक्तचाप – 25 प्रतिशत शहरी व लगभग 10 प्रतिशत ग्रामीण जनसंख्या उच्च रक्तचाप से पीड़ित है।

थायरॉइड रोग – थायरॉइड सोसायटी ऑफ इंडिया के अनुसार, दस में से एक व्यक्ति को भारत में थायरॉइड से संबंधित रोग है।

कैंसर – मृत्यु के दस बड़े कारणों में से एक। लगभग 28 लाख केस वर्तमान में भारत में हैं। हर वर्ष लगभग 10 लाख नये केस जुड़ जाते हैं व 7 लाख मृत्यु हर वर्ष कैंसर के कारण होती हैं। 2025 तक कैंसर के केस 5 गुना होने का अनुमान है। 'आइ सी एम आर' की 2016 की ताजा रिपोर्ट के अनुसार भारत में आठ में से एक व्यक्ति को कैंसर होने की संभावना है। 2020 तक 17.3 लाख कैंसर के नये केस हर वर्ष जुड़ जाया करेंगे तथा 8.8 लाख मृत्यु हर वर्ष कैंसर के कारण हुआ करेंगी।

श्वास रोग – लगभग 2.5 करोड़ वर्तमान में व 2025 तक 3.5 करोड़ होने का अनुमान है।

हड्डी, जोड़ व मांसपेशियों के रोग – जोड़ो के दर्द, कमर दर्द आदि। यह रोग भी इतना अधिक बढ़ चुके हैं कि विश्व स्वास्थ्य संगठन ने 2001 से 2010 तक के समय को "हड्डी एवं जोड़ रोग दशक" ही घोषित कर दिया था। लगभग 16 करोड़ लोग 50 साल की उम्र के बाद ऑस्टियोपोरोसिस अर्थात हड्डी की कमजोरी से पीड़ित हैं व 2030 तक यह संख्या बढ़कर 23 करोड़ होने का अनुमान है। जिस भारत देश में 12 महीने सूरज निकलता है वहां विटामिन डी की बिक्री बेतहाशा बढ़ती जा रही है।

हर साल लगभग दो लाख हृदय के बाइ-पास आप्रेशन भारत में होते हैं जबकि 20 लाख लोगों को इसकी आवश्यकता बताई जाती है। हृदय प्रत्यारोपण अभी बहुत कम होते हैं परंतु लगभग 50 हजार लोगों को हर वर्ष इसकी आवश्यकता बताई जाती है। लगभग सत्तर हजार कृत्रिम घुटने हर साल भारत में बदले जाते हैं। बहुत शीघ्र ही यह संख्या बढ़कर दस लाख पहुँचने का अनुमान है। अब अपेक्षाकृत कम उम्र में ही जोड़ बदलने की आवश्यकता बढ़ती जा रही है। हर साल लगभग सात हजार गुर्दा प्रत्यारोपण भारत में किये जाते हैं जबकि दो लाख प्रत्यारोपण की आवश्यकता है। दो हजार जिगर (लीवर) प्रत्यारोपण हर साल किये जाते हैं जबकि साठ हजार की आवश्यकता बताई जाती है। पचास हजार कार्निया प्रत्यारोपण किये जाते हैं जबकि एक लाख की आवश्यकता है।

क्रोनिक रोगों से 35–64 साल की उम्र के लगभग एक करोड़ 'संभावित उत्पादक साल' अर्थात 'पोटेन्शियली प्रोडक्टिव इयरस आफ लाइफ' बरबाद हो जाते हैं। 2030 तक यह नुकसान दुगना होने की संभावना है। इन क्रोनिक रोगों के कारण लगभग 14 लाख करोड़ रूपयों का आर्थिक नुकसान भारत को 2005 से 2015 के बीच होने का अनुमान है।

भौतिक विज्ञान के विकास के साथ, जैसे-जैसे भौतिक सुख-सुविधाएं बढ़ती गई तथा मानवों का आर्थिक स्तर ऊपर उठता गया, वैसे-वैसे मानवों की जीवनशैली बदलती गई तथा जैसे-जैसे भारतीय जीवन शैली का स्थान पश्चिमी जीवन शैली लेती गई, वैसे-वैसे ही यह जीवन शैली रोग भी बढ़ते चले गए। मोटापा, शारीरिक

श्रम की कमी, अत्यधिक चीनी व नमक युक्त फास्ट फूड, जंक फूड, फल-सब्जियों का कम प्रयोग, फिर स्वास्थ्य खराब करने वाले व्यसन जैसे-धूम्रपान, तम्बाकू व शराब आदि इन जीवनशैली रोगों के होने में प्रमुख कारण माने जाते हैं।

इन भयानक रोगों की विभीषिका से निपटने को जितना बजट व साधन चाहियें वह भारत जैसे देश के लिये असंभव है। भारत अपने कुल लगभग 18 लाख करोड़ रुपये वार्षिक बजट का लगभग 2 प्रतिशत अर्थात लगभग 37000 करोड़ रू0 स्वास्थ्य पर खर्च करता है व इसका लगभग 98 प्रतिशत आ.चि.वि. पर ही खर्च होता है। वर्तमान में भी तथा जिस प्रकार भविष्य में इन रोगों के बढ़ने का अनुमान है, उससे भारत के लिए इस स्थिति से निपटना असंभव ही है। फिर क्या भविष्य होगा भारत के स्वास्थ्य का?

सर्वाधिक साधन संपन्न देश अमेरिका में स्वास्थ्य की स्थिति

एक अति दिलचस्प व आश्चर्यजनक बात मैं आपको बताना चाहता हूँ। भारत में तो संसाधनों की कमी है, जागरूकता और साक्षरता भी कम है, परंतु विश्व का सर्वाधिक साधन संपन्न देश अमेरिका, स्वास्थ्य पर अपने कुल बजट, लगभग 4 हजार बिलियन डॉलर का लगभग 25 प्रतिशत अर्थात लगभग 1000 बिलियन डॉलर अर्थात् लगभग 66 लाख करोड़ रूपये, अर्थात भारत के कुल सालाना बजट का लगभग 4 गुना व भारत के स्वास्थ्य बजट का लगभग 180 गुना वह भी भारत के मुकाबले लगभग एक चौथाई आबादी पर खर्च करता है। अर्थात, प्रति व्यक्ति भारत में स्वास्थ्य पर खर्च है लगभग 300 रू० प्रति वर्ष व अमेरिका में लगभग 2.2 लाख रू० प्रति व्यक्ति प्रति वर्ष। अर्थात, भारत के मुकाबले प्रति व्यक्ति प्रति वर्ष लगभग 750 गुना अधिक खर्च अमेरिका स्वास्थ्य पर करता है। परंतु महान आश्चर्य की बात है कि जहां साधनों की कमी नहीं, आ.चि.वि. जहां पूरी शक्ति व क्षमता के साथ कार्य कर रहा है, स्वास्थ्य की स्थिति वहां भी भयानक है। जीवन शैली रोग या क्रोनिक रोग वहाँ भी बढ़ते ही जा रहे हैं। इतना खर्च करने के बाद भी वहां स्वास्थ्य की हालत खराब है। प्रश्न उठता है कि आखिर क्यूँ?

आ.चि.वि. की उपयोगिता तथा प्रमाणिकता पर प्रश्न चिन्ह

पूरी शक्ति एवं क्षमता के साथ कार्य करने का अवसर मिलने के बावजूद भी रोगों का कम होना तो दूर वरन रोग बढ़ते ही जा रहे हों तो आ.चि.वि. की उपयोगिता एवं प्रमाणिकता पर प्रश्न उठना स्वाभाविक है कि आ.चि.वि. स्वास्थ्य प्रदान करने का विज्ञान है भी या नहीं?

पिछले कुछ दशकों में आ.चि.वि. का अभूतपूर्व विकास व अधिकाधिक प्रयोग पूरे विश्व में हुआ है और तभी से यह क्रोनिक रोग भी बढ़ते ही जा रहे हैं। आ.चि.वि. के स्वास्थ्य के मानक जैसे ब्लड प्रेशर, कोलेस्ट्रॉल व ब्लड शुगर आदि के अनुसार तो अधिकाधिक मानव पूरे विश्व में बीमारों की श्रेणी में शामिल होते जा रहे हैं व अधिकाधिक मानव इन मानकों को ठीक रखने के लिये दवाओं पर निर्भर होते जा रहे हैं। विचलित करने वाली बात यह है कि एलोपैथी में इन जीवनशैली रोगों का जड़ से उन्मूलन नहीं वरन नियंत्रण मात्र ही किया जाता है, दवाओं का सारे जीवन निरंतर प्रयोग करने की बाध्यता होती है और सभी दवाओं के साइड इफेक्ट्स होते हैं। अर्थात, एक रोग ठीक होता प्रतीत होता है और साइड इफेक्ट्स के कारण दूसरा उत्पन्न हो जाता है।

भारत में पर्याप्त चिकित्सा सुविधाएं उपलब्ध हो जाने पर भविष्य की तस्वीर

मित्रों, वैसे तो यह संभव नहीं परंतु फिर भी अगर कोई चमत्कार हो जाये और अनन्त संपदा हमारे देश को मिल जाये और आ.चि.वि. के सिद्धान्तों व मानकों के अनुरूप चिकित्सा सुविधायें प्रचुर मात्रा में देश के गांवों तक उपलब्ध हो जायें, हर शहर में एक एम्स खुल जाये तो आ.चि.वि. की परिकल्पना में समाज में स्वास्थ्य की क्या स्थिति होगी, आइये, इस पर एक नजर डालें–

करोड़ों लोग ब्लड प्रेशर, कोलेस्ट्रॉल व ब्लड शुगर आदि कम करने व खून पतला करने की दवायें खा रहे होंगे, करोड़ों लोग थायरॉइड नियंत्रण की दवा खा रहे होंगे, करोड़ों लोग आर्थराइटिस के लिये दर्द निवारक दवाओं पर निर्भर होंगे, करोड़ों लोग मानसिक अवसाद के लिए एन्टी डिप्रैसैन्ट, चिंता कम करने को एन्क्सयोलिटिक तथा सोने के लिए नींद की दवाओं पर निर्भर होंगे। एन्टासिड दवाएं तो सभी मानवों के जीवन का हिस्सा ही होंगी। करोड़ो लोग इन दवाओं के दुष्प्रभाव अर्थात साइड इफेक्टस झेल रहे होंगे। करोड़ों लोग पित्ताश्य आदि निकलवा चुके होंगे, 40 साल की उम्र के बाद सभी नारियों के गर्भाशय निकाल देना एक नियम ही होगा, सामान्य प्रसव के स्थान पर, बच्चे ऑप्रेशन से ही होने का विधान होगा, करोड़ों लोग डायलिसिस पर निर्भर होंगे व करोड़ो लोग गुर्दा प्रत्यारोपण करवा चुके होंगे। करोड़ों लोग कृत्रिम जोड़ों पर निर्भर होंगे, करोड़ों लोग हृदय रोगों के लिए एन्जियोप्लास्टी तथा बाइपास सर्जरी करवा चुके होंगे, करोड़ो लोग कैंसर सर्जरी करवा कर भयानक कीमोथेरेपी का दंश झेलने को मजबूर होंगे। करोड़ो लोग अस्पतालों में आई.सी.यू. व आई.सी.सी.यू. में भरती होंगे तथा करोड़ो लोग कृत्रिम श्वास की मशीन पर जिन्दा होंगे।

यह आ.चि.वि. द्वारा तथाकथित स्वस्थ किये गये मानवों की सूची अंतहीन है। क्या यही स्वास्थ्य है? क्या देश के सभी मानवों को दुष्प्रभाव युक्त दवाऐं उपलब्ध हो जाना ही स्वास्थ्य है? सारे देश का रक्तचाप, शुगर, थायरॉइड और कोलेस्ट्रॉल दवाओं पर नियंत्रित हो, तो क्या यही स्वास्थ्य है? क्या निरंतर दुष्प्रभाव युक्त दवाओं का सेवन करने वाला व्यक्ति स्वस्थ है? पहले गलत प्रकार की पश्चिमी जीवन शैली तथा दवाओं के दुष्प्रभाव के कारण अंग खराब हो जाना तथा फिर देश के सारे मानवों के सभी अंग बदलने की सुविधा उपलब्ध हो जाना, क्या यही स्वास्थ्य है? क्या यही भविष्य की तस्वीर है? क्या देश का दिल अब स्टैन्ट्स पर धड़केगा? क्या देश कृत्रिम घुटनों पर चलकर तरक्की करेगा? ऐसा प्रतीत होता है कि सारे विश्व की संपदा भी यदि किसी एक देश को ही दे दी जाये तो भी आ.चि.वि. के सिद्धांतों के अनुसार चलकर, तथाकथित आधुनिकतम चिकित्सा सुविधायें उपलब्ध तो करायी जा सकती हैं परंतु उस एक देश को भी वास्तविक रूप में स्वस्थ नहीं बनाया जा सकता, विश्व की तो बात ही छोड़ों। अमेरिका इसका जीता-जागता उदाहरण है।

क्या ऐसी ही चिकित्सा पद्धति चाहिए?

क्या ऐसी ही तथाकथित आधुनिक, अतिविकसित व वैज्ञानिक कही जाने वाली चिकित्सा पद्धति चाहिये इस विश्व को, जो समाज को वास्तविक रूप में स्वस्थ ना बना कर, रोगों की अंतिम अवस्था की ओर, आजीवन हानिकारक दवाओं व इलाज पर निर्भरता की ओर, चिकित्सा के अन्तिम विकल्प अर्थात शल्यक्रिया की ओर तथा कृत्रिम जोड़ों तथा अंग प्रत्यारोपण की ओर ले जाये? क्या जीवित रहने के लिए , स्वस्थ रहने के लिये, दवाओं के दुष्प्रभाव झेलने, शल्य क्रिया करवाने, अंग बदलवाने तथा आर्थिक बरबादी के सिवा और कोई विकल्प नहीं है मानव जाति के पास?

ऐसा क्या हो गया कि घर-घर में ब्लडप्रेशर, डायबिटीज, थायरॉइड, कोलेस्ट्रॉल, हृदयरोग, गुर्दे के रोग, हिपेटाइटिस, आर्थराइटिस, ऑस्टियोपोरोसिस तथा कैंसर जैसे भयानक रोग बढ़ते ही जा रहे हैं? और बड़ी शान के साथ, भविष्य में इन सभी रोगों के कई गुना बढ़ने के दावे किये जा रहे हैं। सारा चिकित्सा जगत जल्द से जल्द रोग निदान एवं जल्द से जल्द इलाज को ही समाधान के रूप में प्रस्तुत करता है और इसके लिये अधिक से अधिक अस्पतालों के निर्माण की आवश्यकता पर जोर दिया जाता है। बड़े बड़े कॉर्पोरेट अस्पतालों द्वारा सारी मानवजाति को जागरूक किया जा रहा है कि वे हर वर्ष आवश्यक रूप से महंगी-महंगी स्वास्थ्य जांच करवाते रहें ताकि उनके रोगों को जल्द से जल्द पकड़ा जा सके एवं इलाज किया जा सके। टीवी के माध्यम से प्रचार किया जा रहा है। परंतु यह भयानक रोग बढ़ते क्यूं जा रहे हैं व इनके बढ़ने के क्या कारण हैं, इन भयानक रोगों का होना कम कैसे हो या रोग हो ही ना तथा मानव वास्तविक रूप से, बिना हानिकारक दवाओं के सेवन के, स्वस्थ कैसे रहे, इस पर कोई चर्चा नहीं होती। गुर्दा प्रत्यारोपण के लिए तो आ.चि.वि. तुरंत तैयार है परंतु गुर्दे फेल होने के केसस बढ़ते क्यूं जा रहे हैं, इस प्रश्न पर कोई चर्चा नहीं होती। रोग, निदान एवं इलाज के दुष्चक्र से पीड़ित मानवता त्राहि-त्राहि कर रही है परंतु सारा आधुनिक चिकित्सा जगत जैसे वर्तमान स्थिति से पूर्णतया संतुष्ट है।

वास्तविक विकास किसका?

मित्रों, आ.चि.वि. का अभूतपूर्व विकास हुआ माना जाता है परंतु वास्तव में विकास किसका हुआ? विकास हुआ अति मंहगे डायग्नोस्टिक उपकरणों व डायग्नोस्टिक केंद्रों का, एक्सरे, सी टी स्कैन, एम आर आई, पैट स्कैन आदि का, पैथोलॉजी एवं बायोकैमिकल परीक्षणों का, अभूतपूर्व विकास हुआ चिकित्सकों का, शल्य चिकित्सा व शल्य चिकित्सकों का, अस्पतालों का, अस्पताल चलाने वाले पूंजीपतियों का और अभूतपूर्व विकास हुआ दवा कम्पनियों का, मेडिकल इम्प्लांट, कृत्रिम जोड़, डायग्नोस्टिक उपकरण व अन्य स्वास्थ्य उपकरण बनाने वाले उद्योग जगत का। परंतु जिस एक बात के लिए इन सबका विकास हुआ अर्थात मानव का स्वास्थ्य, उसका तो पतन ही होता चला गया। यहां तक कि आज एक भी व्यक्ति स्वस्थ मिलना मुश्किल हो गया है।

एक हैरान और व्याकुल कर देने वाला अंतर्विरोध है आ.चि.वि. के जादुई विकास और मानवजाति के स्वास्थ्य में। जैसे-जैसे आ.चि.वि. विकास की नयी-नयी ऊंचाइयां छू रहा है वैसे-वैसे ही नये-नये रोग तथा रोगियों की संख्या भी आसमान छू रही है, जैसे होड़ मची हुई है आ.चि.वि. एवं रोगों में एक-दूसरे से आगे निकलने की।

विश्व स्वास्थ्य संगठन ने नारा दिया था – "सन 2000 तक सबके लिए स्वास्थ्य", परंतु वास्तव में दिया क्या? सबके लिए दवा की गोली और मानवता को मिला क्या? रोग, इलाज तथा आर्थिक विनाश।

आर्थिक विनाश का कारण – स्वयं आ.चि.वि.

अस्पतालों की संख्या बढ़ती जा रही है, अस्पतालों में भीड़ बढ़ती जा रही है, मानवता चीत्कार कर रही है, आर्थिक बर्बादी हो रही है, परंतु किसी के भी कान पर जूं नहीं रेंगती। क्या आप जानते हैं कि एक मध्यमवर्गीय

परिवार जब किसी अपने के लिये कैंसर से जंग लड़ता है, वह भी उसकी जिदंगी के चंद महीनों या वर्षों के लिये, तो रोगी तो कैंसर से जंग हारता है परंतु उसका पूरा परिवार तो जिदंगी की जंग ही हार जाता है। एक घुटना बदलवाने पर पूरा परिवार घुटनों पर आ जाता है। क्या आप जानते हैं कि एक व्यक्ति के घुटने बदलने में लगभग 5 लाख रू0 का खर्च आता है? भारत की एक प्रतिशत आबादी के भी घुटने बदलने पड़े तो लगभग 6 लाख करोड़ रूपये, भारत के कुल बजट का लगभग एक तिहाई? क्या यह कार्य संभव है? क्या आप जानते हैं कि हिपैटाईटिस-सी नामक रोग के इलाज की दवा की एक गोली की कीमत लगभग 60000/-रूपये है व 12 हफ्तों तक चलने वाले इलाज में प्रति व्यक्ति लगभग 50 लाख रूपये का खर्च आता है? और कभी-कभी दवा 24 हफ्ते देनी पड़ती है तो एक करोड़ रूपये का खर्च? (भारत में हिपेटाइटिस सी के इलाज का खर्च आज काफी कम हो गया है परंतु अमेरिका में आज भी इतना ही है) क्या आप जानते है कि भारत में हर वर्ष लगभग एक करोड़ परिवार या लगभग पांच करोड़ मानव, आ.चि.वि. के इलाज की बदौलत, गरीबी रेखा के नीचे आ जाते हैं? अमेरिका तक में दिवालिया होने वाले कुल मानवों में 70% मानवों के दिवालिया होने का कारण आधुनिक चिकित्सा है।

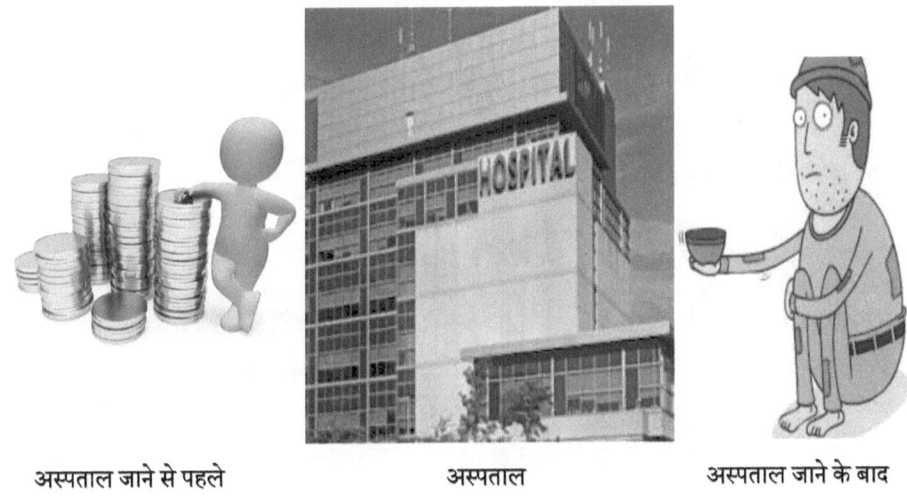

अस्पताल जाने से पहले

अस्पताल

अस्पताल जाने के बाद

मित्रों, विचार की विवशता है। कहीं ऐसा तो नहीं कि आ.चि.वि. स्वास्थ्य रक्षक के भेष में भक्षक की भूमिका निभा रहा हो?

आ.चि.वि.: रक्षक या भक्षक, मृत्यु का बड़े से बड़ा कारण स्वयं आ.चि.वि.?

क्या आप विश्वास करेंगे कि अमेरिका में मृत्यु का सबसे बड़ा कारण, हृदय रोगों व कैंसर से भी पहले, स्वयं आ.चि.वि. है? एलोपैथी दवाओं के दुष्प्रभाव अर्थात साईड इफैक्ट्स, अस्पतालों में होने वाले संक्रमण, दवाओं का अनावश्यक एवं अति प्रयोग, अनावश्यक एवं अति इलाज, इलाज में लापरवाही या गलतियाँ, अनावश्यक शल्यक्रियाऐं, शल्य चिकित्सा की काम्प्लिकेशन्स आदि ऑयट्रोजेनिक नाम से कहे जाने वाले रोग अर्थात चिकित्सा एवं चिकित्सकों के

कारण होने वाले रोग, मृत्यु का सबसे बड़ा कारण बन चुके हैं। जो इलाज की पद्धति रोगों से मुक्ति देने चली थी वही स्वयं मृत्यु का बड़े से बड़ा कारण बन गई। अविश्वसनीय!

भारत में तो स्थिति और भी भयंकर है। यहाँ तो आ.चि.वि. निश्चित रूप से मृत्यु का सबसे बड़ा कारण होगा परंतु भारत में इस प्रकार के कोई आंकड़े उपलब्ध नहीं है। यह रोंगटे खड़े करने वाली भयानक हकीकत है परंतु इससे भी अधिक भयानक बात यह है कि यह सब तथ्य जानकर भी, किसी के पैरों तले जमीन नहीं खिसकती? विश्व स्वास्थ्य संगठन, दवा कम्पनियां, चिकित्सक समुदाय एवं सरकारें, सब आँखे मूंद कर बैठे हुये हैं? इस तथाकथित आधुनिक चिकित्सा पद्धति की उपयोगिता एवं प्रमाणिकता पर कोई प्रश्न चिह्न नहीं लगता?

देश की वास्तविक समस्या – चिकित्सा सुविधाओं की कमी या बढ़ता हुआ रोग-भार?

माना तो यह जा रहा है कि संसाधनों एवं चिकित्सा सुविधाओं की कमी ही मूल समस्या है जबकि वास्तव में देश के सामने बड़ी से बड़ी समस्या यह है कि आ.चि.वि. के चमत्कारिक विकास के बावजूद, रोग और रोगियों की संख्या अप्रत्याशित रूप से बढ़ती ही चली जा रही है और योजना आयोग की रिपोर्ट के अनुसार, आगे आने वाले वर्षों में सभी रोगों के कई गुना बढ़ने का अनुमान है। इस बढ़ते हुए 'रोग-भार' के आगे सारी उपलब्ध चिकित्सा सुविधाएं और योजनाएं अपर्याप्त सिद्ध होती जा रही हैं। भारत सरकार आज भी असमर्थ है और सदा असमर्थ रहेगी इस बेतहाशा बढ़ते हुए 'रोग-भार' से निपटने में।

रोग-भार बढ़ने का कारण – स्वयं आ.चि.वि.?

दूसरी अत्यंत ही विचलित करने वाली बात यह है कि जो चिकित्सा पद्धति (आ.चि.वि) आज हमारी मुख्य चिकित्सा पद्धति बनी हुई है तथा जिस चिकित्सा पद्धति के भरोसे हम इस निरंतर बढ़ते हुए 'रोग-भार' का सामना करना चाहते हैं, वह स्वयं ही दुष्प्रभाव युक्त है तथा रोग-भार कम करने के स्थान पर रोग-भार बढ़ने का एक अति महत्वपूर्ण कारण सिद्ध हुई है। यहां तक कि वह मृत्यु के बड़े से बड़े कारण के रूप में सामने आई है।

चिकित्सा पद्धति कैसी हो?

जब तक देश की मुख्य चिकित्सा पद्धति **'रोग-भार' कम करने वाली** नहीं होगी, जब तक चिकित्सा पद्धति मात्र लक्षणों के नियंत्रण तक सीमित ना रह कर, **रोग का जड़-मूल से नाश** करने वाली ना होगी, जब तक चिकित्सा पद्धति हानिरहित अर्थात **साइड-इफैक्ट रहित** ना होगी तथा जब तक चिकित्सा पद्धति **सस्ती** एवं जन साधारण द्वारा सहज रूप से **वहन करने योग्य** नहीं होगी तब तक स्वास्थ्य के क्षेत्र में किसी भी सफलता की आशा मृग-मरीचिका की तरह ही है।

क्या आ.चि.वि. रोग-भार कम कर पायेगा?

विचार का विषय है। क्या आ.चि.वि. में रोग भार कम करने की सामर्थ्य है भी? आ.चि.वि. किस मूल उद्देश्य को लेकर कार्य कर रहा है? वह किस दिशा में आगे बढ़ रहा है? उसकी मंशा क्या है? रोगों का जड़ से उन्मूलन या केवल रोगों का नियंत्रण? वह भी दवाओं के निरंतर प्रयोग द्वारा और दवाएं दुष्प्रभाव युक्त हैं। **अर्थात, एक रोग का नियंत्रण दूसरे रोग द्वारा?** उच्च रक्तचाप, कोलेस्ट्रॉल, थायरॉइड एवं डायबिटीज आदि का उन्मूलन नहीं वरन केवल नियंत्रण और वह भी सारे जीवन हानिकारक दवाओं के निरंतर सेवन द्वारा। और फिर दवाओं के साइड इफेक्ट्स के कारण और दूसरे रोग। अर्थात जिस रोग के लिये दवाएं दी जा रही हैं वह रोग भी खत्म होने के स्थान पर बना रहेगा तथा साइड इफेक्ट्स के रूप में और नये रोग पैदा होंगे तो फिर रोग-भार कम कैसे होगा? वह तो बढ़ता ही जायेगा। वास्तव में आ.चि.वि. रोग-भार कम करने का विज्ञान है ही नहीं वरन वह तो रोगों का नियंत्रण मात्र है, वह भी त्रुटिपूर्ण तरीके से, जिसके कारण वह रोग भार कम करने में पूर्ण रूप से विफल ही नहीं वरन उल्टा रोग-भार बढ़ाने में सहायक ही सिद्ध हुआ है।

आ.चि.वि. का वास्तविक उद्देश्य रोग-भार कम करना या मात्र व्यापार?

सबसे बड़ी चिंता का विषय यही है कि आज यह बढ़ता हुआ रोग-भार आधुनिक चिकित्सा जगत के लिए एक समस्या नहीं वरन व्यापार का महान अवसर बन चुका है। आ.चि.वि. की रुचि रोग-भार कम करने में नहीं वरन रोगों के इलाज में ही अधिक है। आज सारी आधुनिक रिसर्च का उद्देश्य रोग-भार कम करना नहीं वरन एक पेटेंटेड दवा की खोज मात्र है जिसके पीछे मूल भावना मानवजाति का कल्याण या रोगों से मुक्ति नहीं वरन अरबों खरबों डॉलर का मुनाफा है। रोगों का जड़ से उन्मूलन नहीं वरन नियंत्रण मात्र है। रोग भी रहे, रोगी भी और दवा भी।

कौन हैं आ.चि.वि. के वास्तविक नीति नियंता? चिकित्सक या बहुराष्ट्रीय दवा कंपनियां?

आखिर कौन हैं आ.चि.वि. के नीति नियन्ता? कौन हैं मानवजाति के स्वास्थ्य के भाग्यविधाता? क्या विश्व स्वास्थ्य संगठन? क्या एफ डी ए (फूड एन्ड ड्रग एडमिनिस्ट्रेशन, अमेरिका)? क्या ई एम ए (यूरोपियन मेडिकल एजेंसी)? क्या चिकित्सक समुदाय? क्या सरकारें? नहीं! इनमें से कोई भी नहीं। आपको यह जानकर दुःखद आश्चर्य होगा कि आज ये सभी संस्थाएं, सरकारें तथा सारा का सारा आ.चि.वि., बड़ी-बड़ी बहुराष्ट्रीय दवा कम्पनियों के हाथों की कठपुतली बन चुके हैं। आ.चि.वि. मानवता को स्वास्थ्य प्रदान करने में भले ही विफल रहा हो परंतु बहुराष्ट्रीय दवा कंपनियों को मानवता के स्वास्थ्य पर सफलता पूर्वक थोपने का श्रेय तो उसी को जाता है। बहुराष्ट्रीय दवा कंपनियां आ.चि.वि. का सर्वाधिक महत्वपूर्ण एवं अभिन्न अंग हैं। सारी की सारी आधुनिक चिकित्सा, चिकित्सा के सर्वाधिक महत्वपूर्ण अंग 'दवाओं' की खोज, उनके बारे में जानकारी एवं उपलब्धता के लिए, पूर्ण रूप से इन बड़ी फार्मा कम्पनियों पर ही निर्भर है। दस से बारह वर्षो के कठिनतम प्रशिक्षण के बाद भी, दवाओं की जानकारी के लिए, सारा चिकित्सक समुदाय इन फार्मा कंपनियों के द्वारा प्रशिक्षित किये गये मेडिकल रिप्रेजेंटेटिव्स पर ही पूर्ण रूप से निर्भर रहता है। मानो वर्षों के कठिनतम प्रशिक्षण

के बाद उन्होंने केवल दवा लिखने का लाइसेंस प्राप्त किया परंतु किस रोग में कौनसी दवा देनी है यह उनको दवा व्यापारियों द्वारा ही बताया जाता है। नई-नई दवाओं की खोज के लिए रिसर्च तथा क्लीनिकल ट्रायल आदि सभी कुछ इन फार्मा कम्पनियों के ही नियंत्रण में है। कहते हैं कि पैसे से सच्चा प्यार नहीं खरीदा जा सकता परंतु पैसे के दम पर क्लीनिकल ट्रायल के मनमाने परिणाम प्राप्त करना संभव हो गया। जिस रिसर्च और क्लीनिकल ट्रायल के नाम पर आ.चि.वि. अपने आपको पूर्णतया वैज्ञानिक होने का दावा करता है आज उसका एकमात्र उद्देश्य, एक ऐसी दवा खोजने के अतिरिक्त अन्य कुछ भी नहीं है, जिसका पेटेन्ट कराकर विशाल मुनाफा कमाया जा सके। स्वाभाविक रूप से इन दवा कंपनियों का मूल उद्देश्य मानवजाति की रोगों से मुक्ति नहीं वरन केवल और केवल व्यापार है।

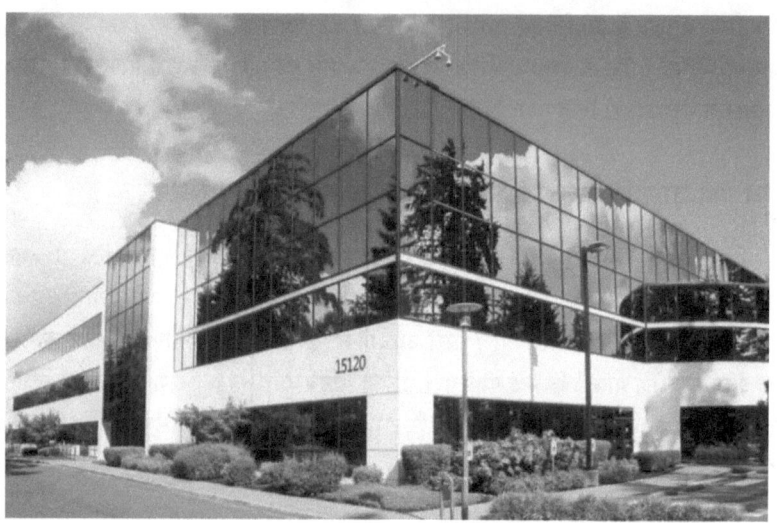

बहुराष्ट्रीय दवा कंपनियां

मानवजाति के स्वास्थ्य और दवाओं के व्यापार में हितों का टकराव

विडम्बना यह हुई कि मानवजाति के स्वास्थ्य को हम विशुद्ध व्यापारियों के हाथों में सौंप कर निश्चिन्त हो गए और भूल गए कि व्यापार को स्वास्थ्य नहीं वरन रोग चाहियें, इलाज करने के लिए, दवा खिलाने के लिए और मुनाफा कमाने के लिए।

हम यह भूल गये कि व्यापार को वृद्धि चाहिये, स्वास्थ्य की नहीं वरन रोगों की।

हम यह भूल गये कि मानव के स्वास्थ्य और दवा के व्यापार में हितों का टकराव है। अगर मानवजाति स्वस्थ रहने लग गई तो फार्मा कंपनियां बरबाद हो जायेंगी और अगर फार्मा कंपनियां फले-फूलेंगी तो मानवजाति का स्वास्थ्य नष्ट हो जायेगा। बिल्कुल यही हुआ। फार्मा कंपनियां आबाद हो गई और स्वास्थ्य बरबाद। स्वास्थ्य के क्षेत्र में हाहाकार मच गया।

बहुराष्ट्रीय दवा कंपनियों का संपूर्ण चिकित्सा जगत पर पूर्ण कब्जा तथा भ्रष्टाचार

मानवता के दुख व बढ़ता हुआ रोग-भार इन कंपनियों के लिए चिंता का विषय नहीं वरन मुनाफा कमाने का विशाल अवसर मात्र बन गया। मल्टीनेशनल दवा कम्पनियों ने मानवता के हित की कोई हिप्पोक्रैटिक कसम भी नहीं खाई है तथा उनका एकमात्र उद्देश्य मुनाफा कमाने के अतिरिक्त अन्य कुछ भी नहीं है। उन्होंने चिकित्सा के क्षेत्र को रौंद कर रख दिया है। महान सेवा का क्षेत्र इस विश्व का बड़े से बड़ा मुनाफा कमाने वाला व्यापार बन चुका है। मानव के स्वास्थ्य की रक्षा के उद्देश्य से बनाए गए विश्व स्वास्थ्य संगठन, एफ.डी.ए. एवं ई.एम.ए. आदि तथा पूरे विश्व की और भी ऐसी संस्थाएं आज इन फार्मा कंपनियों के हितों की रक्षा के लिए ही कार्य कर रही हैं। यहां तक की सरकारें भी इन्हीं फार्मा कंपनियों के हितों की रक्षा के लिए कानून बना रही हैं।

आइये! कुछ तथ्यों पर नजर डालें।

- फार्मा कंपनियां अरबों डॉलर खर्च करती हैं अमेरिका में सांसदों को चुनाव लड़ाने में।
- विश्व स्वास्थ्य संगठन के पांच बिलियन डालर वार्षिक बजट का लगभग एक तिहाई बड़ी फार्मा कंपनियों से दान के रूप में आता है।
- 2012 में यूरोपियन मेडिकल एजेंसी का 85% बजट फार्मा इन्डस्ट्री से दान के रूप में आया।
- एफ.डी.ए. के बजट का मुख्य स्रोत इन फार्मा कंपनियों से प्राप्त होने वाली फीस है जिसको अमेरिका की सरकार ने सन 1992 में पी डी यू एफ एक्ट (prescription drug user fee act) के माध्यम से कानूनी जामा पहना दिया था।
- 2009 में विश्व स्वास्थ्य संगठन ने, मानक पूरे ना होने के बावजूद, फार्मा कंपनी के दबाव में स्वाइन फ्लू पैन्डेमिक घोषित कर दिया जिसके परिणाम स्वरूप दुनियाभर के कई देशों को 18 बिलियन डॉलर खर्च करके स्वाइन फ्लू की वैक्सीन खरीदने के लिए बाध्य होना पड़ा जबकि उस वैक्सीन की प्रमाणिकता और सुरक्षा भी सिद्ध नहीं हुई थी।
- 1980 में अमेरिका के राष्ट्रपति रोनाल्ड रीगन ने Bayh-Dole एक्ट पास किया जिसके कारण पब्लिक के पैसे से चलने वाले नेशनल इंस्टीट्यूट ऑफ हेल्थ एवं अन्य यूनिवर्सिटीज की रिसर्च एवं खोजों को प्राइवेट कंपनियों द्वारा खरीद कर पेटेन्ट कराना संभव हो गया।
- फार्मा लॉबी के प्रभाव के कारण 'इन्टेलेक्चुअल प्रॉपर्टी राइट्स' के नाम पर TRIPS एग्रीमेंट सभी WTO मेम्बर देशों पर लागू हो गया जिसके तहत फार्मा कंपनियों के लाभ के लिए पेटंट की अवधि बढा कर 20 साल कर दी गई।
- सभी बहुराष्ट्रीय दवा कंपनियां सस्ती जेनेरिक दवाओं के विरोध में रहती हैं और सरकारें उनके इशारे पर कार्य करती हैं। 2012 में केन्या सरकार ने आई पी एक्ट पास कर सस्ती दवाओं के आयात पर रोक लगा दी।
- फार्मा कंपनीज नई दवाओं की रिसर्च पर होने वाले विशाल खर्च का वास्ता देकर अत्यधिक मुनाफे पर काम करती हैं परंतु सच्चाई तो यह है कि यह कंपनियां रिसर्च पर होने वाले खर्च से कई गुना अधिक खर्च लाबीइंग (सरकारों द्वारा बनाये जाने वाले कानूनों को अपने हित में बनवाने के लिए सरकार पर दबाव बनाने के लिए किया जाने वाला खर्च) व मार्केटिंग पर करती हैं।

मुनाफे के लालच में दवाओं के हानिकारक साइड इफेक्ट्स छुपा कर अनेक दवाएं बाजार में लायी जाती हैं। ना जाने कितनी दवायें तथाकथित क्लीनिकल ट्रायल के बाद बाजार में आयी व साइड इफेक्ट्स के कारण वापस करनी पड़ी। 1957 की 'थैलिडोमाइड ट्रेजेडी' आ.चि.वि. के लिये एक शर्मनाक घटना है जब गर्भवती महिलाओं को जी मिचलाने के लिये थैलिडोमाइड नामक दवा दी गयी जिसके परिणामस्वरूप जर्मनी में लगभग 7000 व पूरे विश्व में लगभग 10,000 बच्चे विकलांग पैदा हुये व उनमें से 50 प्रतिशत तो मर ही गये।

एक लम्बी लिस्ट है दवाओं की जो क्लीनिकल ट्रायल के बावजूद भी अमेरिका में प्रतिबंधित हैं व उसमें से कई दवायें भारत में आज भी बिकती हैं। काफी प्रचलित दवायें 'रेड अलर्ट' की सूची में शामिल हैं। दवा कम्पनियों के मुनाफे को बढ़ाने के लिये पेटेन्ट कानून लाया गया ताकि फार्मा कम्पनीज का एकाधिकार बना रहे। यही नहीं एक दवा का पेटन्ट खत्म होने पर, उसी बीमारी के लिये, पुरानी दवा में थोड़ा बहुत परिवर्तन करके, उसे महान रिसर्च का परिणाम बताकर, नयी दवा के रूप में, नये पेटेंट के साथ बाजार में लाया जाता है, वह भी इस झूठे प्रचार के साथ कि पुरानी दवा में साईड इफेक्टस ज्यादा थे व नयी दवा ज्यादा प्रभावशाली व सुरक्षित है।

बहुराष्ट्रीय कंपनियों का प्रभाव चिकित्सकों पर भी

रोगी के हित को सर्वोपरि मानने की, हिप्पोक्रेटिक कसम खा कर चिकित्सा करने वाला चिकित्सक समुदाय भी जाने-अंजाने आज इन बड़ी मल्टीनेशनल दवा कम्पनियों की मार्केटिंग चेन का एक महत्वपूर्ण हिस्सा मात्र बन कर रह गया है। एक अति महत्वपूर्ण हिस्सा जिसको इन दवा कंपनियों ने उचित-अनुचित हर तरीके से फुसलाया फिर चाहे वह महंगे से महंगे उपहार हों या कान्फ्रेंस के बहाने विदेश यात्राएं हों ताकि इनकी दवाओं, स्टैन्ट्स तथा कृत्रिम जोड़ों आदि की बिक्री बढ़ती जाए। ऐसे मानव सभी क्षेत्रों मे सदा ही कम होते हैं जो प्रलोभनों व धमकियों के आगे सीना तान कर खड़े रहें। इसका दोष भी आधुनिक कही जाने वाली पश्चिमी शिक्षा व्यवस्था को ही जाता है जिसका उद्देश्य चरित्र निर्माण नहीं वरन 'पैकेज' कमाने वाले यंत्र मात्र बनाना ही है। फिर भी, आज भी ऐसे चिकित्सक हैं जिनके चित्त शुद्ध हैं, जो त्याग, तपस्या व सेवा की मूर्ति हैं। मैं उनको प्रणाम करता हूं परंतु आज अनेक चिकित्सकों के चित्त भी अशुद्ध हो गये हैं। आज चिकित्सा के क्षेत्र में सर्वत्र कमीशन का बोलबाला है। लगभग सभी डायग्नोस्टिक सेंटर्स कमीशन बांटते हैं। अस्पताल संचालक एवं चिकित्सक मरीज लाने वाले दलालों को और यहां तक कि एम्बुलेंस ड्राइवरों को कमीशन देते हैं। अनावश्यक जांचे, अनावश्यक शल्यक्रियाएं एवं अनावश्यक अस्पतालों में भर्तियां आम बात हो गई है।

निजी मेडिकल कॉलेजों व कॉर्पोरेट अस्पतालों का वर्चस्व

वास्तव में आज का चिकित्सक एक शुद्ध व्यापार आधारित चिकित्सा व्यवस्था की उपज है। आज देश में मात्र व्यापारिक उद्देश्य वाले निजी मेडिकल कॉलेजों का वर्चस्व है। मेडिकल में प्रवेश के लिए कोचिंग की फीस, फिर लगभग एक करोड़ रुपये का खर्च 'एम बी बी एस' तक, फिर पी.जी. के लिए कोचिंग का खर्च, फिर लगभग दो करोड़ रुपये 'पी जी' में खर्चा करने के बाद एक ऐसा चिकित्सक तैयार किया जाता है जो वास्तव में चिकित्सा को व्यापार बनाने वाले कॉर्पोरेट जगत (बहुराष्ट्रीय दवा एवं अन्य कंपनियां तथा कॉर्पोरेट अस्पताल) के 'टार्गेट' पूरे कराने वाला यंत्र मात्र होता है। वह कठपुतली मात्र है जिसकी डोर स्वास्थ्य के क्षेत्र की बहुराष्ट्रीय कंपनियों के हाथ में है। वह स्वयं

शिकार है, शिकारी नहीं। उसके कंधे पर बंदूक इन कंपनियों की होती है। उसे तरह-तरह के प्रलोभन एवं धमकियां देकर टार्गेट पूरे कराये जाते हैं। बड़े बड़े कार्पोरेट अस्पतालों में चिकित्सकों के टार्गेट फिक्स हैं जिन्हें पूरा ना कर पाने पर चिकित्सक को बाहर का रास्ता दिखा दिया जाता है। आश्चर्य की बात है कि इन कार्पोरेट अस्पतालों का संचालन चिकित्सक नहीं वरन एम.बी.ए. करते हैं।

आज तथाकथित आ.चि.वि. पूरी तरह से इन बहुराष्ट्रीय कंपनियों जैसे व्यापारियों के चंगुल में जकड़ा हुआ है जिनका लक्ष्य, जिनके प्राण और जिनका धर्म सब कुछ मुनाफा है, व्यापार है।

कुछ व्यवसायिक तथ्य

- पूरे विश्व में वर्ष 2015 में कुल दवाओं की बिक्री—लगभग 70 लाख करोड़ रूपये।
- 2020 तक यह बिक्री लगभग 100 लाख करोड़ रुपये होने का अनुमान है।
- लगभग आधी मुख्य दवा कंपनियां अमेरिका की ही हैं तथा टॉप दस कंपनियों में से 5 यूरोप की हैं।
- यह दवा कंपनियां अत्यधिक मुनाफे पर काम करती हैं।
- सबसे ज्यादा मुनाफा कमाने वाली अमेरिका की जॉनसन एंड जॉनसन कंपनी का वर्ष 2015 का मुनाफा है लगभग एक लाख करोड़ रूपये।
- अमेरिका की ही फाइजर कंपनी की बिक्री है – लगभग 3.5 लाख करोड़ रूपये वार्षिक।
- अकेले ह्यूमिरा (गठिया बाय में प्रयोग होने वाली दवा) नामक दवा की बिक्री है लगभग एक लाख करोड़ रूपये।
- सबसे अधिक बाजार कैंसर की दवाओं का है, लगभग 5 लाख करोड़ रुपये सालाना।
- दूसरे स्थान पर डायबिटीज का बाजार है लगभग 5 लाख करोड़ रुपये सालाना से कुछ कम।
- तीसरे स्थान पर दर्द निवारक दवाओं का बाजार है लगभग 4 लाख करोड़ रुपये सालाना।
- मानसिक रोगों, कोलेस्ट्रॉल, ब्लडप्रेशर तथा इम्यून सिस्टम आदि की दवाओं का बाजार प्रथम दस बड़े बाजारों में आता है।

(आपके अनुमान के लिए बता दूं कि भारत देश का वार्षिक बजट है लगभग 18 लाख करोड़ रूपये)

यह तथ्य बताते हैं कि ये दवा कंपनियां कितनी शक्तिशाली हैं। पूरी चिकित्सा व्यवस्था पूर्ण रूप से इनके ही नियंत्रण में है। जो भी ये व्यापारी चाहते हैं, चिकित्सा के क्षेत्र में वही होता है तथा सरकारें भी इनके इशारों पर ही काम करती हैं।

दवा कम्पनियों का अघोषित लक्ष्य – रोग भी रहे, रोगी भी और दवा भी

दवा कम्पनियों का अघोषित लक्ष्य है कि एक भी मानव इस पृथ्वी पर बिना दवा के जीवित ना रहे। स्वास्थ्य उद्योग चाहता है कि अधिक से अधिक जांचें हों, रोगों की भी और स्वास्थ्य की भी, अधिक से अधिक कृत्रिम जोड़ बदले जाएं, अधिक से अधिक गुर्दे बदले जाएं, अधिक से अधिक स्टैन्ट्स डाले जाएं, अधिक से अधिक ब्लडप्रेशर, शुगर,

थायरॉइड तथा कोलेस्टरॉल आदि नियंत्रण की दवाएं, अधिक से अधिक वैक्सीन्स, अधिक से अधिक कैंसर की कीमोथैरेपी दवाओं का प्रयोग हो, अधिक से अधिक रेडियोथैरेपी हों, अधिक से अधिक अस्पतालों में भर्तियां हों तथा अधिक से अधिक वेन्टीलेटर्स आदि का प्रयोग हो आदि आदि।

क्या स्वास्थ्य ऐसे ही आयेगा? क्या एक दिन आयेगा कि मानव स्वस्थ रहने लगेगा? क्या आ.चि.वि. का यह उद्देश्य है कि मानवजाति स्वस्थ रहने लगे और उसे दवाओं की आवश्यकता ही ना पड़े? क्या एक दिन आयेगा जब मानव को हानिकारक दवाओं के निरंतर सेवन से छुटकारा मिल जाएगा? नहीं! बिलकुल नहीं!

समस्त आधुनिक रिसर्च का उद्देश्य मात्र मुनाफा

आज चिकित्सा के क्षेत्र में होने वाली समस्त आधुनिक रिसर्च बहुराष्ट्रीय दवा कंपनियों के ही नियंत्रण में है तथा उसका उद्देश्य मानवजाति का स्वास्थ्य या रोगों से मुक्ति नहीं वरन इलाज मात्र है, मुनाफा है।

आखिर रिसर्च किस बात की हो रही है? क्या यह रिसर्च कहीं भी हो रही है कि मानव स्वस्थ कैसे रहे? जो मानव बिना किसी दवा के स्वस्थ हैं क्या उनके जीवन पर कोई रिसर्च हो रही है?

वास्तव में आधुनिक रिसर्च के माध्यम से सिर्फ सारे जीवन खाने के लिये दवा ही मिल सकती है, नई-नई शल्यक्रियाऐं मिल सकती हैं तथा इलाज मिल सकता है परंतु स्वास्थ्य नहीं क्योंकि विडंबना यही है कि मानव स्वस्थ रहे, ना तो ऐसी कोई रिसर्च हो रही है और ना ही ऐसी किसी रिसर्च में दवा कंपनियों की कोई रुचि है।

वैसे भी वे दवा कंपनियां हैं, स्वास्थ्य कंपनियां नहीं। रोगों से बचाव के लिए भी उनका सारा जोर वैक्सीन्स व दवाओं के सेवन पर ही है। आज अमेरिका में बच्चों को लगभग 35 वैक्सीन्स लगवाना अनिवार्य है।

'उचित जीवनशैली के माध्यम से ऐसा स्वास्थ्य प्राप्त किया जा सकता है कि मानव को किसी भी वैक्सीन की आवश्यकता ही न पड़े' तथा

'अच्छा स्वास्थ्य बड़ी से बड़ी वैक्सीन है वह भी सभी रोगों के खिलाफ,'

इन सिद्धांतों में फार्मा कंपनीज की कोई रुचि नहीं है अर्थात मुनाफे के अलावा उन्हें कुछ भी स्वीकार नहीं है।

क्लीनिकल ट्रायल तथा एविडेंस बेस्ड मेडिसिन

आ.चि.वि. की नींव क्लीनिकल ट्रायल पर ही रखी हुई है जिसके आधार पर आ.चि.वि. को एक वैज्ञानिक तथा तथ्य आधारित या एविडेन्स बेस्ड चिकित्सा कहा जाता है। जो कुछ भी चिकित्सा आ.चि.वि. के माध्यम से मानवजाति को आज तक उपलब्ध हुई है उसका आधार क्लीनिकल ट्रायल ही है। क्लीनिकल ट्रायल एक जटिल, लम्बी और अत्यंत ही खर्चीली प्रक्रिया है। एक अनुमान के अनुसार क्लीनिकल ट्रायल के माध्यम से किसी एक दवा के बाजार में आने तक कम से कम लगभग एक बिलियन डॉलर का खर्च आ जाता है। उस खर्च की भरपाई

और भरपूर मुनाफे के लिये पेटेन्ट कानून लाया गया। चिकित्सा के क्षेत्र में तब तक कुछ भी वैज्ञानिक नहीं माना जाता जब तक वह क्लीनिकल ट्रायल की जटिल प्रक्रिया से गुजर कर नहीं आता। एक तथ्य यह भी है कि जब तक कुछ पेटेन्ट कराने को नहीं होगा तब तक क्लीनिकल ट्रायल करना संभव ही नहीं होगा क्योंकि उस स्थिति में क्लीनिकल ट्रायल पर होने वाली विशाल धनराशि की भरपाई होने का कोई माध्यम उपलब्ध नहीं होगा। अर्थात अनेक प्राकृतिक जड़ी बूटियाँ या प्राकृतिक चिकित्सा आदि वैज्ञानिक नहीं मानी जा सकती, भले ही वह मानवजाति के लिए कितनी भी लाभदायक क्यों न हों, क्योंकि उनका क्लीनिकल ट्रायल नहीं हो सकता क्योंकि उनके क्लीनिकल ट्रायल पर विशाल धनराशि इसलिये नहीं खर्च की जा सकती क्योंकि उनका पेटेन्ट नहीं कराया जा सकता। अर्थात, क्लीनिकल ट्रायल नाम की तथाकथित वैज्ञानिक प्रक्रिया पूरी तरह धन पर आश्रित है तथा पेटेन्ट और मुनाफा इसके प्राण हैं।

इसी धन पर निर्भरता के कारण क्लीनिकल ट्रायल्स बड़ी बहुराष्ट्रीय दवा कंपनियों की जागीर बन कर रह गये जिसके कारण इन कंपनियों ने मानवजाति का भरपूर आर्थिक शोषण किया। क्लीनिकल ट्रायल पर होने वाले खर्च का वास्ता देकर यह कंपनियां अत्यधिक मुनाफे पर काम करने लगी जबकि वास्तविकता यह है कि क्लीनिकल ट्रायल पर होने वाले खर्च से कई गुना अधिक खर्च यह दवा की मार्केटिंग पर करती हैं। दवाओं का यह धंधा विश्व का बड़े से बड़ा मुनाफा कमाने का व्यापार बन गया। जब उद्देश्य मात्र मुनाफा हो तब भ्रष्टाचार का आ जाना भी स्वाभाविक ही होता है। बिल्कुल यही हुआ चिकित्सा जैसे सेवा के क्षेत्र में। धन के बल पर क्लीनिकल ट्रायल के मनमाने परिणाम प्राप्त करना संभव हो गया। विशाल धनराशि की आवश्यकता होने के कारण सारी रिसर्च मुख्य रूप से बड़ी बहुराष्ट्रीय दवा कंपनियों द्वारा ही कराना संभव रह गया। रिसर्च के नकारात्मक परिणाम छुपा कर (चैरी पिक ऑफ रिजल्ट्स) मात्र सकारात्मक परिणाम ही सामने लाये जाने लगे। दवा कंपनियों के प्रभाव में जरनल्स भी सकारात्मक परिणाम के प्रकाशन को ही (सलेक्टिव पब्लिकेशन) प्रोत्साहित करने लगे। शोध कर्ताओं के सामने "पब्लिश या पेरिश" की स्थिति पैदा हो गई। क्लीनिकल ट्रायल की पूरी प्रक्रिया और आंकड़ों को सामने लाना पूरी तरह से दवा कंपनियों की मर्जी पर ही छोड़ दिया गया तथा आंकड़ों को अपने हिसाब से तोड़-मरोड़ कर पेश करके दवाओं की उपयोगिता प्रमाणित की जाने लगी। जरनल्स में छपने वाले संपादकीय जो अत्यंत ही प्रमाणिक माने जाते हैं वह भी धन के प्रभाव में दवाओं के विज्ञापन मात्र बना दिये गये जिनको 'एडिटोरियल' के स्थान पर 'एडवर्टोरियल' कहा जाने लगा। यही नहीं, अनेक जरनल्स में छपे शोध बिना धन के भुगतान के पढ़ना असंभव बना दिया गया अर्थात विज्ञान 'पे-वाल्स' के पीछे छिपा दिया गया। क्लीनिकल ट्रायल के एक मुख्य अंग 'पियर रिव्यू' की प्रमाणिकता भी संदेहास्पद हो गई। दवाओं के हानिकारक परिणाम छुपा कर, मुनाफे के लालच में दवाएं बाजार में उतारी जाने लगी जिसके भयंकर दुष्परिणाम हुए। सफल क्लीनिकल ट्रायल तथा एफ डी ए से प्रमाणित होने के बावजूद अनेक ऐसी दवाएं हैं जो बाजार में लाई गई परंतु भयंकर दुष्परिणामों के कारण प्रतिबंधित करनी पड़ी जैसे रोफेकाक्सिब तथा सेलेकाक्सिब नाम की दर्द निवारक दवाएं तथा रोसिग्लिटाजोन या एवैन्डिया नाम की डायबिटीज की दवा जिनके दुष्परिणामों के कारण अनेक मानवों को हृदय आघात आदि के कारण जीवन से हाथ धोना पड़ा। दुःख की बात यह भी है कि अरबों रुपये का मुनाफा कमाने के बाद कुछ धन मुआवजे के रूप में देने के अलावा किसी और दण्ड का कोई विधान ही नहीं है कानून में।

भ्रष्टाचार ना भी हो तो भी विशुद्ध वैज्ञानिक दृष्टिकोण से ही क्लीनिकल ट्रायल की प्रक्रिया में कुछ मूलभूत त्रुटियां हैं जिनके कारण क्लीनिकल ट्रायल्स को पूर्ण वैज्ञानिक नहीं माना जा सकता। रैन्डमाइजेशन तथा डबल ब्लाइंड जैसी प्रक्रियाएं भी क्लीनिकल ट्रायल के साथ में जोड़ी गई जिससे क्लीनिकल ट्रायल की प्रमाणिकता तो बढ़ी परन्तु फिर भी कुछ मूलभूत त्रुटियों का कोई सन्तोषजनक जवाब आ.चि.वि. के पास आज भी नहीं है।

लगभग सात अरब मानवों के इस विश्व में, कुछ सौ या अधिक से अधिक दो चार हजार मानवों को इस पूरी जनसंख्या का एक आदर्श नमूना मान कर, उन पर चिकित्सा के प्रयोग किये जाते हैं और इस प्रकार प्राप्त परिणामों को पूरी मानवजाति पर थोप दिया जाता है। उनका अलग-अलग रहन-सहन, जीवनशैली, खान-पान, जेनेटिक संरचना, वातावरण, सामाजिक, आर्थिक स्थिति और मान्यताएं सब बातों (वेरिएबल्स) को पूरी तरह नज़रंदाज़ कर दिया जाता है। एक कृत्रिम और नियंत्रित वातावरण में अनेक मापदंडों को लागू करने के पश्चात, खास तरीके से चुने हुए मानवों के नमूने पर दवाओं के प्रयोग के परिणामस्वरूप प्राप्त निष्कर्षों को समस्त भोली मानवजाति पर थोप दिया जाता है। एक ओर आ.चि.वि. आज प्रिसीजन मेडिसिन अर्थात वैयक्तिक चिकित्सा की बात कर रहा है वहीं दूसरी ओर क्लीनिकल ट्रायल 'वन साइज फिट फार ऑल' के सिद्धांत पर काम करता है। यह एक बड़े से बड़ा विरोधाभास है।

आश्चर्य की बात यह भी है कि क्लीनिकल ट्रायल एक अंधेरे में तीर चलाने जैसी प्रक्रिया है जिसमें तीर निशाने पर लगना पूरी तरह से भाग्य पर आश्रित है तथा जिसमें अत्यधिक सावधानियों के बावजूद भयंकर दुर्घटनाएं भी घटती रहती हैं। अर्थात, क्लीनिकल ट्रायल एक ऐसा तथाकथित विज्ञान है जिसमें सकारात्मक परिणाम का आधार भाग्य है तथा जिसमें दुर्भाग्यपूर्ण घटनाएं घटती रहती हैं।

क्लीनिकल ट्रायल एक जोखिम भरी प्रक्रिया है जिसके परिणामस्वरूप अनेक बार कई मानव मृत्यु का शिकार भी हो जाते हैं। कुछ ही दुर्घटनाएं अखबारों की सुर्खियाँ बन पाती हैं परंतु ना जाने कितनी घटनाएं सामने ही नहीं आ पाती। 2016 में ही फ्रांस में एक क्लीनिकल ट्रायल के दौरान छः व्यक्तियों के अंग फेल हो गये तथा एक की मृत्यु भी हो गई। अमेरिका में भी इसी प्रकार दवा के ट्रायल के दौरान मृत्यु की अनेक घटनाएं सामने आ चुकी हैं। भारत में एक सर्वेक्षण के अनुसार एक जनवरी 2005 से तीस जून 2012 तक, सात वर्षों में 475 नयी दवाओं के क्लीनिकल ट्रायल के दौरान 2644 मृत्यु हुई जिनमें 80 मृत्यु का कारण दवा ट्रायल को ही पाया गया। मृत्यु के अलावा कुल 11972 गम्भीर साइड इफेक्ट्स भी हुए। (स्वास्थ्य एवं परिवार कल्याण मंत्रालय, भारत सरकार) इसी प्रकार 2005 से 2008 के दौरान 49 बच्चों की मृत्यु क्लीनिकल ट्रायल के दौरान दिल्ली के एम्स अस्पताल में हुई। विडम्बना यह है कि भारत में क्लीनिकल ट्रायल करना अत्यंत ही सस्ता है इसलिये भारत एशिया में क्लीनिकल ट्रायल करने का सबसे उत्तम स्थान बन चुका है।

"It is simply no longer possible to believe much of the clinical research that is published, or to rely on the judgement of trusted physicians or authoritative medical guidelines. I take no pleasure in this conclusion, which I reached slowly and reluctantly over my two decades as an editor of the New England Journal of Medicine." Dr. Marcia Angell, physician and long time Editor in Chief of the New

England Journal of Medicine (NEMJ), one of the most prestigious peer reviewed medical journal in the world.

"The case against science is straightforward: much of the scientific literature, perhaps half, may simply be untrue. Science has taken a turn towards darkness." Richard Horton, editor in chief, Lancet, UK's leading medical journal.

"There is increasing concern that most current published research findings are false." Dr. John P. A. Loannidis, Prof. In disease prevention at Stanford University, published the most widely accessed article in the history of the public Library of Science (PLoS) entitled – 'why most published research findings are false.'

मेडिकल कॉन्फ्रेंस, जरनल्स तथा पाठ्यपुस्तकों पर भी बहुराष्ट्रीय कंपनियों का ही नियंत्रण

आज पूरे विश्व में, चिकित्सा के क्षेत्र में होने वाली एक भी कान्फ्रेंस, बिना फार्मा कंपनियों के आर्थिक सहयोग के संभव नहीं हैं। मेडिकल जरनल्स जो सारे विश्व में, चिकित्सा के क्षेत्र में नई-नई खोजों तथा अन्य वैज्ञानिक जानकारियां उपलब्ध कराने का सर्वाधिक महत्वपूर्ण साधन हैं, उन पर पूरा नियंत्रण इन फार्मा कंपनियों का ही है तथा वह साइंस जरनल्स इन कंपनियों के लिए विज्ञापन का माध्यम मात्र बन कर रह गये हैं। यहां तक कि पाठ्यपुस्तकों पर भी इन फार्मा कंपनीज का प्रभाव है।

डा. आरनोल्ड सीमोर रेलमैन, हावर्ड, प्रोफेसर ऑफ मेडिसिन तथा पूर्व एडिटर इन चीफ न्यू इंगलैंड मेडिकल जरनल, का कहना है-

"चिकित्सा व्यवसाय फार्मा उद्योग द्वारा खरीदा जा चुका है, ना केवल चिकित्सा के क्षेत्र में वरन शिक्षण और रिसर्च के क्षेत्र में भी। इस देश के शैक्षणिक संस्थानों ने अपने आपको फार्मा कंपनियों के 'पेड एजेंट' के रूप में होना स्वीकार कर लिया है। मेरे विचार में यह शर्मनाक है।"

आखिर हम किस ओर जा रहे हैं? स्वास्थ्य की ओर या रोग, तथाकथित आधुनिक इलाज व आर्थिक विनाश कीओर?

गहन चिंता का विषय है। गहन चिंतन का समय है।

क्या कोई विकल्प है मानवजाति के पास?

प्रश्न उठता है कि आखिर विनाश का यह क्रम कब तक चलेगा? क्या कोई विकल्प नहीं है मानव जाति के पास? आखिर क्या भूल हुई मानव से कि वो केवल रोग एवं इलाज में ही घिर कर रह गया? रोग जैसे मानव की नियति बन गये या बना दिये गये।

प्राणियों की स्वाभाविक स्थिति: स्वास्थ्य या रोग?

एक प्रश्न उठता है कि आखिर प्राणियों की स्वाभाविक स्थिति क्या है? स्वास्थ्य या रोग? आज भले ही रोग ही स्वाभाविक नजर आते हैं परंतु निश्चित रूप से स्वास्थ्य ही स्वाभाविक स्थिति होना चाहिये क्योंकि स्वास्थ्य ही अधिक समय रहना चाहिए तथा रोग तो कभी कभी ही आना चाहिए। स्वाभाविक रूप से रहने वाले स्वास्थ्य की रक्षा ही किसी भी चिकित्सा पद्धति का प्रमुख उद्देश्य होना चाहिए। निरंतर बढते हुए 'रोग-भार' को कम करने का सर्वाधिक कारगर उपाय, स्वाभाविक रूप से उपलब्ध स्वास्थ्य की रक्षा करना ही है क्योंकि स्वास्थ्य की रक्षा का अर्थ ही है, रोग का अभाव।

क्या कोई चिकित्सा पद्धति है जिसने घोषणा की हो कि उसका प्रमुख उद्देश्य स्वस्थ के स्वास्थ्य की रक्षा करना है?

क्या कोई चिकित्सा पद्धति है जिसका उद्देश्य मानवजाति का वास्तविक हित हो?

क्या कोई चिकित्सा पद्धति है जो मानव को ऐसी उचित जीवन शैली सिखाती हो ताकि मानव बीमार पड़े ही नहीं?

क्या कोई चिकित्सा पद्धति है जो स्वयं नये रोग पैदा ना करती हो अर्थात जिसके दुष्प्रभाव (साइड इफेक्ट्स) ना हों?

क्या कोई चिकित्सा पद्धति है जो रोगों के लक्षणों का नियंत्रण मात्र नहीं वरन उनके मूल कारण का जड़ से उन्मूलन करती हो?

क्या कोई चिकित्सा पद्धति है जो हानिकारक दवाओं से मानवजाति की रक्षा कर सकती हो?

क्या कोई चिकित्सा पद्धति है जो देश का रोग-भार कम कर सकती हो?

क्या कोई चिकित्सा पद्धति है जिसका उद्देश्य मानवजाति का आर्थिक शोषण नहीं वरन उसका वास्तविक कल्याण हो?

आयुर्वेद की घोषणा

प्रयोजनं चास्य स्वस्थस्य स्वास्थ्य रक्षणम आतुरस्य विकार प्रशमनं च। च.सू. 30/26

अर्थात आयुर्वेद का उद्देश्य प्रमुख रूप से स्वस्थ व्यक्ति के स्वास्थ्य की रक्षा करना तथा रोगी व्यक्ति के रोग को दूर करना है।

स्वस्थवृत्तं यथोद्दिष्टं यः सम्यग्नुतिष्ठति। स समाः शतमव्याधिरायुषा न वियुज्यते।। च.सू. 8/31

अर्थात स्वस्थवृत्त का भली प्रकार पालन करने वाला व्यक्ति निरोग रह कर सौ वर्ष तक जीता है और वह आयुहीन नहीं होता।

इत्याचारः समासेन यं प्राप्नोति समाचरन्। आयुरारोग्यमैश्वर्यं यशो लोकांश्च शाश्वतान्।। अ.ह.सू. 2/48

अर्थात, इस प्रकार संक्षेप में दिनचर्या एवं सदवृत्त का वर्णन कर दिया गया है, जिसका पालन करने से मनुष्य दीर्घायु, आरोग्य, ऐश्वर्य, यश एवं सनातन लोक (मोक्ष) को प्राप्त करता है।

प्रयोगः शमयेद्व्याधिमेकं योऽन्यमुदीरयेत्। नाऽसौ विशुद्धः शुद्धस्तु शमयेद्यो न कोपयेत।। अ.ह.सू. 13/16

अर्थात, जो चिकित्सा एक व्याधि को शांत करती है परंतु दूसरी व्याधि को उत्पन्न कर देती है, वह चिकित्सा विशुद्ध चिकित्सा नहीं होती है। वरन् विशुद्ध चिकित्सा वह चिकित्सा है जो कि मूल व्याधि को तो शांत करती है परंतु दूसरी व्याधि को उत्पन्न नहीं करती है।

आयुर्वेद उस दवा को दवा ही नहीं मानता जो एक रोग ठीक करती हुई प्रतीत हो और दूसरा रोग अर्थात साइड इफेक्ट्स पैदा करती हो। परंतु महान आश्चर्य की बात है कि आ.चि.वि. में आजतक एक भी दवा ऐसी नहीं है जो कि दूसरा रोग अर्थात साइड इफेक्ट पैदा न करे।

आज गुर्दे व लीवर आदि खराब होने का बड़े से बड़ा कारण स्वयं एलोपैथिक दवाएं हैं। दर्द निवारक दवाओं, एन्टीबायोटिक्स व एन्टासिड आदि दवाओं का अंधाधुंध इस्तेमाल ही रोग भार बढ़ने का कारण है।

धीधृतिस्मृतिविभ्रष्टः कर्म यत् कुरुतेशुभम्। प्रज्ञापराधं तं विद्यात् सर्वदोषप्रकोपणम्। च.शा. 1/102

अर्थात जब मनुष्य बुद्धि, धैर्य और स्मृति से च्युत होकर अकल्याणकारी अशुभ कार्यों को करता है, तब उन अशुभ कर्मों को प्रज्ञापराध कहा जाता है, जो वात-पित्त-कफ शारिरिक दोषों तथा रजस् एवं तमस् – इन मानसिक दोषों का प्रकोपक होता है।

रोगस्तु दोष वैषम्यं, दोषसाम्यमारोगता। अ.ह. सू. 1/19

अर्थात दोषों की समता आरोग्य तथा विषमता ही रोग है।

आयुर्वेद रोगों का कारण कीटाणुओं आदि को नहीं वरन रोग प्रतिरोधक क्षमता के ह्रास को ही मानता है जिसका कारण भी मूल में प्रज्ञापराध ही माना जाता है। कीटाणु या जीवाणु तो सर्वत्र व्याप्त हैं परंतु उनके संपर्क में आने वाले सभी मानव बीमार नहीं पड़ते वरन जिन मानवों की रोग प्रतिरोधक क्षमता कम होती है वही बीमार पड़ते हैं। रोगों का कारण मानव स्वयं है। अपने स्वास्थ्य को बनाए रखने की एवं रोगों से बचाव की जिम्मेदारी उसको स्वयं को लेनी ही होगी। इस जिम्मेदारी का अभाव एवं मूर्खतापूर्ण आचरण ही प्रज्ञापराध है तथा यही आयुर्वेद के अनुसार रोगों का वास्तविक कारण है।

जब तक कोई भी चिकित्सा पद्धति रोगों का मूल कारण तथा मूल रोग को जानेगी ही नहीं तो रोगों का जड़ से उन्मूलन कैसे कर पायेगी? आयुर्वेद के अनुसार रोगों का मूल कारण **'प्रज्ञापराध'** तथा मूल रोग **'दोष असन्तुलन'** ही है। इस प्रकार आयुर्वेद रोगों के मूल कारण तथा मूल रोग को जानकर उनका जड़ से ही उन्मूलन करने में सक्षम है। यही समग्र चिकित्सा है।

आ.चि.वि. रोगों का एक महत्वपूर्ण कारण गलत जीवन शैली मानने को विवश तो हो चुका है परंतु जीवनशैली रोगों के इलाज के लिए, जीवनशैली ठीक करने के स्थान पर, वह हानिकारक दवाओं के निरंतर सेवन के द्वारा ही स्वास्थ्य प्राप्त करने का एवं संक्रामक रोगों का कारण भ्रमवश जर्म्स को मानकर, एन्टीबायोटिक्स एवं वैक्सीन्स के

द्वारा ही रोगों पर विजय पाने का सपना दिखाता रहा है परंतु जीवनशैली रोग भी बेतहाशा बढ़ते ही चले जा रहे हैं और एन्टीबायोटिक्स ने भी जिन कीटाणुओं के खिलाफ जंग लड़ी वो तो यह जंग जीत कर सुपर बग बन गए और जिस मानव के पक्ष में जंग लड़ी उसकी हालत चूहे से भी बदतर हो गई। कभी स्वाइन फ्लू, कभी डेन्यू, कभी इबोला, कभी जीका, जीना मुश्किल हो गया है मानव जाति का। मानव कमजोर एवं विवश हो चुका है कीटाणुओं एवं जीवाणुओं के समक्ष। टी.बी. एवं मलेरिया से भी हम जंग हार रहे हैं। उधर एन्टीबायोटिक्स खुद भी परास्त हो गई कीटाणुओं से। 30 अप्रैल, 2014 को, विश्व स्वास्थ्य संगठन, एन्टीबायोटिक रेजिस्टेंस पैदा होने के कारण सभी एन्टीबायोटिक्स के प्रभाव हीन होने व पोस्ट एन्टीबायोटिक इरा के आने की घोषणा कर चुका है।

आश्चर्य की बात है कि लगभग तीन हजार साल पहले चरक, सुश्रुत एवं अष्टांग हृदयम आदि चिकित्सा के ऐसे महान शास्त्र लिख दिए गए जो मानवजाति से यह वादा करते हैं कि अगर मानव स्वास्थ्य के स्तम्भ, आहार, विहार, निद्रा एवं ब्रह्मचर्य में संयम के साथ जीवन जिये तथा स्वास्थ्य रक्षा के स्वस्थवृत्त, सदवृत्त एवं ऋतुचर्या आदि के नियमों का पालन करे और रोगों का कारण, प्रज्ञापराध से बचे तो वह सौ वर्ष तक निरोगी रह कर जीवन जी सकता है।

परंतु इससे भी बड़ा आश्चर्य यह है कि चरक व सुश्रुत संहिता जैसे चिकित्सा के इतने महान ग्रंथों का पूरे पश्चिमी चिकित्सा साहित्य में जिक्र तक नहीं है। साहित्य की चोरी का इससे बड़ा उदाहरण विश्व के इतिहास में मिलना मुश्किल है।

और सर्वाधिक आश्चर्य की बात यह है कि चिकित्सा के ऐसे महान आयुर्वेद शास्त्रों के रहते मानवजाति के स्वास्थ्य की इतनी दुर्गति हुई। कोई बहुत बड़ी चूक हो रही है यह समझने में कि स्वास्थ्य को लेकर इस देश की क्या आवश्यकता थी व क्या इस पर थोप दिया गया।

इस देश की भौगोलिक स्थिति, यहां की जलवायु एवं संस्कृति समझने में महान भूल हुई है। स्वास्थ्य प्राणी की मूलभूत आवश्यकता है चाहे भारतीय संस्कृति का योग हो अथवा पश्चिम की जीवन शैली का भोग, स्वास्थ्य के बिना दोनों ही साध्य नहीं हैं।

अध्याय 2
आयुर्वेद एवं तथाकथित आधुनिक चिकित्सा विज्ञान का पुनर्वलोकन तथा पुनर्मूल्यांकन

समय आ चुका है आयुर्वेद एवं तथाकथित आधुनिक चिकित्सा पद्धति का पुनर्वलोकन, पुनर्मूल्यांकन एवं निष्पक्ष तुलनात्मक विवेचन करने का। स्वास्थ्य प्रदान करने वाली भारतीय चिकित्सा पद्धति, आयुर्वेद व पश्चिम के आ.चि.वि. के तुलनात्मक अध्ययन के लिये, दोनों देशों की भौगोलिक परिस्थितियां व दोनो देशों की संस्कृतियों के बारे में जानना भी अत्यन्त ही आवश्यक है।

भारत व पश्चिम के देशों की भौगोलिक स्थिति व संस्कृति

आयुर्वेद का अवतरण, भारत की पावन भूमि पर, अर्थात् धरती के उस भाग में हुआ जहां की प्रकृति जीवन के अनुकूल ही नहीं वरन सहायक थी। छः ऋतुएँ, सूर्य का प्रकाश, गंगा-यमुना जैसी पवित्र नदियां, उपजाऊ भूमि व भारतीय गायें जो अपने दूध से मानवता को सींच रही थीं, इसीलिये हमने प्रकृति को, धरती को, गंगा को व गाय को माँ कहा। जिंदा रहने के लिये व भोजन के लिये कुछ विशेष प्रबंध की, भौतक विज्ञान की आवश्यकता ही ना थी। स्वास्थ्य एक स्वाभाविक स्थिति थी। करने को कुछ विशेष कार्य ना था। यहाँ का मानव ध्यान में बैठने लगा। आध्यात्मिक ज्ञान प्रगट होने लगा तथा अंततः ज्ञान का विस्फोट हो गया। प्रकृति का रहस्य खुल गया। परम आनन्द प्रगट हो गया।

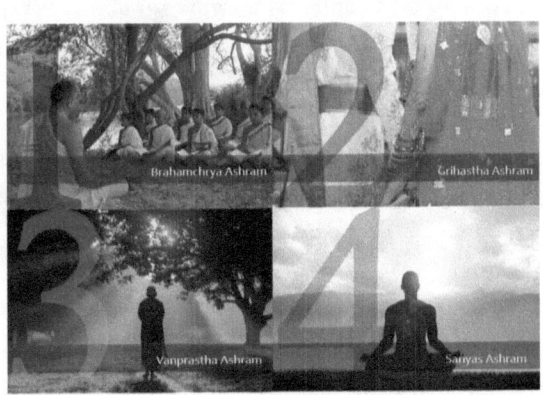

मानव जीवन का उद्देश्य 'आत्मज्ञान' परिभाषित हो गया। इस महान देश में, मानव जीवन की सारी व्यवस्थाओं का प्रयोजन, इसी उद्देश्य की प्राप्ति ही था। मानव जीवन में 25–25 साल के चार आश्रम-ब्रह्मचर्य, गृहस्थ, वानप्रस्थ एवं सन्यास। ब्रह्मचर्य इन्द्रिय संयम पूर्वक, मानव के शारीरिक, बौद्धिक विकास एवं शिक्षा के लिये। शिक्षा का उद्देश्य-आत्मज्ञान। जिन मानवों को यह बात समझ में आ गयी व जिनमें भोगों की रूचि ना थी वरन वैराग्य था वे सीधे ब्रह्मचर्य के बाद वानप्रस्थ में प्रवेश कर गये। परंतु अधिकांश मानवों में जीवन का उद्देश्य समझ आने के बाद भी भोगों की इच्छा थी। उनके लिये वानप्रस्थ से पहले गृहस्थ आश्रम की व्यवस्था थी। भोगों को इस प्रकार से भोगने की व्यवस्था थी कि भोगों की व्यर्थता दीखकर भोगों से वैराग्य हो जाये व 50 वर्ष की आयु आने पर वानप्रस्थ में प्रवेश हो जाये। एक नर व एक नारी के रूप में सीमित भोग, वह भी विवाह की मर्यादा के साथ व भोगों के परिणाम स्वरूप होने वाली संतान का पूरी जिम्मेदारी के साथ पालन पोषण तथा वृद्ध माता-पिता की भी पूरी देखभाल। जीवन के चार पुरूषार्थ-धर्म-अर्थ-काम व मोक्ष। धर्म पूर्वक, अर्थ कमा कर, उससे अपनी जिम्मेदारियों का निर्वाह व शास्त्र विहित कामनाओं की पूर्ति करने के परिणाम स्वरूप मोक्ष अर्थात आत्मज्ञान अर्थात पूर्ण आनन्द की प्राप्ति का अवसर। मानवों की अलग-अलग प्रकृति के अनुसार, समाज में चार वर्ण – ब्राह्मण, क्षत्रिय, वैश्य एवं शूद्र। ब्राह्मण अर्थात सिर अर्थात शिक्षा। क्षत्रिय अर्थात हाथ अर्थात रक्षा, वैश्य अर्थात पेट अर्थात उद्योग व शूद्र अर्थात् पैर अर्थात श्रम। मुख्य मंत्रालय भी यही चार होते हैं। शिक्षा, रक्षा, उद्योग एवं श्रम। बाकी सभी मंत्रालय इन चार मंत्रालयों की ही शाखाएं हैं। उद्देश्य – अपनी-अपनी प्रकृति के अनुसार, अपने-अपने कर्तव्य का ईमानदारी व धर्मपूर्वक पालन करने से मोक्ष की प्राप्ति। यही भारतीय संस्कृति का मूल है।

अभ्युदय एवं निःश्रेयस

अभ्युदय एवं निःश्रेयस भारतीय संस्कृति का आधार हैं। भारतीय संस्कृति के अनुसार जीवन, धर्म तथा शिक्षा का उद्देश्य अभ्युदय तथा निःश्रेयस अर्थात भौतिक उन्नति तथा परम कल्याण की प्राप्ति ही है।

अभ्युदय का अर्थ है पूर्ण उदय। अभि उदय अर्थात पूर्ण भौतिक विकास। पूर्ण विकास का अर्थ मात्र आर्थिक तथा एकांगी विकास ही नहीं वरन विज्ञान व तकनीक के विकास के साथ ही पर्यावरण का भी पूरा ध्यान रखना है। मात्र व्यक्ति का ही नहीं वरन पूरी सृष्टि का ध्यान रखना है। प्रकृति का दोहन तो होगा परंतु शोषण नहीं। केवल आर्थिक उन्नति को ही विकास मानने के कारण आज पर्यावरण का विनाश हर स्तर पर देखा जा रहा है। अभ्युदय वास्तविक विकास का नाम है, विनाश का नहीं। इसमें वास्तविक पुरुषार्थ के माध्यम से प्रकृति का दोहन कर पूर्ण भौतिक विकास के साथ ही वास्तविक कल्याण अर्थात निःश्रेयस की प्राप्ति का लक्ष्य रखा जाता है।

निःश्रेयस का अर्थ है अंतिम कल्याण या परम कल्याण अर्थात मोक्ष की प्राप्ति। अभ्युदय की सार्थकता निःश्रेयस की प्राप्ति में ही है इसीलिए भारतीय संस्कृति में अभ्युदय का आधार निःश्रेयस ही माना गया है तथा उतने ही अभ्युदय की अनुमति दी गई जितने में वह निःश्रेयस की प्राप्ति में सहायक तो हो परंतु बाधा न बन जाए।

आज पूरा विश्व मात्र आर्थिक विकास को ही अभ्युदय मान बैठा है। सबके विकास के स्थान पर 'अपना विकास एवं दूसरे का शोषण' के सिद्धांत पर चल रहा है। निःश्रेयस की बात तो विश्व की कल्पना में ही नहीं है। परिणामस्वरूप, अत्यधिक विकसित माना जाने वाला विश्व आज विनाश के मुहाने पर खड़ा है। अभ्युदय एवं निःश्रेयस, यही भारतीय

संस्कृति के अनुसार इस सृष्टि के संपूर्ण एवं वास्तविक कल्याण का मार्ग है। आयुर्वेद के अवतरण के लिये ऐसी उन्नत व पूर्ण संस्कृति ही उपयुक्त थी चूंकि आयुर्वेद का प्रयोजन भी मात्र भौतिक स्वास्थ्य ही नहीं वरन मानव जीवन का चरम लक्ष्य अर्थात मोक्ष की प्राप्ति ही है।

दूसरी ओर आ.चि.वि. का जन्म पश्चिम के देशों में, धरती के उस भाग में हुआ, जहाँ की प्रकृति जीवन के प्रतिकूल थी। जिंदा रहने के लिये प्रकृति से निरंतर संघर्ष था। महीनों2- सूर्य के दर्शन ना होते थे। भौतक साधनों के बिना जीवन संभव न था। इसीलिए आधुनिक काल में भौतिक विज्ञान का विकास पश्चिम में हुआ। परंतु भौतिकता से आगे आध्यात्मिक विकास ना हो पाया। मानव जीवन का उद्देश्य ज्ञात ना हो पाया वरन जीवन भौतिक इंद्रिय सुख तक ही सीमित रह गया। भौतिक सुविधाओं व भोगों की पराकाष्ठा हुयी, वह भी बिना किसी सीमा के, बिना मर्यादा के व बिना जिम्मेदारी के। अनेक नर व अनेक नारी के रूप में असीमित भोग, विवाहकी मर्यादा के स्थान पर लिव इन रिलेशनशिप, गर्ल फ्रेंड-बाय फ्रेंड के संबध की आड़ में व्यभिचार एवं बच्चों की बहुत ही सीमित जिम्मेदारी तथा माता-पिता की तो बिल्कुल भी नहीं अर्थात गैरजिम्मेदाराना भोग। परिणामस्वरूप भोगों से ना तृप्ति हुयी ना निवृत्ति वरन भोगों में विकृति और पैदा हो गयी जैसे-अप्राकृतिक यौन संबंध व समलैंगिकता आदि। जीवन में आनन्द प्रगट ना हो पाया। पश्चिमी जीवन शैली के परिणाम, व्यक्तिगत् जीवन में रौद्र रूप से बढ़ते हुए जीवनशैली रोग, अधिकाधिक मानसिक अवसाद एवं आत्महत्या के रूप में, वह भी पूर्ण संपन्नता के बावजूद तथा वैश्विक स्तर पर युद्ध, आतंकवाद व ग्लोबल वार्मिंग के रूप में सामने आने लगे। ऐसी अविकसित एवं अज्ञानपूर्ण जीवन शैली के बीच आ.चि. वि. का जन्म हुआ।

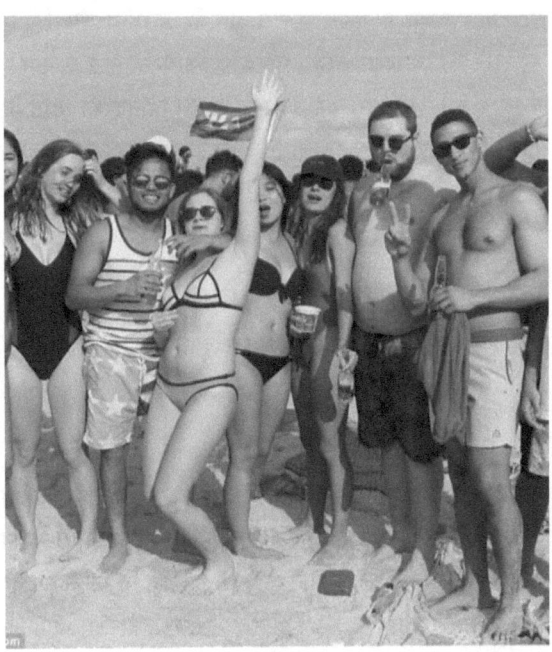

आ.चि.वि. – प्रकृति से संघर्ष, आयुर्वेद – प्रकृति की गोद में

पश्चिम में जीवन प्रकृति से निरंतर संघर्ष था इसलिए वहां प्रकृति से संघर्ष रूपी एलोपैथी विकसित हुई। हमारे यहां जीवन प्रकृति की गोद में था इसलिए हमारे यहां प्रकृति के सहारे जीवन का पूर्ण विज्ञान, आयुर्वेद प्रकट हुआ। हमारे यहां स्वास्थ्य एक स्वाभाविक स्थिति थी एवं आयुर्वेद का मुख्य प्रयोजन स्वस्थ के स्वास्थ्य की रक्षा करना ही था। उनके यहां रोग ही स्वाभाविक थे और रोगों से सतत युद्ध ही एलोपैथी का प्रमुख कार्य था।

जहां पश्चिमी जीवन समाप्त हो जाता है, भारतीय जीवन वहां से शुरू होता है।

भारतीय जीवन का आधार **संयम** है तथा पश्चिमी जीवन का आधार **स्वच्छंदता** है। जहां उनका जीवन भौतिक अस्तित्व की रक्षा से शुरु होकर भौतिक भोगों की पराकाष्ठा पर ही समाप्त हो जाता है वहीं भारतीय जीवन की शुरुआत ही भौतिक भागों में संयम से होती है और फिर भारतीय जीवन मोक्ष या अनंत की यात्रा पर अग्रसर हो जाता है। अर्थात जहां पर पश्चिमी जीवन समाप्त हो जाता है, भारतीय जीवन वहां से शुरू होता है।

सीखना उन्हें था हमसे 'जीना' परंतु सीख हमने लिया उनसे 'मरना।'

वास्तव में महान भारत देश में ऋषियों के माध्यम से प्रगट हुआ, मानवजाति के लिए वास्तविक रूप में कल्याणकारी यह महान चिकित्सा विज्ञान, आयुर्वेद, केवल भारत भूमि के लिए ही नहीं वरन संपूर्ण विश्व के मानवों के लिए उपलब्ध तथा अनुकरणीय था। पश्चिम के विज्ञान के विकास की सार्थकता इस बात में थी कि वह प्रकृति की जटिलताओं के बावजूद जो कल्याणकारी आयुर्वेद भारतीय जीवन में सहज था, उसको पश्चिम के मानवों के जीवन में भी लाने की व्यवस्था करता। मानव जीवन के विकास के क्रम में मात्र 2500 वर्ष पुराने यूरोप एवं मात्र 500 वर्ष पुराने अमेरिका को, पूर्ण स्वास्थ्य व पूर्ण आनंद की प्राप्ति के लिए, मात्र भौतिकता से ऊपर उठने की, भारतीय जीवन शैली तथा भारतीय चिकित्सा पद्धति 'आयुर्वेद' को अपनाने की ओर की यात्रा करनी थी परंतु विडंबना यह हुई कि उनकी निम्न स्तर की, अविकसित एवं अज्ञान पूर्ण जीवन शैली एवं चिकित्सा पद्धति हमारे अति उन्नत देश पर थोप दी गई और उद्देश्य मानवजाति का हित नहीं वरन व्यक्तिगत स्वार्थों की सिद्धि मात्र था।

वास्तव में सीखना उन्हें हमसे था 'जीना' परंतु सीख हमने लिया उनसे 'मरना'।

त्रासदी का कारण

इस त्रासदी के अनेक कारण थे। लगभग ढाई सो सालों की अंग्रेजों की गुलामी तथा लॉर्ड मैकॉले जैसे अतिचालक व दुष्ट लोगों की कुटिल योजना के चलते, हमारी शिक्षा व्यवस्था, हमारी भाषा, हमारी जीवनशैली, हमारी चिकित्सा पद्धति व सबसे महत्वपूर्ण हमारा स्वाभिमान, सब नष्ट कर दिए गए। हमें हीन भावना से भर दिया गया। जो कुछ अंग्रेजी में है, अंग्रेजों का है, वह सब उत्तम हो गया। हमारी महान परंपराएं, संस्कृति, शिक्षा, भाषा और आयुर्वेद, सब हमारी

दृष्टि में हीन हो गए। जो कुछ गोरी चमड़ी वाले कहें, वही ठीक और आधुनिक और हम गलत और पिछड़े हुए। मानव विकास के क्रम में अभी अविकसित, अपरिपक्व, अपसंस्कृत परंतु अति चालाक गोरे लोग हमारे आदर्श बन गए। परिणाम स्वरुप सभी क्षेत्रों में महान पतन हुआ। स्वास्थ्य के क्षेत्र में भी यही हुआ।

एलोपैथी के तात्कालिक परिणामों से भ्रम

पश्चिम की अज्ञानपूर्ण चिकित्सा पद्धति के तात्कालिक परिणामों की चमक-धमक से हम इतने प्रभावित हुए कि उसके विनाशकारी दूरगामी परिणामों की ओर हमारी दृष्टि ही नहीं गई तथा उसको आधुनिक एवं महान मानकर हमने उसे अपना लिया तथा वास्तव में महान एवं कल्याणकारी आयुर्वेद की उपेक्षा कर दी।

हमारी दृष्टि ही नहीं गई कि एक चिकित्सा पद्धति का उद्देश्य मानव जाति का वास्तविक कल्याण है और दूसरी का मात्र व्यक्तिगत स्वार्थों की पूर्ति एवं व्यापार।

हमारी दृष्टि ही नहीं गई कि पश्चिम अभी निज स्वार्थ से ऊपर उठ ही नहीं पाया है। उसके वैज्ञानिक अभी निष्काम कर्म अर्थात स्वार्थ रहित कर्म अर्थात सेवा जान ही ना पाये हैं तो फिर उनके माध्यम से मानवजाति के वास्तविक हित का अर्थात विज्ञान का शुद्ध विकास कैसे होता।

हमारी दृष्टि ही नहीं गई कि एलोपैथी के विकास में भी व्यक्तिगत स्वार्थ सदैव साथ में जुड़े रहे तथा मानवजाति के वास्तविक कल्याण की बात सर्वोपरि ना हो पाई वरन मानवजाति के रोग व्यक्तिगत स्वार्थ पूर्ति के अवसर मात्र बन कर रह गए। एक-एक खोज का व्यवसायीकरण किया गया। पेटेन्ट कानून लाया गया।

हमारी दृष्टि ही नहीं गई कि आ.चि.वि. के वर्चस्व के चलते सभी रोगों ने महामारी का रुप ले लिया परंतु आ.चि.वि. चेचक और पोलियो के उन्मूलन का दम भरता रहा व उसके दम पर मानवजाति को दिग्भ्रमित करता रहा। पोलियो एवं चेचक के उन्मूलन की आड़ में अपनी विफलताओं को छुपाता रहा तथा अपने आप को पूर्ण वैज्ञानिक एवं तथ्य आधारित (एविडेंस बेस्ड) मेडिसन होने का दावा करता रहा।

हमारी दृष्टि ही नहीं जा रही कि सबसे बड़ा तथ्य और सबसे बड़ा क्लीनिकल ट्रायल तो यह है कि जैसे-जैसे आ.चि.वि. का प्रयोग बढ़ता जा रहा है, वैसे-वैसे ही स्वास्थ्य का नाश होता जा रहा है और सभी रोग महामारी का रूप लेते जा रहे हैं।

आ.चि.वि. के प्रभाव के चलते, स्वस्थ के स्वास्थ्य की रक्षा की बात पूर्ण रूप से भुला दी गई । कुछ भी खाओ, कभी भी खाओ, किसी भी मिश्रण में खाओ व कितना भी खाओ, शारीरिक श्रम करो या मत करो, उचित समय पर व उचित मात्रा में नींद लो या मत लो और ब्रह्मचर्य का पालन तो करो ही मत; कैसे भी धन कमाओ, बेईमानी से, रिश्वत से या चोरी से और चिंता मत करो, डॉक्टर व दवा हैं, यह विनाशकारी सिद्धांत समाज में प्रतिष्ठित कर दिए गए। 18 साल की उम्र के बाद मनमाने भोगों की पूर्ण स्वतंत्रता। किसी भी प्रकार के संयम की जीवन में कोई आवश्यकता ही नहीं वरन संयम को मूर्खता की बात माना जाने लगा। मानवों ने मान लिया कि अपने स्वास्थ्य के लिए उन्हें स्वयं कुछ करने की आवश्यकता नहीं है वरन जो कुछ करना है वह डॉक्टर व दवा को ही करना है। परिणाम सामने है। स्वास्थ्य

के क्षेत्र में हाहाकार मच गया। रोगों का भार इतना अधिक बढ़ गया कि मानवता त्राहि-त्राहि करने लगी और सरकारों के लिए प्रबंध करना असंभव हो गया।

डाक्टर को भगवान का दर्जा

डाक्टर को भगवान का रूप केवल भारत देश में वह भी आयुर्वेद के कारण माना गया क्योंकि आयुर्वेद का उद्देश्य मानवजाति की सेवा था। एलोपैथी की बुनियाद पैसे पर रखी हुई है। पश्चिम में जहां ये एलोपैथी पैदा हुई और पूरे विश्व में कहीं पर भी डाक्टर को भगवान का दर्जा प्राप्त नहीं है। डाक्टरी को भी और व्यवसाय की तरह ही मानते हैं।

एलोपैथी में सेवा जैसी कोई बात थी ही नहीं वरन पेटेन्ट आदि के माध्यम से अधिक से अधिक मुनाफा कमाना ही उद्देश्य था और है। एलोपैथी के कर्ता-धर्ता बहुराष्ट्रीय फार्मा कंपनियां हैं। एलोपैथी के माध्यम से बनाये जा रहे डाक्टर्स को भी सेवा जैसी शिक्षा देने का ना कोई इरादा था और ना ही ऐसी कोई शिक्षा आज भी दी जाती है। परंतु भारतीय जनमानस डाक्टर्स को भी वैद्य की ही तरह भगवान मानता रहा। धीरे-धीरे उसका यह भ्रम टूटना ही था और अब जाकर के आखिरकार उसका यह भ्रम टूट ही गया।

कितनी कीमत चुकानी होगी मानवता को एलोपैथी के तात्कालिक परिणामों की

एक ओर स्वास्थ्य रक्षा के नियमों की उपेक्षा के चलते रोगों की विभीषिका, वहीं दूसरी ओर इलाज की हानिकारक एवं दुष्प्रभाव युक्त आधुनिक चिकित्सा पद्धति, मानव का स्वास्थ्य दोनों ओर से मात खा गया। मानव रोगों से तो मरते ही थे, अब चिकित्सा के हानिकारक दुष्प्रभावों से भी मरने लगे। यहां तक की आधुनिक चिकित्सा पद्धति रोग व मृत्यु का सबसे बड़ा कारण बन गई।

आखिर कितनी कीमत चुकायेगी मानवता आ.चि.वि. के तात्कालिक एवं चमत्कारिक परिणामों की? कितने गुर्दों व कितने जोड़ों की बलि मानवता को और देनी होगी? कितने हृदय के ऑपरेशन और कराने होंगे? कितना कीमोथरैपी का दंश और झेलना होगा? कितना आर्थिक विनाश और सहना होगा?

आखिर कब तक हम आ.चि.वि. के दीर्घकालिक विनाशकारी परिणामों की ओर से आंखे मूंद कर, मूर्खों की तरह जीवन जीते रहेंगे?

कुछ तो कारण होगा जो सर विलियम ऑस्लर, जो आधुनिक चिकित्सा विज्ञान के पिता कहे जाते हैं, को यह कहने पर मजबूर होना पड़ा–

"The first duty of a physician is to educate masses not to take medicines" Sir William Osler (father of modern medicine)

"चिकित्सक का प्रथम कर्तव्य जनता को यह सिखाना है कि दवाएं ना खायें।" सर विलियम ऑस्लर (आधुनिक चिकित्सा विज्ञान के पिता)

एक गहन विचार की बात है।

अगर सड़क दुर्घटनाओं के इलाज के लिए आधुनिक तकनीक उपलब्ध हो गयी है तो क्या इसका मतलब यह है कि अब यातायात के नियमों के पालन की कोई आवश्यकता नहीं है? बड़ी बात ट्रैफिक नियमों का पालन करना है या ट्रामा सैंटर्स द्वारा आधुनिक कहे जाने वाला इलाज है?

कमान्डोस आतंकवाद का आपदा प्रबंधन मात्र, आतंकवाद की समस्या का समाधान नहीं

अगर आतंकवादियों से युद्ध के लिए कमान्डो बल तैयार हो गया है तो क्या इसका मतलब यह है कि अब देश की सीमाओं की रक्षा के लिए तैनात सीमा सुरक्षा बलों की कोई आवश्यकता नहीं है? याद रखें! अगर सीमाओं की सुरक्षा में चूक हुई और आतंकवादी देश में प्रवेश कर गए तो होटल ताज में युद्ध लड़े जायेंगे। जीत की प्रतीति होगी परंतु विनाश भी अत्यधिक होगा, जान व माल दोनों का।

कल्पना करें कि किसी देश में सीमा सुरक्षा बल की पूर्ण उपेक्षा हो तथा सारी निर्भरता कमान्डोस पर ही हो तो क्या होगा? याद रखें! यदि सीमा सुरक्षा बल की उपेक्षा हुई तो देश में इतनी बड़ी संख्या में आतंकवादी प्रवेश कर जायेंगे कि कैसे भी व कितने भी कमांडो बल हों सब विफल हो जायेंगे। सरकारें भ्रमवशः कमांडो बल बढ़ाने का ही उपक्रम करती रहेंगी। हर राज्य के लिए या फिर हर शहर के लिए अलग कमांडो बल तैयार करने की मूर्खतापूर्ण कोशिश होगी। यह कार्य सरकारों के लिए आर्थिक दृष्टि से भी असंभव होगा। इसके अलावा यह भी याद रखना होगा कि कमांडो बल का प्रयोग स्वयं में विनाशकारी है। वह आतंकवादियों को तो मारते हैं परंतु निर्दोष लोगों की जानें भी जाती हैं। अर्थात जितना अधिक कमांडो बल कार्य करेंगे उतनी ही अधिक बर्बादी होगी। शान्ति की आशा से तैनात कमांडो बल के बढ़ने से सर्वत्र युद्ध का वातावरण होगा व शांति कभी ना आयेगी। मानव मारे जायेंगे, आतंकवादियों द्वारा भी तथा कमांडो द्वारा भी। परंतु विडम्बना यह होगी कि इन तथ्यों के बावजूद, कमांडो बल के बिना जीवन असंभव प्रतीत होगा। दुर्भाग्यवश स्वास्थ्य के क्षेत्र में यही हुआ। एलोपैथी के वर्चस्व तथा मोहित करने वाले आश्वासन के चलते, मानवों ने आयुर्वेद के स्वास्थ्य रक्षा के नियमों की पूर्ण उपेक्षा कर दी। उपेक्षा ही नहीं वरन आहार, विहार, निद्रा व ब्रह्मचर्य, आयुर्वेद के अनुसार, स्वास्थ्य के इन स्तंभों के विपरीत सिद्धांत प्रतिपादित कर उनका महिमा मंडन किया गया। स्वस्थवृत, सदवृत एवं ऋतुचर्या आदि के पालन की पूर्ण उपेक्षा कर दी गई। परिणामस्वरूप सभी रोगों ने महामारी का रूप ले लिया और उससे निपटने के लिए अज्ञानवश एलोपैथी का ही प्रयोग बढ़ता चला गया और साथ ही बढ़ता चला गया स्वास्थ्य का नाश एवं रोगों का प्रकोप। ऊपर से विडम्बना यह कि एलोपैथी के बिना जीवन असंभव प्रतीत होने लगा और सरकारें अधिक से अधिक एलोपैथी सुविधाएं उपलब्ध कराने व अधिक से अधिक एम्स बनाने में ही समस्या का समाधान मानने लगीं। मानव मारे जाने लगे रोगों द्वारा भी और एलोपैथी चिकित्सा द्वारा भी परंतु विडंबना यही हुई कि एलोपैथी ही रक्षक नजर आने लगी। किसी ने भी यह विचार ही नहीं किया कि एलोपैथी चिकित्सा पद्धति स्वयं ही दुष्प्रभाव युक्त है तथा जितना इसका प्रयोग बढ़ेगा उतने ही रोग भी बढ़ते चले जायेंगे और वास्तविक स्वास्थ्य कभी प्राप्त नहीं होगा।

आज एलोपैथी द्वारा मानव-जाति को यह आश्वासन दिया जा रहा है कि तुम अपने मनमाने एवं मूर्खतापूर्ण आचरणों से अपना स्वास्थ्य व अंग भले ही खराब करो, हम सब कुछ ठीक कर सकते हैं। हम ब्लडप्रेशर, शुगर,

कोलेस्ट्रॉल व थायरॉइड आदि की दवाओं के निरंतर प्रयोग के द्वारा स्वास्थ्य बनाये रख सकते हैं। हृदय, गुर्दे, जोड़ एवं जिगर सब कुछ बदले जा सकते हैं। चिंता मत करो। और भारत सरकार प्रयत्नशील है कि अधिक से अधिक एम्स इस देश में बना दिए जाएं ताकि अधिक से अधिक मानवों के अंग बदले जा सकें और एक दिन आएगा जब सभी मानवों के सभी अंग बदलने की व्यवस्था हो जाएगी। देश में कितने एम्स खुल गए, कितने हृदय के ऑपरेशन किये गये तथा कितने जोड़ व गुर्दे आदि बदले गए, बस यही चिकित्सा सुविधाओं की सफलता का मापदंड हो गया है। क्या गुर्दे और जोड़ बदलने की तकनीक विकसित हो गई तो गुर्दे खराब हो जाने दें? जोड़ खराब हो जाने दें?

अंग खराब हो जाए तो बदल देना उद्देश्य है या अंग बदलना है इसलिए खराब हो जाने देना उद्देश्य है?

अंग और जोड़ बदलना बड़ी बात है या वो खराब ही ना हों यह बड़ी बात है?

अंग या जोड़ बदलने की सुविधा प्रचुर मात्रा में उपलब्ध हो जाने से समस्या का समाधान होगा या अंग और जोड़ खराब ही ना हों ऐसी जीवनशैली मानवों को सिखाने से समस्या का समाधान होगा?

आ.चि.वि.: मात्र आपदा प्रबंधन, स्वास्थ्य की समस्या का समाधान नहीं

क्या गुर्दे या जोड़ बदल देना समस्या का समाधान है? क्या सारे मानवों के अंग बदल देना संभव है? अंग का इस कदर खराब हो जाना कि बदलने के अलावा कोई और विकल्प ही ना रहे, यह तो मानव के मूर्खतापूर्ण आचरण एवं एलोपैथी के अंधाधुंध प्रयोग के परिणामस्वरूप उत्पन्न हुई भयानक आपदा है। अंग बदल देना आपदा प्रबंधन से अधिक कुछ नहीं है। तो क्या मात्र आपदा प्रबंधन ही स्वास्थ्य है? क्या आपदा प्रबंधन की तकनीक उपलब्ध हो जाना ही स्वास्थ्य सेवा व उसका मापदंड है? याद रखें! आपदा प्रबंधन स्वास्थ्य सेवाओं का एक हिस्सा मात्र है, स्वास्थ्य की समस्या का समाधान नहीं।

आपदा का कारण भी स्वयं आधुनिक चिकित्सा विज्ञान

वास्तव में तो संपूर्ण आ.चि.वि. मात्र 'उस' आपदा प्रबंधन से अधिक अन्य कुछ भी नहीं है जिसको मुख्य रूप से पैदा भी स्वयं आ.चि.वि. ने ही किया है। जैसे गांव में कोई साहूकार पहले किसान की फसल में आग लगा दे और फिर सहानुभूति दिखा कर उसे कर्ज दे और किसान यह माने कि साहूकार से अधिक उसका हितैषी और कोई नहीं है तथा साहूकार के बिना उसका काम चल ही नहीं सकता जबकि उसकी समस्या का वास्तविक कारण साहूकार ही है। मुनाफे के लालच में इस आपदा प्रबंधन रूपी आ.चि.वि. को मानवों के दैनिक जीवन पर थोप दिया गया जिसके परिणामस्वरूप स्वास्थ्य के क्षेत्र में हाहाकार मच गया।

मानव के स्वास्थ्य की चार स्थितियां मानी जा सकती हैं—

1. पूर्ण स्वस्थ < > 2. रोग की प्रारंभिक अवस्था < > 3. जीर्ण रोग < > 4. असाध्य रोग

किसी भी चिकित्सा पद्धति का उद्देश्य मानवजाति को पूर्ण स्वस्थता की पहली स्थिति में बनाए रखना और अगर किसी कारणवश वह अगली स्थिति में चला जाए तो उसको वापस पिछली स्थिति में ले आना ही होना चाहिए।

आ.चि.वि., मुख्य चिकित्सा पद्धति के चलते, पहली स्थिति आजकल मिलना मुश्किल हो गई है। आज एक भी मानव मिलना मुश्किल है जो किसी ना किसी दवा का सेवन ना कर रहा हो।

पूर्ण स्वास्थ्य की पहली स्थिति में भी आ.चि.वि. अनेक प्रकार की वैक्सीन्स के प्रयोग की योजना बनाता है। रोगों की रोकथाम के नाम पर अनेक हानिकारक साइड इफेक्ट युक्त दवाएं जैसे ब्लडप्रेशर व कोलेस्ट्रॉल आदि कम करने की दवाएं, खून पतला करने की दवाएं आदि सारे जीवन खिलाना चाहता है। वार्षिक स्वास्थ्य जांच कराने का प्रचार है ताकि रोग की प्रारंभिक अवस्था का पता लगाया जा सके। एक भी मानक खराब पाये जाने पर सारे जीवन दवा के सेवन की बाध्यता होती है। अर्थात एक बार भी स्वास्थ्य की दूसरी स्थिति आ जाने पर फिर पूर्ण स्वास्थ्य की पहली स्थिति प्राप्त करना लगभग असंभव है। हानिकारक साइड इफेक्ट युक्त दवाएं एक बार शुरू हो जाने पर फिर मानव की यात्रा शुरू हो जाती है रोग की तीसरी स्थिति अर्थात रोग की जीर्ण अवस्था की ओर तथा अंत में चौथी स्थिति अर्थात रोग की असाध्य अवस्था। फिर असाध्य अवस्था में शुरू होता है उच्च तकनीक शल्यक्रियाओं का दौर जैसे अंग प्रत्यारोपण व जोड़ बदलना आदि। इस प्रकार आ.चि.वि. मानवजाति को पूर्ण स्वास्थ्य की स्थिति से, रोगों की असाध्य अवस्था की ओर ले जा कर उच्च तकनीक शल्यक्रियाओं को कराने के लिए बाध्य करने का विज्ञान है।

आयुर्वेद पूर्ण स्वास्थ्य की स्थिति में स्वास्थ्य रक्षा की बात करता है ताकि रोग की स्थिति आने ही ना पाए। उचित जीवनशैली व 'रसायन' आदि के प्रयोग द्वारा स्वास्थ्य व रोग प्रतिरोधक क्षमता को और अधिक मजबूत करने की बात करता है तथा रोगों का कारण 'प्रज्ञापराध' से बचने की बात करता है। रोग की प्रारंभिक अवस्था में मात्र भोजन आदि में परिवर्तन के द्वारा, हानिरहित औषधियों द्वारा, अन्य प्राकृतिक उपायों से तथा आवश्यकतानुसार शल्यक्रिया के प्रयोग से मानव को पुनः पूर्ण स्वास्थ्य की प्रथम स्थिति में पहुंचाने की बात करता है।

आ.चि.वि. में सारा विकास आपदा प्रबंधन का ही

आ.चि.वि. में, उचित जीवनशैली आदि के माध्यम से ही, रोगों की उत्तरोत्तर अगली अवस्थाएं आने ही ना पाएं, इस अति महत्वपूर्ण बात के स्थान पर, सर्वाधिक विकास रोगों की जीर्ण तथा असाध्य अवस्था में की जाने वाली चिकित्सा एवं शल्यक्रियाएं जैसे अंग प्रत्यारोपण आदि के रूप में ही हुआ है।

जैसे किसी समुद्री तट पर पर्यटकों को समुद्र में खतरे की सीमा पार करने से तो रोका ना जाए और जब इस असावधानी के कारण वो खतरे में आ जाएं तो उनके लिए सारे अति आधुनिक व अति महंगे इंतजाम किए जाएं जैसे हेलिकॉप्टर, मोटरबोट, पानी के जहाज, पनडुब्बियां तथा तैराक आदि और विकास तथा उच्च तकनीकों का ढिंढोरा पीटा जाए और मानवजाति इस चमत्कारिक विकास का लोहा मानने को मजबूर हो जाए। जो कार्य मानवजाति को मात्र खतरे की सीमा के बारे में आगाह करके, बहुत ही साधारण तरीके से, बिना किसी खर्च के किया जा सकता था, उसके लिए विकास व उच्च तकनीक के नाम पर विशाल धनराशि खर्च की गई तथा मानवजाति का आर्थिक शोषण किया गया।

वास्तव में चिकित्सा सुविधाओं की सफलता का उचित मापदंड तो यह होना चाहिए कि कितने कम अंग बदलने की आवश्यकता पड़ी। कितने मानव चिकित्सा के इन अंतिम विकल्पों से बचा लिये गए व कितनी भीड़ अस्पतालों में कम हुई। परंतु विनाश काले विपरीत बुद्धि।

आज जीवन असंयमित भोग, जिसका परिणाम रोग तथा फिर दुष्प्रभाव युक्त चिकित्सा जिसका परिणाम फिर कोई अन्य रोग अर्थात भोग, रोग व इलाज के कभी खत्म ना होने वाले दुष्चक्र में ही सिमट कर रह गया है।

सारा आधुनिक चिकित्सा जगत मानव जीवन की इस भयंकर त्रासदी का केवल मूकदर्शक ही नहीं वरन इस त्रासदी की आग में अपनी रोटियां सेक रहा है।

सारे जीवन हानिकारक दवाओं के सेवन को ही स्वास्थ्य मान लिया गया है। स्वास्थ्य के विनाश को चिकित्सा विज्ञान का विकास माना जा रहा है।

वास्तविक आवश्यकता क्या है?

वास्तविक आवश्यकता रोग-भार कम करने की है जिसका सबसे अधिक कारगर उपाय स्वाभाविक रूप से रहने वाले स्वास्थ्य की रक्षा करना है। आवश्यकता, आयुर्वेद के अनुसार, उचित जीवनशैली तथा स्वास्थ्य रक्षा के नियमों को मानवजाति को सिखाने व उनका पालन करवाने की है। आवश्यकता, मानवजाति को स्वास्थ्य बनाये रखने के लिए, जीवन में संयम की महत्ता समझाने की है। रोगों की रोकथाम का इससे ज्यादा प्रभावशाली उपाय और कोई नहीं हो सकता।

रोग की अवस्था में, आवश्यकता दुष्प्रभाव युक्त चिकित्सा पद्धति के स्थान पर, हानि रहित तथा स्वास्थ्यवर्धक चिकित्सा पद्धति को अपनाने की है।

आपदा की अवस्था में, वर्तमान समय में आ.चि.वि. का कोई विकल्प नहीं है। **आवश्यकता, आ.चि.वि. को आपदा प्रबंधन तक ही सीमित करने की है।**

इलाज से कहीं अधिक महत्वपूर्ण स्वास्थ्य रक्षा एवं रोगों से बचाव है।
(PREVENTION IS BETTER THAN CURE)

प्रदूषित गंगा को शुद्ध करने के लिए कितने भी विशाल, कितने भी आधुनिक व कितने भी अधिक वाटर ट्रीटमेंट प्लांट लगा दिये जायें, इस प्रकार मात्र इलाज के माध्यम से गंगा कभी शुद्ध ना होगी और ना ही यह कार्य आर्थिक रूप से संभव है। गंगा तो स्वाभाविक रूप से शुद्ध ही है। आवश्यकता केवल उसकी शुद्धि की रक्षा करने की है, उसमें मिलाई जाने वाली गंदगी को रोकने की है। इसी प्रकार कितने भी विशाल तथा कितने भी अधिक एम्स बना दिये जाएं, स्वास्थ्य रक्षा के नियमों के पालन के बिना, केवल चिकित्सा के माध्यम से, स्वास्थ्य कभी भी न आयेगा चाहे वह चिकित्सा पद्धति कितनी भी आधुनिक क्यों न हों। और आधुनिक चिकित्सा पद्धति तो दुष्प्रभाव युक्त है। इसका जितना प्रयोग बढ़ेगा उतना ही रोग बढ़ते जायेंगे तथा वास्तविक स्वास्थ्य दूर होता जायेगा। आर्थिक रूप से भी यह संभव नहीं होगा।

समय आ चुका है कुछ मूल प्रश्नों के उत्तर तय करने का।

स्वास्थ्य वास्तव में किसकी जिम्मेदारी है – केवल चिकित्सक की, या स्वयं की भी?

स्वास्थ्य उचित जीवनशैली के माध्यम से आयेगा या दुष्प्रभाव युक्त दवाओं के सारे जीवन निरंतर प्रयोग से आयेगा?

सत्य के अन्वेषण का समय आ चुका है। पश्चिम की अज्ञानपूर्ण जीवनशैली, अपसंस्कृति तथा अविकसित एवं दोषपूर्ण चिकित्सा पद्धति का अंधानुकरण करने के स्थान पर, मानव जाति के सर्वाधिक हित में क्या है, यह जानने का उपक्रम करना ही होगा। आयुर्वेद एवं एलोपैथी का तुलनात्मक विवेचन करना ही होगा।

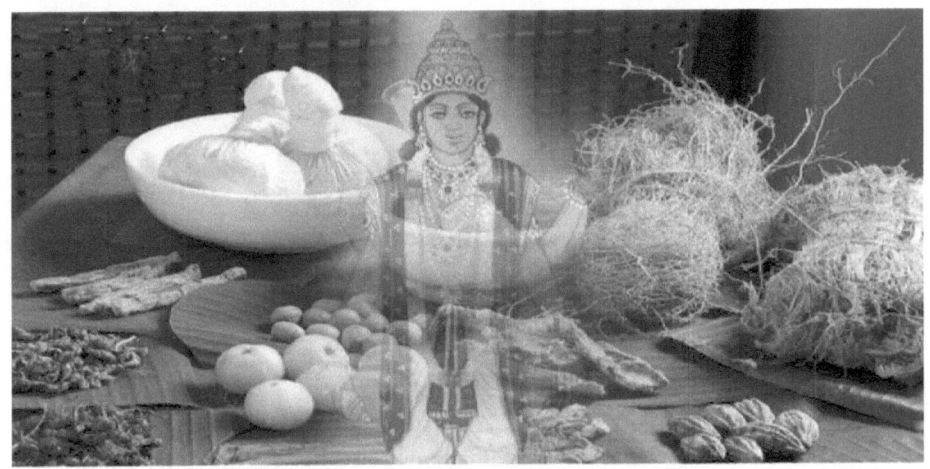

आयुर्वेद

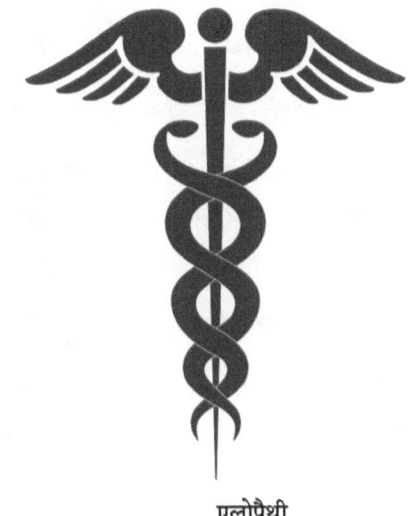

एलोपैथी

अध्याय 3
आयुर्वेद एवं एलोपैथी का तुलनात्मक विवेचन

आयुर्वेद एवं एलोपैथी के तुलनात्मक विवेचन से पहले एक और सर्वाधिक महत्वपूर्ण मूल प्रश्न पर विचार करना अति आवश्यक है।

मानव जीवन का वास्तविक उद्देश्य क्या है: भोग या योग?

चिकित्सा का उद्देश्य स्वास्थ्य है परंतु स्वास्थ्य का उद्देश्य क्या है? स्वास्थ्य के बाद क्या? पश्चिम ने कहा – 'भोग'। परंतु असंयमित एवं असीमित भोग का परिणाम तो फिर रोग है या स्वास्थ्य का नाश है। तो स्वास्थ्य का उद्देश्य, स्वास्थ्य का नाश कैसे हो सकता है? और अगर भोग पर लगाम लगाई अर्थात भोग को संयमित और सीमित किया तो उद्देश्य भोग कहां रहा। संयमित भोग तो माध्यम ही होगा, उद्देश्य तो कुछ और ही होगा। उस वास्तविक उद्देश्य को आ.चि. वि. आज तक नहीं जान पाया।

भारतीय संस्कृति में जीवन का उद्देश्य स्पष्ट रूप से बताया गया है। पुरूषार्थ चतुष्टय अर्थात धर्म, अर्थ, काम एवं मोक्ष इन चार पुरुषार्थों की प्राप्ति ही मानव जीवन का परम लक्ष्य है जिनकी प्राप्ति का मूल आधार स्वास्थ्य ही है।

धर्मार्थकाममोक्षाणामारोग्यं मूलमुत्तमम्। च.सू. 1/15

अर्थात धर्म, अर्थ, काम और मोक्ष (इन चार पुरूषार्थों की प्राप्ति) का मूल आधार आरोग्य अर्थात स्वास्थ्य ही है।

पश्चिम ने केवल अर्थ (धन) एवं काम (कामनाओं की पूर्ति) को ही जाना व माना। परंतु पश्चिम यह ना जान पाया कि **जब तक अर्थ व काम का साधन 'धर्म' तथा उद्देश्य 'मोक्ष' नहीं होगा तब तक जीवन सच्चे अर्थों में सफल न होगा। दुःखों का सर्वदा तथा सर्वथा अंत न होगा।**

निवृत्तिरपवर्गः, तत् परं प्रशान्तं तत्तदक्षरं तद् ब्रह्म स मोक्षः। च.शा. 5/11

निवृत्ति का दूसरा नाम अपवर्ग है। यह अपवर्ग सर्वश्रेष्ठ पद है जहां सभी दोष शान्त हो जाते हैं। वह अविनाशी और नित्य है, वह ब्रह्म है और वही मोक्ष है, जहां सर्वविध दुःखों की अत्यन्त निवृत्ति हो जाती है।

योगे मोक्षे च सर्वासां वेदनानामवर्तनम्। मोक्षे निवृत्तिर्निःशेषा योगो मोक्षप्रवर्तकः।। च.शा. 1/137

अर्थात योग और मोक्ष में सभी प्रकार की वेदनाऐं निवृत्त हो जाती हैं। मोक्ष में सम्पूर्णतया वेदनाऐं विनष्ट हो जाती हैं और योग मोक्ष का प्रवर्तक है अर्थात मोक्ष दिलाने वाला है।

आयुर्वेद का उद्देश्य सिर्फ स्वास्थ्य की रक्षा करना व रोगों से मुक्ति देना ही नहीं वरन मानव को सच्चे अर्थों में स्वस्थ अर्थात 'स्व'(आत्मा) में स्थित कराना अर्थात मानव जीवन के एकमात्र उद्देश्य आत्मज्ञान, मोक्ष या आनन्द की प्राप्ति कराना अर्थात संपूर्ण दुखों का सदा के लिए अंत कराना है।

आ.चि.वि. जीवन के इस वास्तविक उद्देश्य को लेकर पूरी तरह अज्ञान में है। आ.चि.वि. में धर्म एवं मोक्ष का कोई विचार ही नहीं है। इस प्रकार आ.चि.वि. एक अपूर्ण ज्ञान है। पश्चिमी जीवन शैली का उद्देश्य योग नहीं मात्र भोग है। भारतीय संस्कृति में भोग का निषेध नहीं है वरन भोग का उद्देश्य, संयमित भोग के माध्यम से, भोग की व्यर्थता एवं क्षणिकता का अनुभव करके उससे पार वास्तविक आनन्द की ओर जाना है। एक ऐसा आनंद जिसमें समस्त दुःखों का सदा के लिए अंत हो जाता है।

उत्पत्ति एवं विकास

आयुर्वेद

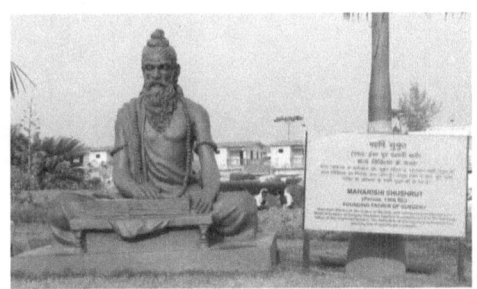

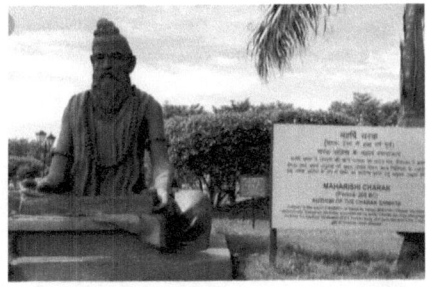

आयुर्वेद ईश्वरीय, अनादि एवं शाश्वत ज्ञान है। आयुर्वेद को सबसे महत्वपूर्ण पंचम वेद माना गया है। ब्रह्मा जी से दक्ष प्रजापति, अश्वनी कुमारों, इन्द्र, भरद्वाज, धन्वन्तरि, आत्रेय पुनर्वसु, अग्निवेश, चरक, सुश्रुत व वाग्भट् आदि के माध्यम से यह आगे बहता रहा। ब्रह्मा जी से भी इसकी उत्पत्ति नहीं वरन ब्रह्मा जी को भी इसका स्मरण हुआ, ऐसा माना जाता है।

जबसे सृष्टि है, तभी से आयुर्वेद है। आयु एवं बुद्धि की परम्परा नित्य है तथा आयु का ज्ञाता आत्मा भी नित्य है। सृष्टि के समस्त भावपदार्थों का स्वभाव नित्य है। पंच महाभूतों के लक्षण जैसे पृथ्वी में खरता, जल में द्रवत्व, वायु में चंचलता, अग्नि में उष्णता एवं आकाश में प्रतिघात (रूकावट) न होना है, वह भी नित्य है। सुख-दुख सदा से हैं। मनुष्य दुःख दूर करने का उपाय सदा से चाहता है, वही उपाय आयुर्वेद है और वह नित्य है। **च.सू. 27/30**

महान आश्चर्य की बात है कि आयुर्वेद के सभी सिद्धान्त शाश्वत हैं जिनमें अनादि काल से कोई परिवर्तन नहीं हुआ व आज भी उतने ही सत्य, प्रासंगिक व अनुकरणीय हैं। शाश्वत एवं नित्य आयुर्वेद, लगभग तीन हजार साल

पहले चरक एवं सुश्रुत जैसे महान ऋषियों द्वारा सम्पूर्ण चिकित्सा शास्त्रों के रूप में लिपिबद्ध कर दिया गया था। वास्तव में आयुर्वेद, पश्चिमी चिकित्सा पद्धति ही नहीं वरन पश्चिमी जगत के स्वयं के अस्तित्व से भी बहुत पहले का ज्ञान है। आयुर्वेद, सम्पूर्ण मानवजाति के कल्याण के लिए, एक ऐसा विज्ञान है जिसमें किसी भी प्रकार के संशोधन की ना तो आवश्यकता और ना ही कोई गुंजाइश है। किसी प्रकार की रिसर्च की भी जरूरत नहीं है। अज्ञात को ज्ञात करने के लिए रिसर्च की आवश्यकता होती है परंतु जो पहले से ही ज्ञात है एवं पूर्ण है, उसमें रिसर्च की क्या भूमिका हो सकती है, यह एक और रिसर्च का विषय है। यद्यपि क्लीनिकल ट्रायल की प्रमाणिकता पर प्रश्न चिन्ह लग चुका है परंतु आज का युग रिसर्च और क्लीनिकल ट्रायल का ही युग है।

परंतु आयुर्वेद में रिसर्च एवं क्लीनिकल ट्रायल के माध्यम से कुछ भी नया ज्ञान प्राप्त होने की कोई संभावना नहीं है। हां, पहले से उपलब्ध इस शाश्वत ज्ञान को पुन: सत्यापित करने के लिये रिसर्च एवं क्लीनिकल ट्रायल किये जा सकते हैं, तभी शायद आज के मानव को संतोष हो सकता हो। जैसे कोई बालक कोहिनूर की महिमा तभी माने जब उससे चॉकलेट खरीद कर दिखाया जाए अर्थात बालक की अपनी अल्पज्ञान जनित कसौटी पर कोहिनूर खरा उतरे तभी वह उसकी महिमा माने।

वास्तव में आवश्यकता केवल इस बात की है कि जो ज्ञान आयुर्वेद शास्त्रों में पहले से ही उपलब्ध है, उसको समझकर जीवन में उतारा जाऐ।

आ.चि.वि.

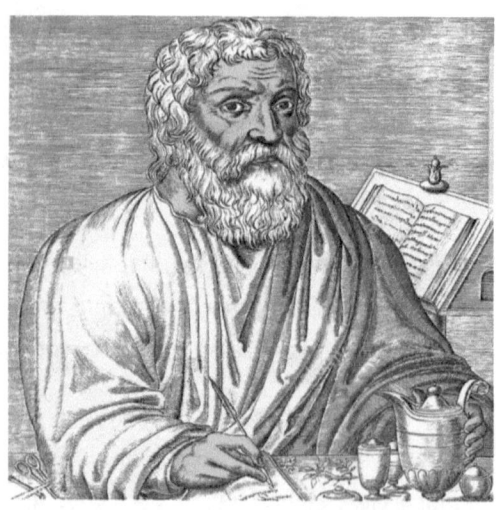 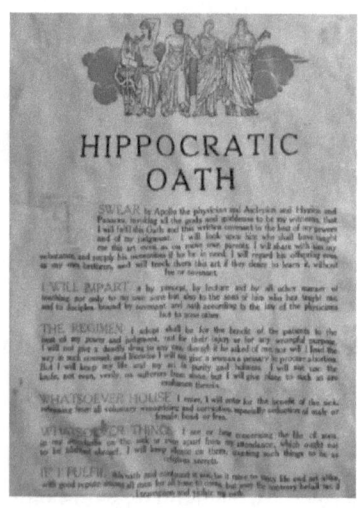

आ.चि.वि. की उत्पत्ति कब हुई यह कहना मुश्किल है। आ.चि.वि. अभी भी सत्यता को प्राप्त विज्ञान नहीं है। तो इस दृष्टि से आ.चि.वि. का वास्तविक जन्म तो अभी हुआ ही नहीं है। हिप्पोक्रेटस (400 BC) जिनको आ.चि. वि. का पिता कहा जाता है, के समय को आ.चि.वि. की उत्पत्ति का समय माना जा सकता है परंतु उस समय की 'चार ह्यूमर थ्योरी' तो अब पूरी तरह अमान्य हो चुकी है। हिप्पोक्रेटस के बाद की अनेक घटनाऐं हैं जिनको

आ.चि.वि. की दृष्टि से महत्वपूर्ण माना जा सकता है। विलियम हार्वे, जिनको आधुनिक शरीर क्रिया विज्ञान का पिता कहा जाता है, ने सत्रहवी शताब्दी के शुरू में शरीर में रक्त प्रवाह की खोज की। उन्नीसवी शताब्दी के मध्य में ही ब्लड ट्रान्सफ्यूजन की शुरूआत हुई। सन 1900 में ब्लड ग्रुप खोज लिए गए। बीसवी शताब्दी के शुरू में ही क्रॉस मैच किया जाने लगा तथा सैलाइन ट्रान्सफ्यूजन भी शुरू हो गया। 1860 में लुइस पास्चर द्वारा रोगों के कारण की जर्म्स थ्योरी का प्रतिपादन किया गया। फिर एलेक्जेंडर फ्लेमिंग द्वारा पहली एन्टीबायोटिक, पेनिसिलिन की खोज हुई 1928 में। संक्रामक रोगों के इलाज में क्रांतिकारी परिवर्तन हुआ। फिर बीसवीं शताब्दी के मध्य में दवाओं के क्लीनिकल ट्रायल की शुरूआत हुई। यूं तो दसवी शताब्दी में इटली में मेडिकल एजुकेशन की शुरूआत हो चुकी थी परंतु आधुनिक मेडिकल एजुकेशन की शुरुआत बीसवीं शताब्दी के शुरू में, ए फ्लेक्सनर की रिपोर्ट आने के बाद ही हुई। इसी प्रकार एक्सरेस, सी टी स्कैन, एम आर आई व पैथोलॉजी जांच आदि भी बीसवीं शताब्दी में ही प्रयोग में आने शुरू हुए। इस प्रकार कब माना जाऐ आ.चि.वि. का जन्म? कोई ठोस आधार ना होने के कारण सभी सिद्धान्त निरंतर बदलते रहते हैं। कल के सिद्धांत आज गलत सिद्ध हो जाते हैं। जैसे रोज जन्म व रोज मृत्यु। फिर भी आज आ.चि.वि. जिस रूप में है उस रूप की शुरूआत बीसवीं शताब्दी में ही मानी जा सकती है अर्थात लगभग 100 से 150 वर्ष पूर्व।

मूल सिद्धांत – आयुर्वेद

मानव शरीर मात्र हाड़-मांस की मशीन नहीं वरन मन, आत्मा तथा शरीर का सुंदर समन्वय है। यह तीन ही आधारस्तम्भ हैं। इसी को चेतन कहते हैं। यही 'जीवात्मा' है। इसी को 'पुरुष' भी कहते हैं। यही संयोग पुरुष आयुर्वेद का अधिकरण (आश्रय) है, क्योंकि उसी के लिए यह आयुर्वेद शास्त्र प्रकाशित किया गया है। **च.सू. 1/46, 47**

आत्मा विकार रहित है (उसको रोग नहीं होते)। परंतु जब वह मन और इंद्रियों के साथ संयुक्त होता है तब वह चैतन्य में कारण होता है तथा वही विकारग्रस्त होता है। **च.सू. 1/56**

शरीर व मन ही समस्त रोगों के अधिष्ठान हैं।

आयुर्वेद का उद्देश्य

प्रयोजनं चास्य स्वस्थस्य स्वास्थ्य रक्षणमातुरस्य विकार प्रशमनं च। चरक सूत्र 30/26

अर्थात आयुर्वेद का उद्देश्य प्रमुख रूप से स्वस्थ व्यक्ति के स्वास्थ्य की रक्षा करना तथा रोगी व्यक्ति के रोग को दूर करना ही है।

पंचमहाभूत एवं त्रिदोष सिद्धांत

आकाश, वायु, अग्नि, जल और पृथ्वी, इन पंचमहाभूतों से ही संपूर्ण सृष्टि तथा सृष्टि के समस्त पदार्थों का निर्माण होता है। शरीर की रचना भी इन्हीं पंचमहाभूतों से ही होती है। व्यष्टि समष्टि का ही सूक्ष्म रूप है। व्यष्टि और समष्टि के बीच निर्बाध रूप से पारस्परिक क्रियात्मक व्यवहार चलता रहता है।

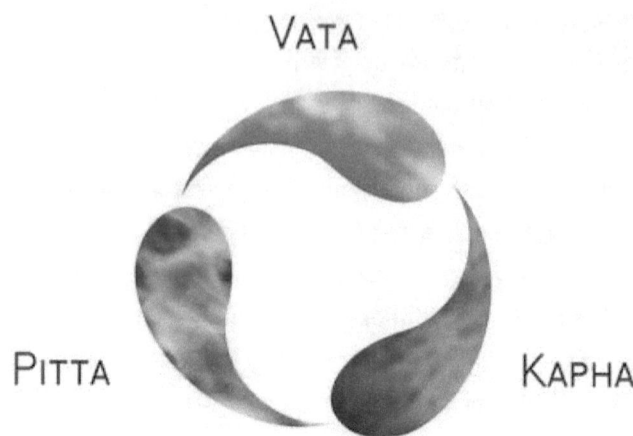

पंचमहाभूतों से ही तीन शारीरिक दोष, वात, पित्त एवं कफ की रचना होती है। ये त्रिदोष ही शरीर की समस्त क्रियाओं का आधार हैं। मानव शरीर की रचना में इन्हीं तीनो दोषों की मुख्यता होती है। इन्हीं दोषों के आधार पर वात, पित्त, कफ अथवा मिश्रित आदि मानव की व्यक्तिगत प्रकृति का निर्धारण होता है। प्रकृति भी त्रिगुणात्मक है। सत्व, रजस् एवं तमस् प्रकृति के तीन गुण हैं। मन के भी यही तीन गुण हैं जिनमें से तमस् एवं रजस् को मानसिक दोष माना गया है।

वायुः पित्तं कफश्चोक्तः शारीरो दोषसंग्रहः। मानसः पुनरूद्दिष्टो रजश्च तम एव च।। च.सू. 1/57

अर्थात वायु, पित्त एवं कफ शारीरिक दोष हैं और रजस् तथा तमस् मानस दोष कहे जाते हैं।

शरीर की प्रकृतियां

गर्भाधान के समय ही मानव की प्रकृति का निर्माण हो जाता है। मुख्य रूप से **वात प्रधान, पित्त प्रधान, कफ प्रधान एवं सम-प्रकृति** का वर्णन है। इसके अलावा कुछ मिश्रित प्रकृति वाले मनुष्य होते हैं जैसे वातपित्त, पित्तकफ तथा वातकफ। इस आधार पर सात प्रकार की प्रकृतियां मानी गई हैं। प्रकृति के आधार पर ही मनुष्य के शरीर की बनावट, उसका स्वभाव तथा मानसिक और चारित्रिक गुणों का विकास होता है। आयुर्वेद की दृष्टि में किसी भी व्यक्ति के स्वास्थ्य और रोगों की चिकित्सा में उसकी प्रकृति का विशेष महत्व रहता है क्योंकि प्रकृति के आधार पर ही एक स्वस्थ व्यक्ति अपने अनुकूल आहार-विहार को चुन सकता है और इसी आधार पर रोगों की औषधि का निर्धारण किया जाता है।

सात धातु – रस, रक्त, मांस, मेद, अस्थि, मज्जा एवं शुक्र।

तेरह अग्नियां – एक जठराग्नि, सात धात्वग्नि एवं पांच भूताग्नि।

तीन मल – पुरीष (मल), मूत्र तथा स्वेद

स्रोत – मुख्य रूप से तेरह हैं।

जठराग्नि द्वारा भोजन के पाचन के फलस्वरूप भोजन के दो भाग हो जाते हैं – सार और किट्ट (मल)। भोजन के सार भाग से ही भूताग्नियों तथा धात्वग्नियों की क्रिया के फलस्वरूप, सप्त धातुओं का निर्माण होता है जो कि शरीर के मौलिक ऊतक तत्व हैं। किट्ट भाग से मलों का निर्माण होता है। शरीर के स्वास्थ्य के लिए इन मल पदार्थों का शरीर से बाहर निकलना बहुत आवश्यक होता है।

स्वास्थ्य की परिभाषा

समदोषः समाग्निश्च समधातुमलक्रियः। प्रसन्नात्मेन्द्रियमनाः स्वस्थ इत्यभिधीयते।। सु. सू. 15/48

दोषों की समता, अग्नियों का समान रहना, धातुओं और मलों की (पोषण, धारण तथा निर्गमनादि) क्रियाओं का समान होना एवं आत्मा, इन्द्रिय व मन की प्रसन्नता, ये बातें जिसमें विद्यमान हों उसे स्वस्थ कहा जाता है।

कार्यं धातुसाम्यमिहोच्यते । धातुसाम्यक्रिया चोक्ता तन्त्रस्यास्य प्रयोजनम् ।। च. सू. 1/53

आयुर्वेद में धातुसाम्य को कार्य कहा जाता है, क्योंकि रस-रक्तादि धातुओं में समता स्थापित करना ही आयुर्वेदशास्त्र का प्रयोजन है ।

व्यवहारिक रूप से, अगर किसी मानव को भूख समय पर व ठीक प्रकार से लगती है, मल निष्कासन ठीक प्रकार से होता है, नींद समय पर व अच्छी आती है तथा इंद्रियां ठीक कार्य कर रही हैं तो वह शारीरिक रूप से स्वस्थ है, कार्य करने का उत्साह एवं उसके मन की प्रसन्नता उसका मानसिक स्वास्थ्य है तथा अगर उसे आत्मा की प्रसन्नता अर्थात आनन्द का अनुभव हो चुका है तो यह उसका आत्मिक या आध्यात्मिक स्वास्थ्य है। यही स्वास्थ्य के सरल मानक भी हैं।

आयुर्वेद के अनुसार स्वास्थ्य मानव की स्वाभाविक स्थिति है।

आयुर्वेद के अनुसार स्वास्थ्य मानव की स्वाभाविक स्थिति है तथा कुछ सामान्य नियमों के पालन से इसकी रक्षा भर करनी होती है। मनुष्येतर प्राणियों जैसे पशु-पक्षियों में स्वास्थ्य रक्षण का यह कार्य प्रकृति स्वयं करती है। इसलिये पशु बहुधा बीमार नहीं पड़ते सिवाय उनके जिनकी संगत बिगड़ जाती है अर्थात् जो पशु पालतू होकर मानव के संपर्क में आ जाते हैं। पशु अपने स्वधर्म में जीते हैं। प्रकृति द्वारा नियत भोजन ही करते हैं। जैसे गाय घास व शेर मांस ही खाता है। पशु संग्रह नहीं करते। शराब, तम्बाकू जैसे व्यसन नहीं करते। समय पर सोते व जागते है व निश्चित ऋतु काल में संतान उत्पत्ति के लिये ही काम क्रीड़ा करते हैं। पशु बलात्कार नहीं करते व पशुओं में होमोसैक्सुअल भी नहीं होते।

आयुर्वेद के अनुसार मानव का भी स्वधर्म है और अगर वह अपने स्वधर्म में जिये तो बीमार पड़े ही नहीं। स्वास्थ्य रक्षण के नियम हैं, जिनका पालन मानव को स्वयं करना होता है, जिसके लिये बुद्धि एवं विवेक मानवों को ईश्वरीय विधान से स्वतः प्राप्त है।

स्वस्थवृत्त, सदवृत्त एवं ऋतुचर्या, अधारणीय एवं धारणीय वेग, स्वास्थ्य के तीन उपस्तम्भ आहार, निद्रा व ब्रह्मचर्य। बुद्धि, विवेक पूर्वक इनके नियमों के पालन मात्र से मनुष्य सदा स्वस्थ रह सकता है।

श्रीकृष्ण भगवान ने भी गीता में कहा है-

युक्ताहारविहारस्य युक्तचेष्टस्य कर्मसु। युक्तस्वप्नावबोधस्य योगो भवति दुःखहा। गीता 6/17

अर्थात दुःखों का नाश करने वाला योग तो यथायोग्य आहार और विहार करने वाले का, कर्मों में यथायोग्य चेष्टा करने वाले का तथा यथायोग्य सोने और जागने वाले का ही सिद्ध होता है।

स्वास्थ्य रक्षण के नियम – स्वस्थवृत्त, सदवृत्त, ऋतुचर्या, धारणीय-अधारणीय वेग।

स्वस्थवृत्त

उत्तम स्वास्थ्य के लिए प्रतिदिन किये जाने वाले कर्मों (दिनचर्या) को स्वस्थवृत्त कहा गया है। संक्षेप में ब्राह्ममुहूर्त जागरण, दन्तधावन, नस्य, गण्डूष, धूमपान, ताम्बूल सेवन, अभ्यंग, व्यायाम, उबटन एवं स्नान स्वस्थवृत्त के अन्तर्गत किये जाने वाले दैनिक कर्म हैं।

'इस समय मेरे रात-दिन कैसे व्यतीत हो रहे हैं' – जो व्यक्ति निरंतर इस प्रकार का चिंतन करता रहता है, वह जीवन में कभी दुखी नहीं होता है। **अ.ह.सू. 2/47**

सदवृत्त

हिंसास्तेयान्यथाकामं पैशुन्यं परुषानृते।। अ.ह.सू. 2/21

सम्भिन्नालापं व्यापादमभिध्यां दृग्विपर्ययम्। पापं कर्मेति दशधा कायवाङ्मानसैस्त्यजेत्।। अ.ह.सू. 2/22

अर्थात हिंसा, चोरी, एवं पर-स्त्रीगमन जैसे तीन शारीरिक पापकर्मों को, चुगलखोरी, कटु वचन, असत्य वचन एवं असम्बद्ध प्रलाप जैसे चार वाचिक पापकर्मों को और दूसरों का अनिष्ट सोचने, ईर्ष्या करने एवं शास्त्रों में विपरीत बुद्धि रखने जैसे तीन मानसिक पापकर्मों को अर्थात इन दश पापकर्मों को त्याग देना चाहिए।

सभी प्राणियों में करुणा का भाव रखना, त्याग करना, मन, वचन और शरीर पर नियंत्रण रखना और दूसरों के कार्यों को निःस्वार्थ भाव से अपना समझ कर करना ही संपूर्ण सदाचार है। **अ.ह.सू. 46/2**

सदाचार, ईमानदारी तथा चरित्र का शारीरिक और मानसिक स्वास्थ्य से कोई संबंध है, यह आ.चि.वि. की कल्पना में भी नहीं है।

वहीं आयुर्वेद कहता है–

वृत्त्युपायान्निषेवेत ये स्युर्धर्माविरोधिनः। शममध्ययनं चैव सुखमेवं समश्नुते।। च.सू. 5/104

अर्थात आजीविका के लिए उन्हीं साधनों का अवलम्बन करना चाहिए जो धर्म-विरूद्ध न हों और शान्तिमय तरीके से जीवनयापन और स्वाध्याय में लगा रहे, ऐसा करने से मनुष्य का जीवन सुखी रहता है।

आयुर्वेद स्पष्ट रूप से स्वस्थ एवं सुखी जीवन के लिए ईमानदारी से एवं धर्म पूर्वक ही अर्थ कमाने की आवश्यकता पर बल देता है।

ऋतुचर्या

पूरे विश्व में भारत ही एकमात्र ऐसा देश है जहां छः ऋतुएं होती हैं।

तस्याशिताद्यादाहाराद्बलं वर्णश्च वर्धते। यस्यर्तुसात्म्यं विदितं चेष्टाहारव्यपाश्रयम्।। च.सू. 6/3

अर्थात जो व्यक्ति यह जानता है कि किस ऋतु में किस प्रकार का आहार और विहार अनुकूल पड़ता है तथा तदनुसार ही आहार-विहार करता है, उसी पुरुष के मात्रापूर्वक अशितादि आहार से उसके बल और वर्ण की वृद्धि होती है।

अधारणीय वेग

न वेगान् धारयेद् धीमान्जातान् मूत्रपुरीषयोः। न रेतसो न वातस्य न छर्द्याः क्षवथोर्न च।। च.सू. 7/3

नोद्गारस्य न जृम्भाया न वेगान् क्षुत्पिपासयोः। न बाष्पस्य न निद्राया निःश्वासस्य श्रमेण च।। च.सू. 7/4

बुद्धिमान व्यक्तियों को चाहिये कि 1. मूत्र, 2. पुरीष, 3. शुक्र, 4. अपानवायु, 5. वमन, 6. छींक, 7. डकार, 8. जम्भाई, 9. भूख, 10. प्यास, 11. आंसू, 12. निद्रा और 13. परिश्रम करने के कारण उत्पन्न श्वास के वेगों को उत्पन्न होने के साथ ही बाहर निकाल दें और इनके वेगों को नहीं रोकें।

धारणीय वेग

इसी प्रकार मन, वाणी और शरीर के धारणीय वगों का विस्तृत वर्णन चरक संहिता में किया गया है। च.सू. 7/26, 27, 28, 29, जो संक्षेप में इस प्रकार है।

लोभ, शोक, भय, क्रोध, अभिमान, निर्लज्जता, ईर्ष्या, अतिकामवासना और अभिध्या आदि मन के वेगों को, झूठ बोलना, कठोर वचन एवं चुगली करना आदि वाणी के वेगों को तथा दूसरों को आघात पहुंचाना, हिंसा, चोरी, परस्त्रीगमन आदि शारीरिक वेगों को रोकना चाहिए।

स्वास्थ्य के तीन उपस्तम्भ: आहार, निद्रा एवं ब्रह्मचर्य

आहार

आहार मानव के स्वास्थ्य के लिए सर्वाधिक महत्वपूर्ण उपस्तम्भ है। आहार से ही शरीर का पोषण और निर्माण होता है। आहार ही मन के शुभ-अशुभ भावों का कारण है। आहार ही जीवन का तथा लोक, परलोक एवं मोक्ष का आधार है। आहार का जैसा विस्तृत वर्णन आयुर्वेद में किया गया है वैसा अन्यत्र देखने में नहीं आता।

तच्च नित्यं प्रयुज्जीत स्वास्थ्यं येनानुवर्तते। अजातानां विकाराणामनुत्पत्तिकरं च यत्।। च.सू. 5/13

अर्थात जिस आहार विहार से स्वास्थ्य का अनुपालन होता है और जो आहार विहार अब तक ना उत्पन्न हुए विकारों को उत्पन्न न होने दे, उसका नित्य प्रयोग करें।

'स्वस्थवृत के विधान के अनुसार मनुष्य को अपनी प्रकृति के विपरीत गुण वाले आहार-विहार का सेवन हितकर 'जो व्यक्ति हितकारी पथ्य भोजन करता है एवं जितेन्द्रिय रहता है, वह सज्जनों द्वारा सम्मानित होकर, निरोग रहते हुए, 100 वर्ष तक जीवित रहता है।' **च.सू. 27/348**

'विद्वान परीक्षक व्यक्ति वस्तु की परीक्षा करके जो हितकर वस्तु होती है, उसे ही ग्रहण करते हैं और इसके विपरीत लौकिक अपरीक्षक मूर्ख व्यक्ति रजोगुण तथा तमोगुण से अन्तरात्मा के आवृत होने के कारण हित-अहित का विचार न कर, प्रिय लगने वाले पदार्थ का ही सेवन करता है।' **च.सू. 28/36**

आहार के भेद

गले के नीचे द्रव्यों को ले जाना आहार कहलाता है। आहार के अनेक भेद बताये गये हैं। उत्पत्ति भेद से स्थावर एवं जंगम, प्रभाव भेद से हितकर एवं अहितकर, उपयोग की दृष्टि से पान, अशन, भक्ष्य एवं लेह्य, रस की दृष्टि से मधुर, अम्ल, लवण, कटु, तिक्त एवं कषाय, इस प्रकार छः प्रकार के रस वाला, गुणों की दृष्टि से गुर्वादि बीस गुणों वाला तथा अनेक प्रकार के संयोग और संस्कार की दृष्टि से आहार असंख्य भेदों वाला हो जाता है। **च. सू. 25/36**

आहार के हितकर या अहितकर होने में आठ कारण बताये गये हैं जैसे प्रकृति, करण, संयोग ,राशि ,देश ,काल, उपयोगसंस्था और उपयोक्ता जिनका विस्तृत वर्णन चरक विमानस्थान के पहले अध्याय में किया गया है।

इसी प्रकार आहार विधि का विस्तृत वर्णन किया गया है—

'उष्ण, स्निग्ध, मात्रापूर्वक, पहले भोजन के पच जानेपर ही, परस्पर अविरुद्ध वीर्य आहारद्रव्य, मनोऽनुकूल स्थान में, अनुकूल साधनों से संपन्न, न बहुत शीघ्रता से, न बहुत मंद गति से, बिना बोलते हुए, बिना हंसते हुए, अपनी पाचन शक्ति, रुचि और हित का अच्छी तरह विचार कर, तल्लीनता के साथ एकाग्रचित होकर भोजन करना चाहिए।' च.वि. 1/24

महान आश्चर्य का विषय है कि आहार का इतना विस्तृत वर्णन, वह भी 3000 साल पहले लिखे गए शास्त्रों में, यह कल्पनातीत है।

भारतीय भोजन की थाली स्वाद और स्वास्थ्य का अनुपम, बेजोड़ एवं पूर्ण वैज्ञानिक नमूना है। दाल, चावल, रोटी, सब्जी, फल, दही एवं हल्दी, जीरा, हींग, मिर्च व धनिया आदि स्वास्थ्य रक्षक मसालों का अद्भुत संगम। खीर, हलवा आदि मधुर व्यंजन। एक संपूर्ण एवं संतुलित आहार।

आखिर किसने खोज की भोजन की इस थाली की जो हजारों सालों से भारतीय जीवन का अंग है। क्या यह विज्ञान नहीं है? क्या यह सर्वोत्कृष्ट नहीं है? हल्दी व नीम आदि के गुण तो हजारों साल पहले ही आयुर्वेद में लिख दिये गये थे अगर वह झूठ है तो क्यों अमेरिका ने इनका पेटेंट लेना चाहा? और अगर वह सत्य है तो आयुर्वेद को सर्वोत्कृष्ट मानने में झिझक क्यों है?

पूरे विश्व में स्वास्थ्य व पोषण की दृष्टि से सर्वोत्तम, ताजा भोजन बनाकर खाने की प्रथा केवल भारत में है। गेहूं का सर्वोत्तम उपयोग ताजी रोटी के रूप में भारत में ही किया गया अन्यथा पूरे विश्व में बासी डबलरोटी खाने की ही प्रथा है।

तीन प्रकार का सात्विक, राजसिक एवं तामसिक भोजन जैसा वैज्ञानिक वर्गीकरण, भोजन में छः रसों का ज्ञान और कहीं नहीं है।

स्वास्थ्य की दृष्टि से, दिन के समयानुसार, ऋतु के अनुसार, भोजन का विस्तृत वर्णन कहीं नहीं है। भोजन में सात्म्य, परस्पर विरूद्ध आहार व हितकारी संयोग का वर्णन कहीं नहीं है।

भारतीय गाय का दूध स्वास्थ्य के लिये सर्वोत्तम है यह बात विश्व को अब पता चली है वरना वह तो दूध व घी आदि की निंदा ही करते आये हैं। और अब वो भारतीय गायों के आयात में लग गये हैं।

निद्रा

मन के साथ इंद्रियों का अपने विषयों से निवृत्त होना ही निद्रा है। जब मन थक जाता है और इंद्रियां भी थक जाने के कारण विषयों से निवृत्त हो जाती हैं, तब मनुष्य सो जाता है।

'शरीर को स्वस्थ तथा सुखी रखने के लिए जिस प्रकार विधिपूर्वक भोजन करना आरोग्यप्रद एवं सुखद होता है, उसी प्रकार नियमानुसार शयन करने से आरोग्य तथा सुख मिलता है। शरीर की स्थूलता एवं कृशता भी विशेषकर आहार और निद्रा पर निर्भर होते हैं।' च.सू. 21/51

'उचित स्थान में उचित समय में यथाविधि निद्रा सेवन करने से शरीर में आरोग्य और पूर्ण आयु की प्राप्ति होती है।' च.सू. 21/38

ब्राह्मे मुहूर्त उत्तिष्ठेत् स्वस्थो रक्षार्थमायुषः।

अपनी जीवन रक्षा के लिए स्वस्थ व्यक्ति को प्रतिदिन ब्राह्ममुहूर्त में उठना चाहिए।

स्वास्थ्य के लिए अति महत्वपूर्ण 'निद्रा' का विस्तृत वर्णन आयुर्वेद में किया गया है।

निद्रा की मात्रा, उचित समय, दिन में शयन का विधान एवं निषेध, ऋतु के अनुसार निद्रा का विधान, रात्रिजागरण और दिवानिद्रा के प्रभाव, निद्राकारक और निद्रानिवारण उपाय, अनिद्रा के कारण, निद्रा के प्रकार तथा स्वप्न का भी जैसा विस्तृत वर्णन आयुर्वेद शास्त्रों में किया गया है वैसा अन्यत्र देखने को नहीं मिलता। **च.सू. अध्याय 21**

ब्रह्मचर्य

जीवन में संयम धारण करते हुए वीर्य की रक्षा करना ही ब्रह्मचर्य है।

भोजन का सार अंश वीर्य ही है। वीर्य के धारण से मनुष्य ओजस्वी, प्रज्ञावान एवं बलवान होता है। आयुर्वेद ने ब्रह्मचर्य को स्वास्थ्य का अति आवश्यक तीसरा उपस्तम्भ माना है।

भारत के अलावा पूरे विश्व में कहीं भी ब्रह्मचर्य का कोई विचार ही नहीं है वरन ब्रह्मचर्य को मूर्खता की बात माना जाता है। स्वास्थ्य व जीवन के परम उद्देश्य से ब्रह्मचर्य का क्या सबंध है यह विश्व की कल्पना में भी नहीं है। पूरे विश्व में, भारतीय संस्कृति ने ही अत्यंत महत्वपूर्ण विषय, नर-नारी संबंधों को परिभाषित किया। माँ-बहन-पत्नि व बेटी के रूप में चार नर-नारी संबंधों को ही समाज में मान्यता दी।

आज के युग में जहाँ शिक्षा व सभी कार्य क्षेत्रों में नारी कदम से कदम मिलाकर पुरुषों के साथ खड़ी है वहीं भारतीय संस्कृति भी नर-नारी में, गर्ल फ्रेंड व ब्वॉय फ्रेंड के संबंध की आवश्यकता को स्वीकार करती है परंतु यह स्पष्ट निर्देश भी देती है कि ब्वॉय फ्रेंड व गर्ल फ्रेंड, भाई-बहन की तरह ही आपस में व्यवहार करें। भारतीय संस्कृति प्रश्न करती है पश्चिमी अपसंस्कृति से व आज की युवा पीढ़ी से कि ब्वॉय फ्रैंड-गर्ल फ्रेंड के रिश्ते की आड़ में व्यभिचार क्यूं करते हो? भारतीय संस्कृति ने अमर्यादित भोग को कभी मान्यता नहीं दी।

भारतीय संस्कृति ने भोजन, भोग व भजन तीनों को एकान्त की बात बताया परंतु पश्चिमी अपसंस्कृति ने इन तीनों का ही प्रदर्शन किया।

पश्चिमी जीवन शैली में ब्रह्मचर्य का कोई विचार ही नहीं वरन यह मूर्खता की बात मानी जाती है। भोग ही जीवन का परम उद्देश्य है। पश्चिमी अपसंस्कृति ने ब्वॉयफ्रेंड-गर्लफ्रेंड के संबंध की आड़ में व्याभिचार को पूर्ण मान्यता दी है।

'जीवन सिर्फ भोग व नारी सिर्फ भोग्या,' मानने वाला पश्चिमी जगत नारी की शारीरिक सुन्दरता तो जान गया परंतु नारी की पवित्रता ना जान पाया। तथाकथित स्वस्थ बच्चा कैसे हो यह तो जान गया परंतु महापुरुष पैदा होने के लिये पवित्र कोख चाहिए, यह न जान पाया।

सैक्सी नहीं वरन संयमी होना महान बात होती है, यह न जान पाया।

मातृ-देवोभव-पितृ-देवोभव की संस्कृति ना जान पाया परंतु माता-पिता के लिए वृद्ध आश्रम बनाना जान गया। पिता का पता डी०एन०ए० टेस्ट से लगाना जान गया।

डेटिंग जैसी प्रथायें व वैलेन्टाईन डे जैसे पर्व मनाना तो जान गया, परंतु करवाचौथ एवं रक्षाबंधन जैसे पवित्र त्यौहारों की महत्ता ना जान पाया।

पब और डिस्को की संस्कृति तो जान गया परंतु सत्संग से प्राप्त होने वाले मानसिक स्वास्थ्य को नहीं जान पाया।

18 साल की उम्र के बाद, अमर्यादित, स्वच्छंद व पशुओं से भी निम्न आचरण वाले क्षणिक सुख व परिणाम में अशान्ति, रोग व दुःख देने वाले मनमाने भोग अर्थात आपसी सहमति से सैक्स (कन्सेन्सुअल सैक्स) को कानूनी मान्यता देना तो जान गया परंतु ब्रह्मचर्य एवं संयम से प्राप्त होने वाली स्थायी शान्ति, पूर्ण स्वास्थ्य व आनन्द को ना जान पाया।

मूल सिद्धांत – आधुनिक चिकित्सा विज्ञान

प्रारंभिक काल

भारत की तरह पश्चिमी जगत में आयुर्वेद जैसा कोई ईश्वर प्रदत्त स्वास्थ्य एवं चिकित्सा का शास्त्र उपलब्ध नहीं था। प्रकृति कर्कश थी। जीवनशैली, सफाई एवं भोजन आदि का कुछ भी ज्ञान नहीं था। रोग सर्वत्र थे परंतु रोग के कारणों एवं चिकित्सा आदि का भी कुछ ज्ञान नहीं था। किसी भी प्रकार से रोग के लक्षण शान्त हो जाएं बस यही कोशिश होती थी। आधुनिक चिकित्सा पद्धति के पिता माने जाने वाले, हिप्पोक्रेट्स के समय, रोगों के कारण की चार ह्यूमर थ्योरी मान्य थी। चार शारिरिक तरल जैसे खून, कफ, पीला व काला पित्त। इसी प्रकार शरीर की चार स्थितियां जैसे गर्म, ठण्डा, गीला एवं सूखा जिनका संबंध चार प्राकृतिक तत्वों से था जैसे पृथ्वी, हवा, अग्नि और पानी। इन चार तरलों (ह्यूमर) का असंतुलन ही रोग का कारण माना जाता था तथा इनको संतुलन में लाने के लिए रोग के लक्षणों का उल्टा करने का विधान था। इसीलिए एलोपैथी नाम भी पड़ा। एलो अर्थात उल्टा एवं पैथोस अर्थात रोग। ब्लीडिंग (Bleeding) अर्थात खून निकालना, परजिंग (Purging) अर्थात मल निकालना, वोमिटिंग (vomiting) अर्थात उल्टी कराना तथा अत्यधिक विषैली दवाओं का प्रयोग, यही कठोर इलाज प्रचलन में थे। 18वीं शताब्दी तक यही इलाज प्रचलन में रहे। 18वीं शताब्दी में चार ह्यूमर थ्योरी के स्थान पर रोगों के कारण की 'मियास्मा थ्योरी' सामने आई। मल एवं अन्य सड़े गले पदार्थों से होने वाले वायु प्रदूषण को रोगों का कारण माना जाने लगा। परंतु इलाज के तरीकों में फिर भी कोई बदलाव नहीं आया।

जर्म्स थ्योरी

19 वीं शताब्दी में लुइस पास्चर ने रोगों के कारण की जर्म्स थ्योरी का प्रतिपादन किया। रोगों का कारण जर्म्स को माना जाने लगा। रौबर्ट काक ने जर्म्स थ्योरी का समर्थन किया और काक्स पोस्चुलेट्स के रूप में सिद्धांत बनाए। जर्म्स थ्योरी के आधार पर रोगों की रोकथाम के लिये वैक्सीन्स बनाने की शुरूआत हुई। 1928 में ऐलेक्जेंडर फ्लेमिंग ने

प्रथम एन्टीबायोटिक पेनिसिलिन की खोज की। 1946 में एन्टीबायोटिक्स का मानवों में इस्तेमाल शुरू हुआ। पहली बार चिकित्सा के क्षेत्र में क्रान्तिकारी परिवर्तन आया। ऐसा लगने लगा मानो रोगों से जंग सदा के लिए जीत ली गई। इसके बाद तो अनेक एन्टीबायोटिक्स की खोज हुई। फिर शुरू हुआ एन्टीबायोटिक्स का दौर एवं उनका अंधाधुंध प्रयोग। परिणामस्वरूप धीरे-धीरे एन्टीबायोटिक रेजिस्टेंस पैदा होने लगा। यहां तक कि आज सभी एन्टीबायोटिक्स कीटाणुओं के समक्ष निष्प्रभावी हो चुकी हैं।

30 अप्रैल 2014 को विश्व स्वास्थ्य संगठन ने सभी एन्टीबायोटिक्स के निष्प्रभावी होने, पूर्ण एन्टीबायोटिक रेजिस्टेंस पैदा होने एवं पोस्ट एन्टीबायोटिक इरा के आने की घोषणा कर दी।

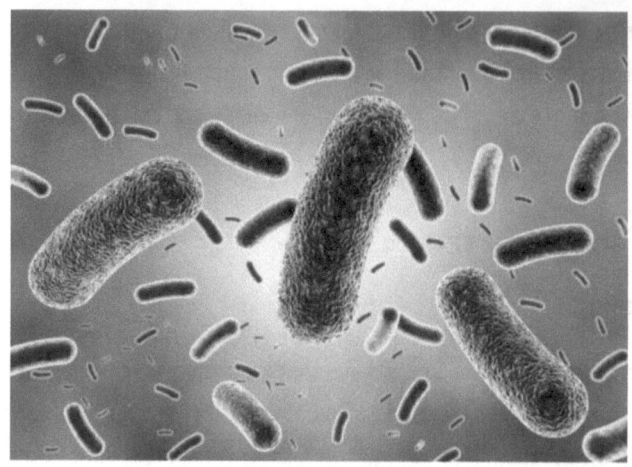

बैक्टीरिया

हांलाकि जर्म्स थ्योरी के आविष्कारक लुइस पास्चर ने जर्म्स थ्योरी के प्रतिपादन के लगभग 20 वर्षों बाद अपनी भूल स्वीकार करते हुए, अपनी ही जर्म्स थ्योरी को गलत बता दिया था। उसने कहा था – 'milleu (environment) is everything, germ is nothing.' परंतु आधुनिक चिकित्सा जगत ने उसकी एक ना सुनी और संक्रामक रोगों के इलाज के लिए एन्टीबायोटिक्स को ही रामबाण मानकर उनका बेतहाशा प्रयोग वह करता रहा। आज भी एन्टीबायोटिक्स ही आधुनिक दवा चिकित्सा एवं आधुनिक शल्यक्रिया का मुख्य आधार हैं। प्रथम एन्टीबायोटिक पेनिसिलिन के जनक एलेक्जेंडर फ्लेमिंग ने भी 1946 में, पेनिसिलिन के प्रथम प्रयोग के समय ही, एन्टीबायोटिक्स के दुरुपयोग के खतरे के बारे में आगाह कर दिया था परंतु व्यापार और मुनाफे के नशे में चूर आधुनिक चिकित्सा जगत ने उसकी भी एक ना सुनी जिसके परिणामस्वरूप आज पूर्ण एन्टीबायोटिक रेजिस्टेंस पैदा हो जाने के कारण आधुनिक चिकित्सा जगत के समक्ष एक अभूतपूर्व संकट खड़ा हो चुका है।

दूसरी ओर, कैसी भी नई एन्टीबायोटिक की खोज करो, कुछ समय बाद ही, जीवाणुओं के समक्ष उसके निष्प्रभावी हो जाने अर्थात एन्टीबायोटिक रेजिस्टेंस पैदा हो जाने के कारण, केवल मुनाफे के लिए काम करने वाली दवा कंपनियों को एन्टीबायोटिक्स के व्यापार में मुनाफे के स्थान पर खतरा नजर आने लगा। उन्हें जीवनशैली रोगों जैसे

डायबिटीज, ब्लडप्रेशर, कोलेस्ट्रॉल तथा थायरॉइड आदि के इलाज में प्रयोग में आने वाली दवाओं में ही अत्यधिक मुनाफा नजर आने लगा क्योंकि एक तो इन दवाओं का सेवन सारे जीवन करने की बाध्यता होती है और इनमें रेजिस्टेंस पैदा होने का खतरा भी नहीं होता। उन्होंने नई एन्टीबायोटिक्स की रिसर्च एवं खोज से हाथ खींच लिया। आज कोई नई एन्टीबायोटिक आने की संभावना फिलहाल नहीं है।

माइक्रोबियोम

वहीं एक और अति महत्वपूर्ण तथ्य आ.चि.वि. की नजर में आ चुका है। मानव शरीर में कीटाणु एवं जीवाणुओं आदि का एक विशाल समूह होता है जो मानव की त्वचा, मुख, लार, योनिमार्ग आदि तथा मुख्य रूप से मानव की आंतो में पाया जाता है। वैज्ञानिक अनुमान के अनुसार इन कीटाणुओं व जीवाणुओं की संख्या मानव शरीर की कुल कोशिकाओं की संख्या से लगभग दस गुना है तथा इनके कुल जीन्स की संख्या मानव के कुल जीन्स की संख्या से लगभग सौ गुना है। इन कीटाणु एवं जीवाणुओं के समूह को माइक्रोबायोडाटा तथा इनके समस्त जीन्स को आ.चि. वि. ने माइक्रोबियोम नाम दिया है। आधुनिक चिकित्सा वैज्ञानिकों ने इस माइक्रोबियोम को इतना अधिक महत्वपूर्ण माना कि उन्होंने इसको 'सैकेंड जीनोम' तक कह डाला अर्थात जिस प्रकार मानव वही है जो उसकी जेनेटिक संरचना अर्थात जीनोम है, उसी प्रकार उन्होंने कहा कि वास्तव में मानव वही है जो उसके कीटाणु समूह की जेनेटिक संरचना अर्थात 'सेकेंड जीनोम' है। इस माइक्रोबियोम को मानवशरीर का 'भूला हुआ अंग' कहा जा रहा है तथा इसी के आधार पर मानव को 'सुपर ऑर्गेनिस्म' माना जा रहा है। मानव शरीर में इस माइक्रोबियोम का कार्य अति महत्वपूर्ण है। यह मानव की स्वयं की रोग प्रतिरोधक क्षमता के लिए अति आवश्यक पाया गया है। मेटाबॉलिज्म के लिए महत्वपूर्ण है। भोजन के पाचन में सहायक है। विटामिन बी बनाता है तथा हानिकारक जर्म्स से रक्षा के लिए सर्वाधिक महत्वपूर्ण है। एन्टीबायोटिक्स एवं अन्य एलोपैथिक दवाएं जैसे दर्द निवारक गोलियां आदि मानव स्वास्थ्य के लिए अति आवश्यक इन कीटाणुओं के समूह को नष्ट कर, मानव की रोग प्रतिरोधक क्षमता को अपरिहार्य क्षति पहुंचाती हैं। तात्कालिक एवं मात्र लक्षणात्मक लाभ के छलावे में मानव सदा के लिए कमजोर बना दिया जाता है। रोग प्रतिरोधक क्षमता कम हो जाने के कारण वह बार बार बीमार पड़ने को उन्मुख हो जाता है तथा फिर सदा के लिए एन्टीबायोटिक्स पर ही निर्भर हो जाता है। आधुनिक रिसर्च के अनुसार, ऑटो-इम्यून रोग जैसे बच्चों में टाइप-1 डायबिटीज, बड़ों में टाइप-2 डायबिटीज, गठिया-बाय व कैंसर आदि रोगों के बढ़ने का कारण भी एन्टबायोटिक्स का अंधाधुंध प्रयोग ही माना जा रहा है।

डा. मारटिन ब्लेसर, एम डी; डायरेक्टर, ह्यूमन माइक्रोबियोम प्रोग्राम तथा इन्फेक्शियस डिसीज सोसायटी ऑफ अमेरिका, के पूर्व प्रेसीडेंट एक प्रश्न करते हैं –

"क्या किसी चिकित्सा विशेषज्ञ ने कभी आपको यह बताया है कि एन्टीबायोटिक्स लेने से आप इन्फेक्शन के लिए अधिक उन्मुख हो जाते हैं।"

आ.चि.वि. में आजकल इस माइक्रोबियोम को पुनर्जीवित करने के लिए प्रोबायोटिक कैप्सूल, 'मल' के कैप्सूल (shit capsules) बना कर दवा के रूप में खिलाए जा रहे हैं तथा मल प्रत्यारोपण (faecal transplant) तक किया जा रहा है।

आ.चि.वि. के समक्ष उत्पन्न यह एन्टीबायोटिक संकट तथा यह सभी तथ्य इस ओर इशारा करने के लिए पर्याप्त है कि रोगों के कारण की जर्म्स थ्योरी गलत है जैसा कि उसके आविष्कारक लुइस पास्चर ने भी अपने जीवन के अंत समय में स्वयं ही स्वीकार किया था।

एन्टीबायोटिक्स तात्कालिक लाभ पहुंचाती हुई तो दीखती हैं (हांलाकि एन्टीबायोटिक रेजिस्टेंस पैदा हो जाने के कारण वह लाभ भी अब समाप्ति की ओर है) परंतु अति महत्वपूर्ण प्रश्न यह है कि क्या संक्रामक रोगों के इलाज का यह तरीका सही है? संपूर्ण आ.चि.वि. यह दावा करता है कि एन्टीबायोटिक्स ने अनगिनत मानव जीवन बचाए हैं परंतु कितने मानव जीवन एन्टीबायोटिक्स के कारण नष्ट हो गये उसका हिसाब कौन देगा?

एन्टीबायोटिक्स तथाकथित रोग पैदा करने वाले कीटाणुओं को भले ही मारती हों परंतु वह तो मानव शरीर के लिए अत्यंत ही आवश्यक एवं लाभकारी कीटाणुओं के समूह को भी नष्ट कर देती हैं। कुल मिलाकर यह कहना अतिशयोक्ति न होगा कि आ.चि.वि. की एकमात्र बड़ी से बड़ी उपलब्धि, संक्रामक रोगों के कारण की 'जर्म्स थ्योरी' तथा उनका चमत्कारिक समझा जाने वाला इलाज 'एन्टीबायोटिक्स' गलत सिद्ध हो चुके हैं। हांलाकि, इस कड़वे सत्य को स्वीकार करना, आ.चि.वि. के लिए खून का घूंट पीने के समान है।

भौतिक व रसायनिक विज्ञान का प्रयोग मानव की बायोलॉजी पर

19वी व 20वी शताब्दी में भौतिक एवं रसायनिक विज्ञान का अभूतपूर्व एवं आश्चर्यजनक विकास हो चला था। अनेक भौतिक खोजों जैसे एक्सरेस, सी.टी.स्कैन तथा एम.आर.आइ. आदि का प्रयोग मानव शरीर पर किया जाने लगा। एक ध्यान देने की बात यह है कि एक्सरे, सी.टी. स्कैन व एम.आर.आइ. आदि आ.चि.वि. की देन नहीं हैं वरन ये तो भौतिक विज्ञान की देन हैं जिनका प्रयोग आ.चि.वि. ने मानव शरीर पर किया तथा वह मानव शरीर की संरचना (एनाटोमी) एवं क्रिया (फिजियोलॉजी) को बड़ी सूक्ष्मता से जानने में सक्षम हो गया। बायोलॉजी एवं बायलॉजिकल प्रोसेस बड़ी बारीकि से जान लिये गए। रोगों के परिणामस्वरूप शरीर में क्या-क्या एनाटोमिकल, फिजियोलॉजिकल एवं कैमिकल परिवर्तन आये, उनको जानने में आ.चि.वि. सक्षम हो गया। एनाटोमिकल एवं कैमिकल परिवर्तनों को जानना ही बड़े से बड़ा रोग निदान माना जाने लगा। बस यहीं से रेडियोलोजिकल एवं बायोकैमिकल परिवर्तनों की जानकारी देने वाले डायग्नोस्टिक सैंटर्स की नींव रख दी गई। रोगों के निदान के लिए इन डायग्नोस्टिक सैंटर्स पर निर्भरता बढ़ती चली गई।

'क्या हुआ' यह जाना गया, **'कैसे हुआ'** यह भी जाना गया परंतु **'क्यों हुआ'** यह नहीं जान पाये।

रोग के परिणामस्वरूप मानव शरीर में आए कैमिकल परिवर्तनों को कैमिकल्स के माध्यम से ही उल्टा करने को महान चिकित्सा माना जाने लगा। फिजिक्स एवं कैमिस्ट्री को मानव शरीर पर महान चिकित्सा के नाम पर थोप दिया गया बिना मानव की बायोलॉजी की चिन्ता किये। मानव की बायोलॉजी पर कैमिकल्स के दुष्परिणाम साइड इफेक्ट्स के रूप में सामने आने लगे जिनको चिकित्सा का अभिन्न अंग मानकर स्वीकार करने के सिवाय और कोई चारा नहीं था आ.चि.वि. के पास। कैमिकल्स के दुष्परिणाम तो साइड इफेक्ट्स के रूप में थे ही परंतु यह भी जानने का विषय है

कि मेडिकल इमेजिंग के भी साइड इफेक्ट्स होते हैं तथा यह भी कैंसर का एक कारण है। एक्सरेस द्वारा गर्भस्थ शिशु को होने वाले नुकसान के कारण ही गर्भवती स्त्रियों के एक्सरे आदि से नहीं कराये जाते हैं।

आ.चि.वि. भौतिक एवं रसायनिक विज्ञान की इन चमत्कारिक उपलब्धियों का सही उपयोग करने में असफल रहा तथा मात्र व्यवसायिक उद्देश्य ही होने के कारण मार्ग से भटक गया। 'क्या हुआ व कैसे हुआ' को जानकर उनका उल्टा कर देना तो उसने जान लिया परंतु 'क्यों हुआ' अर्थात आखिर ये परिवर्तन हुए क्यूं थे अर्थात रोग का मूल कारण क्या था, यह ना तो जान पाया और ना ही जानने की आवश्यकता ही उसने समझी। परिणामस्वरूप सारा आ.चि.वि. केवल लक्षणात्मक (symptomatic) चिकित्सा तक ही सीमित रह गया। जब रोग का मूल कारण जाना ही नहीं तो फिर रोग का जड़ से उन्मूलन कैसे होता। मानवजाति लक्षणात्मक चिकित्सा के तात्कालिक परिणामों की चमक-धमक से भ्रमित हो गई। विडंबना यह हुई कि उसके इस भ्रम को दूर ना करके, इसका व्यापारिक लाभ उठाया गया। केवल लक्षणात्मक चिकित्सा तक ही सीमित रहने तथा दवाओं के दुष्परिणामों के कारण, रोग-भार कम होने के स्थान पर बढ़ता ही चला गया। परिणामस्वरूप स्वास्थ्य के क्षेत्र में हाहाकार मच गया। सर्वत्र रोग ही रोग नजर आने लगे।

ऐसा प्रतीत होता है कि आ.चि.वि. वास्तव में एक चिकित्सा विज्ञान ना होकर मात्र भौतिक एवं रसायनिक विज्ञान है जिसका प्रयोग मानव बायोलॉजी (जीव विज्ञान) पर किया गया जिसके भयंकर दुष्परिणाम हुए।

यही कारण भी है कि आज आ.चि.वि. की प्रवेश परीक्षा में फिजिक्स एवं कैमिस्ट्री विषय अनिवार्य हैं। परंतु दुर्भाग्य की बात यह है कि आयुर्वेद, जिसके सभी शास्त्र संस्कृत में हैं, में प्रवेश लेने के इच्छुक छात्रों के लिए भी, संस्कृत की अनिवार्यता पर जोर नहीं दिया गया वरन एलोपैथी के प्रभुत्व के चलते, मात्र फिजिक्स एवं कैमिस्ट्री को ही अनिवार्य कर दिया गया।

इलेक्ट्रॉन माइक्रोस्कोप के सहयोग से आ.चि.वि. मानव शरीर की जेनेटिक संरचना तक पहुंच गया। जीन्स में आये परिवर्तनों के आधार पर रोगों के कारण की 'जेनेटिक थ्योरी' का प्रतिपादन किया गया। फिर वही भूल हुई। जीन्स में आए परिवर्तन को तो जाना गया परंतु वह परिवर्तन क्यूं हुआ, इस बात को फिर नजरअंदाज कर दिया गया। आज मानव की जेनेटिक मैपिंग की सुविधा उपलब्ध है जिसके माध्यम से भविष्य में होने वाले रोगों का भी पता लगाया जा सकता है। परंतु जब उन जेनेटिक विशेषज्ञों से यह पूछा गया कि भविष्य में होने वाले रोग की जानकारी होने के बाद आप क्या इलाज करते हैं तो उन्होंने बताया कि वो जीवनशैली ठीक करने की सलाह देते हैं ताकि रोग से रक्षा हो सके। यह तो कमाल हो गया। आयुर्वेद तो हजारों वर्षों पहले ही घोषणा कर चुका है कि रोगों का मूल कारण गलत जीवनशैली या प्रज्ञा-अपराध है तथा सही जीवनशैली ही रोगों से बचाव का एकमात्र तरीका है परंतु महान आयुर्वेद की उपेक्षा की जाती रही।

आज जेनेटिक्स के क्षेत्र में हो रही आधुनिक रिसर्च के माध्यम से भी यह बात सामने आ चुकी है कि जीन्स में आई खराबी के कारण होने वाले रोग भी वास्तव में तभी हो सकते हैं जब उन जीन्स को व्यक्त होने के लिए उचित वातावरण मिले। अर्थात, अगर उचित जीवनशैली के माध्यम से शरीर का वातावरण ठीक रखा जाए तो जीन्स में दोष होने के बावजूद भी, वह रोग प्रकट नहीं हो पायेगा।

इस प्रकार जेनेटिक्स थ्योरी के माध्यम से भी यही बात सिद्ध हो चुकी है कि प्रमुखता जीन्स की नहीं वरन वातावरण की तथा उचित जीवनशैली की ही है।

उचित जीवनशैली पर आ.चि.वि. का मौन

वास्तव में आज आ.चि.वि. रोगों का कारण गलत जीवनशैली मानने को तथा जीवनशैली को ठीक करने की बात करने को विवश तो हो चुका है परंतु व्यापारिक हितों के कारण उसका सारा जोर आज भी जीवनशैली ठीक करने पर नहीं वरन सारे जीवन दवाओं के सेवन पर ही रहता है। दवाएं अनिवार्य तथा जीवनशैली परिवर्तन एच्छिक। इसका सबसे बड़ा प्रमाण यह है कि संपूर्ण आ.चि. वि. के पूरे पाठ्यक्रम में एक भी अध्याय नहीं है सर्वाधिक महत्वपूर्ण विषय 'उचित जीवन शैली' के बारे में। इसी प्रकार आ.चि.वि. के क्षेत्र में आजतक एक भी कॉन्फ्रेंस नहीं हुई उचित जीवनशैली पर चर्चा करने के लिए। आखिर क्यों? क्योंकि अगर मानवों की जीवन शैली ठीक हो गई तो चिकित्सा के नाम पर फलने-फूलने वाला 'स्वास्थ्य उद्योग' बर्बाद हो जायेगा?

इसके अलावा, आ.चि.वि. के एक छात्र का जीवन सबसे बड़ा प्रमाण है उचित जीवनशैली की उपेक्षा का। भोजन, निद्रा तथा व्यायाम आदि के दृष्टिकोण से, आ.चि.वि. के छात्रों का खुद का जीवन सबसे ज्यादा अस्त-व्यस्त व अव्यवस्थित होता है। एक आ.चि.वि. के छात्र की नींव चाय और समोसे पर रखी होती है। मेडिकल कॉलेजों के छात्रावासों में शराब तथा ड्रग्स का प्रयोग सबसे ज्यादा होता है। जिन छात्रों को खुद को ही उचित जीवनशैली की कोई शिक्षा और प्रशिक्षण पूरे पाठ्यक्रम के दौरान ना मिला हो तथा जिनका खुद का ही जीवन पूरी तरह से अव्यवस्थित हो, वह छात्र रोगियों को उचित जीवनशैली की शिक्षा कैसे दे पायेंगे? और अगर कुछ बतायेंगे भी तो वह खोखला ज्ञान ही तो होगा। वास्तव में उचित जीवनशैली की शिक्षा देने का कोई उद्देश्य ही नहीं है आ.चि.वि. का, ना छात्रों को और ना ही मानवजाति को। आ.चि.वि. द्वारा उचित जीवनशैली की बात मात्र दिखावा और छलावा है। आ.चि.वि. के नीति-निर्माताओं का असल उद्देश्य समस्त मानवजाति को दवा खिलाना है। 'उचित जीवनशैली' तथा 'बिना दवा के स्वास्थ्य' उनके लिए आत्मघाती है।

अगर आ.चि.वि. को वास्तव में उचित जीवनशैली की लेशमात्र भी आवश्यकता प्रतीत होती है तो उसे तुरंत अहंकार छोड़ कर महान आयुर्वेद की शरण में जाना ही होगा क्योंकि उचित जीवनशैली का सिद्धांत तथा उसके बारे में पूर्ण ज्ञान, यह आयुर्वेद की ही देन है मानवजाति को। आ.चि.वि. तो इस बारे में पूर्ण नौसिखिया ही है।

आ.चि.वि. के कार्यकारी सिद्धांत

आ.चि.वि. के अनुसार मानव शरीर एक मशीन की तरह है जिसमें अलग-अलग तंत्रों (systems) व अंगों को स्वतंत्र मानकर उनका इलाज स्वतंत्र रूप से ही किया जाता है व तंत्रों व अंगों के मालिक मानव को भुला दिया जाता है। भुला दिया जाता है कि मानव शरीर मात्र हाड़-मांस की मशीन नहीं वरन शरीर, मन व आत्मा का सुंदर समन्वय है। रोग के लक्षणों को हानिकारक दवाओं द्वारा नियंत्रित किया जाता है अर्थात मात्र लक्षणात्मक चिकित्सा। मात्र लक्षणात्मक

चिकित्सा होती तो भी स्वीकार्य होती परंतु यह दुष्प्रभाव युक्त चिकित्सा है तथा अन्य रोग पैदा करने वाली है। आ.चि.वि. के अनुसार–

* स्वास्थ्य नहीं वरन रोग ही स्वाभाविक हैं व हानिकारक दवाओं के सेवन द्वारा, रोगों से निरंतर संघर्ष ही स्वास्थ्य है।

* स्वस्थ के स्वास्थ्य की रक्षा नहीं वरन स्वस्थ के वार्षिक स्वास्थ्य परीक्षण के माध्यम से रोग ढूंढ-ढूंढ कर निकालने और फिर सारे जीवन दवा खाने की मजबूरी, यही आधुनिक चिकित्सा विज्ञान है।

* संक्रामक रोगों से बचाव के लिए जन्म से लेकर मृत्यु तक अनेक प्रकार की वैक्सीन्स का प्रयोग आवश्यक है।

* जीवनशैली रोगों से बचाव के लिए अनेक प्रकार की दवाओं जैसे ब्लडप्रेशर, शुगर, कोलेस्ट्रॉल कम करने की दवाएं, ह्रदय आघात व स्ट्रोक आदि रोकने को खून पतला करने की दवाओं का सेवन सारे जीवन करने की बाध्यता है।

* मानसिक रोगों जैसे तनाव, डिप्रेशन व नींद ना आना आदि के लिए भी निरंतर दवाओं का प्रयोग जैसे तनाव कम करने की एन्क्जियोलिटिक दवाएं, डिप्रेशन के लिए एन्टी-डिप्रेसेन्ट दवाएं तथा नींद के लिए सेडेटिव दवाओं का प्रयोग आवश्यक है।

* संक्रामक रोगों का कारण जर्म्स हैं जिनका उपचार एन्टीबायोटिक्स तथा एन्टीवायरल्स आदि से ही संभव है।

* क्रोनिक रोगों का कारण गलत प्रकार की जीवनशैली है जिनके इलाज के लिए सारे जीवन दवाओं का सेवन सर्वाधिक महत्वपूर्ण तथा अनिवार्य है और जीवनशैली ठीक करना एच्छिक और गौण बात है।

* मानव का स्वधर्म, स्वास्थ्य रक्षा के नियम, स्वस्थवृत, सदवृत (जीवन में सदाचार), ऋतुचर्या, धारणीय-अधारणीय वेग तथा स्वास्थ्य के तीन उपस्तम्भ जैसा कोई विचार नहीं है। आहार, निद्रा व ब्रह्मचर्य के नियमों का कुछ ज्ञान नहीं है।

ऐसा प्रतीत होता है कि यह मानवजाति को डराकर रखने और अपने व्यावसायिक स्वार्थ साधने का विज्ञान है। मानवजाति के मन में ब्लडप्रेशर, डायबिटीज, ह्रदय रोग, स्ट्रोक तथा कोलेस्ट्रॉल आदि का डर बैठा कर सारे जीवन दवा खाने को मजबूर करने का विज्ञान है। डेन्यू, स्वाइन फ्लू, इबोला आदि का हौवा बनाकर राष्ट्रों को इन रोगों की दवा तथा वैक्सीन आदि की खरीद के लिए अरबों डॉलर खर्च करने के लिए मजबूर करने का विज्ञान है, भले ही वह वैक्सीन कारगर और सुरक्षित हो या न हो।

आ.चि.वि. के अनुसार स्वास्थ्य की परिभाषा

आ.चि.वि., 1946 से पहले तो रोगों के अभाव को ही स्वास्थ्य मानता था 1946 में विश्व स्वास्थ्य संगठन ने स्वास्थ्य की परिभाषा दी।

"Health is a state of complete physical, mental and social well-being and not merely absence of disease and infirmity."

अर्थात "स्वास्थ्य, केवल रोग और दौर्बल्य का अभाव मात्र नहीं वरन पूर्ण शारीरिक, मानसिक एवं सामाजिक सलामती की अवस्था है।"

स्वास्थ्य की इस परिभाषा से भी विश्व स्वास्थ्य संगठन की पूर्ण संतुष्टि नहीं हुई। विश्व स्वास्थ्य संगठन में स्वास्थ्य की परिभाषा को लेकर चिंतन चलता रहा। यह विचार का विषय बना कि आज के संसार में, मानवों को कोई रोग ना भी हो, किसी बात की चिंता भी न हो, भौतिक संपन्नता भी पूर्ण हो परंतु फिर भी पूर्ण संतुष्टि नहीं होती, एक अभाव और असुरक्षा की भावना बनी ही रहती है। फिर 1998 में विश्व स्वास्थ्य संगठन को आध्यात्मिक स्वास्थ्य (spiritual health) की बात स्वीकार करने को मजबूर होना पड़ा। विश्व स्वास्थ्य संगठन ने आध्यात्मिक स्वास्थ्य की बात स्वीकार तो की परंतु उसने अभी अपनी स्वास्थ्य की परिभाषा में परिवर्तन नहीं किया है तथा इस बारे में द्वंद्व जारी है।

जो बात आयुर्वेद हजारों वर्षों पहले ही कह चुका है कि जिसके इन्द्रियां, मन व आत्मा प्रसन्न हों वही वास्तव में स्वस्थ है, उस बात को मानने को आ.चि.वि. को बाध्य तो होना पड़ा परंतु इन बातों का मर्म एवं वास्तविक अर्थ वह आज तक भी समझ नहीं पाया।

भौतिक, मानसिक, सामाजिक तथा अध्यात्मिक स्वास्थ्य के बारे में भ्रम

आ.चि.वि. के अनुसार मानव की शारीरिक संरचना का ठीक होना तथा खून में अनेक प्रकार के कैमिकल पैरामीटर्स का ठीक होना ही **भौतिक स्वास्थ्य** है जिसका पता अनेक प्रकार की जांचों के माध्यम से लगाया जाता है जैसे अनेक रेडियोलौजिकल एवं पैथोलॉजिकल परीक्षण। वार्षिक स्वास्थ्य जांच के माध्यम से स्वास्थ्य एवं रोगों का पता लगाने का विधान है।

आ.चि.वि. के अनुसार, स्वास्थ्य नहीं वरन रोग ही स्वाभाविक हैं तथा हानिकारक साइड इफेक्ट युक्त दवाओं के निरंतर सेवन द्वारा उनसे निरंतर संघर्ष तथा अनेक प्रकार के कैमिकल पैरामीटर्स का तथाकथित सामान्य स्तर बनाए रखना ही स्वास्थ्य है। अनेक प्रकार की हानिकारक दवाओं का निरंतर सेवन करने वाला व्यक्ति भी स्वस्थ है।

मानसिक स्वास्थ्य के बारे में आज भी आ.चि.वि. में अंधकार है। मानसिक रोगों के कारण का अभी तक भी पता नहीं है तथा द्वन्द्व की स्थिति है। कुछ वैज्ञानिक मानसिक रोगों को भी अन्य क्रोनिक रोगों जैसे डायबिटीज व हृदय रोग की तरह भौतिक या बायलॉजिकल ही मानते हैं। उनके अनुसार मानसिक रोगों का स्थान दिमाग (brain) ही है तथा दिमाग में होने वाले एनाटोमिकल तथा फिजियोलॉजिकल परिवर्तन ही मानसिक रोगों का कारण हैं जिनका पता अन्य क्रोनिक रोग जैसे डायबिटीज तथा हृदय रोगों की तरह ही भौतिक जांचों के माध्यम से लगाया जा सकता है जबकि वास्तव में अभी तक कोई एक भी भौतिक जांच ऐसी नहीं है जिससे मानसिक रोगों का पता लगया जा सके। कुछ अन्य वैज्ञानिक मानसिक रोगों के इस मात्र बायलॉजिकल स्वरूप को ना मानकर जेनेटिक्स तथा एनवायरनमेंट को भी मानसिक रोगों का कारण मानते हैं। कुल मिलाकर अभी तो पूर्ण भ्रम की ही स्थिति है।

एन्टीडिप्रेसेन्ट्स, एन्टी सायकोटिक्स, एन्क्सियोलिटिक्स, मूड एलीवेटर्स तथा नींद लाने की दवाओं आदि के द्वारा ही **मानसिक स्वास्थ्य** प्राप्त करने का विधान है। मानसिक स्वास्थ्य का, आयुर्वेद के अनुसार सदवृत्त पालन से क्या संबंध है, यह आ.चि.वि. को बिल्कुल भी नहीं पता। त्रिगुणात्मक प्रकृति के तीन गुण सत्व, रजस् तथा तमस् में से रजस् अर्थात अत्यधिक कामनाएं व अत्यधिक क्रियाशीलता एवं तमस् अर्थात आलस्य एवं प्रमाद तथा अनेक वृत्तियां जैसे काम, क्रोध, लोभ, मोह, चिन्ता, ईर्ष्या व द्वेष आदि मानसिक रोगों के वास्तविक कारण हैं, इस बारे में आ.चि.वि. में पूर्ण अज्ञान हैं। जब तक तमस् व रजस् के स्थान पर जीवन में सत्व की प्रधानता नहीं होगी तब तक मानसिक स्वास्थ्य नहीं आयेगा, यह बात आ.चि.वि. को समझनी ही होगी। जब तक जीवन में सत का संग अर्थात 'सत्संग' नहीं होगा, तब तक 'सत' जीवन में नहीं आयेगा, यह बात भी आ.चि.वि. को जाननी ही होगी। भारतवर्ष की महान 'सत्संग' परम्परा का मानव के स्वास्थ्य से क्या संबंध है, यह विश्व की कल्पना में भी नहीं है।

कर्म की चार स्थितियां एवं उनका स्वास्थ्य से संबंध

भारतीय संस्कृति के अनुसार कर्म की चार श्रेणी हैं।

- **निषिद्ध कर्म** अर्थात अवैध एवं अनैतिक कर्म (illegal and immoral)।
- **विहित सकाम कर्म** अर्थात फल की इच्छा से, ईमानदारी के साथ किये गये वैध एवं नैतिक कर्म।
- **निष्काम कर्म** अर्थात सेवा अर्थात बिना फल की इच्छा के किया गया कर्म।
- **पूजा** अर्थात जिसकी सेवा की जाए उसको महान व अपने को धन्य मानना।

निषिद्ध कर्म ही अधर्म है। सकाम कर्म निषिद्ध कर्म से तो बहुत ऊंची स्थिति है परंतु ज्यों-ज्यों संसार में भौतिक सुखों की लालसा तथा भोग और संग्रह में आसक्ति बढ़ने लगती है, त्यों-त्यों ही समाज में अधर्म भी बढ़ने लगता है। निष्काम कर्म ही वास्तविक धर्म है जिसके पालन से पूरे विश्व में शांति की स्थापना हो सकती है।

पूजा और निष्काम कर्म अर्थात सेवा में अंतर यह है कि सेवा में सेवा करने वाला, जिसकी सेवा की जाए उसे अपने से नीचे मानता है। सेवा में, सेवा करने का सूक्ष्म अहंकार होता है। पूजा में जिसकी सेवा की जाए उसको अपने से महान माना जाता है। सेवा करने का अहंकार नहीं वरन सेवा करने का अवसर मिला ऐसे अपने को धन्य मानने का भाव होता है।

**आ.चि.वि. को नहीं पता कि जब तक निषिद्ध कर्म अर्थात बेइमानी, चोरी और रिश्वत से धन उपार्जन किया जाता रहेगा तथा अत्यधिक कामनाओं से मानव ग्रस्त रहेगा, तब तक वह रोगों से बच नहीं सकता। उसे मानसिक तनाव व उसके कारण होने वाले रोग जैसे उच्च रक्तचाप, हृदयरोग, मानसिक अवसाद एवं अन्य जीवन शैली रोग जैसे डायबिटीज, कैंसर आदि होकर रहेंगे।

इसी प्रकार आर्थिक संपन्नता को आ.चि.वि. ने **सामाजिक स्वास्थ्य** का नाम दे दिया।

आध्यात्मिक स्वास्थ्य (spiritual health) के बारे में तो आ.चि.वि. में पूर्ण अंधकार है। 'स्व' अर्थात अपनी आत्मा में ही स्थित हो जाना, समता आ जाना तथा सुख-दुख से ऊपर उठकर वास्तविक आनंद को प्राप्त करना यही आध्यात्मिक स्वास्थ्य है। यही मानव जीवन का उद्देश्य व यही पूर्णता है। यही मोक्ष है। यही किसी भी चिकित्सा पद्धति का उद्देश्य होना चाहिए। मानव जीवन के समस्त दुःखों व वेदनाओं का अंत तभी होगा। यही आयुर्वेद का वास्तविक उद्देश्य है जिससे आ.चि.वि. पूरी तरह अनभिज्ञ है।

निष्काम कर्म और पूजा आध्यात्मिक स्वास्थ्य प्राप्त करने के मार्ग हैं। त्रिगुणात्मक प्रकृति का सत्व गुण इसमें सहायक है। तमस् से रजस्, रजस् से सत्व तथा फिर प्रकृति के इन तीनों गुणों से पार चले जाना, यही मानव जीवन की वास्तविक यात्रा है, यही साधना है तथा यही उद्देश्य है।

जब तक इस ब्रह्मांड की, कोई भी चिकित्सा पद्धति, इस अंतिम सत्य को नहीं जानेगी, तब तक वह अपूर्ण ही रहेगी। इस प्रकार आ.चि.वि. एक अपूर्ण विज्ञान है।

स्वास्थ्य रक्षण के नियम

स्वस्थ के स्वास्थ्य की रक्षा की बात आ.चि.वि. में गौण है। इसीलिए स्वास्थ्य रक्षण के नियमों जैसे स्वस्थवृत, सदवृत, ऋतुचर्या, धारणीय, अधारणीय वेग, स्वास्थ्य के उपस्तम्भ आहार, निद्रा एवं ब्रह्मचर्य आदि का कुछ भी ज्ञान नहीं है।

आहार

भोजन के गुणों में केवल कैलोरीज, कार्बोहाइड्रेट, प्रोटीन, फैट, विटामिन्स एवं मिनरल्स आदि ही जान पाये हैं। पश्चिम के भोजन में मांस, अनेक प्रकार की बासी डबल रोटियां, योगर्ट, पनीर, चाकलेट्स एवं आइसक्रीम आदि ही मुख्य हैं। सारा पश्चिमी जगत, भोजन की पूर्णता के लिए, फूड सप्लीमेंट्स एवं विटामिन गोलियों पर ही निर्भर रहता है। बासी, टिन्ड एवं फ्रोजन फूड खाने की ही प्रथा है। ताजे भोजन का कोई विचार नहीं है। कुछ भी खाओं, कभी भी खाओ, किसी भी मिश्रण में खाओं यही सिद्धांत है। स्वास्थ्य के लिए अति हानिकारक पिज्जा, बर्गर, कोल्ड ड्रिंक्स व आइसक्रीम आदि पश्चिम की देन हैं मानवजाति को।

निद्रा

सूर्य के अनुसार सोना व उठना अर्थात् सूर्योदय से पहले उठना व सूर्यास्त के बाद जल्दी सोना, यह सिद्धान्त पूरे विश्व में कहीं और नहीं है। पश्चिमी भोग पूर्ण जीवन शैली में निद्रा व स्वास्थ्य के संबध पर कोई विशेष विचार नहीं है। सूर्य के अनुसार सोना व उठना तो संभव ही नहीं है क्योंकि सूर्य के तो महीनों दर्शन ही नहीं होते। देर रात्रि में सोना व देर से ही उठना, यही आधुनिक जीवनशैली है।

अनेक आधुनिक रिसर्च भी अब निद्रा के महत्व की ओर इशारा कर रही हैं तथा निद्रा की कमी का संबंध कई रोगों से अब माना जाने लगा है। परंतु आयुर्वेद हजारों वर्ष पहले ही यह बता चुका है, यह मानने में शर्म आती है।

ब्रह्मचर्य

भारत के अलावा, पूरे विश्व में ब्रह्मचर्य का स्वास्थ्य से कोई संबंध है, ऐसा कोई विचार ही नहीं है वरन ब्रह्मचर्य एवं संयम को मूर्खता की बात माना जाता है।

स्वास्थ्य के इन अति महत्वपूर्ण एवं मूल्यवान स्तम्भों का आ.चि.वि. में कोई स्थान ही नहीं है। इनके बारे में कोई ज्ञान भी नहीं है। इसके अलावा स्वास्थ्य के अन्य महत्वपूर्ण अंगों जैसे योग, प्राणायाम, उपवास, रसायन, आदि का जैसा सूक्ष्म वर्णन आयुर्वेद में है, आ.चि.वि. उससे पूरी तरह अनभिज्ञ है। आ.चि.वि. के प्रचार व प्रसार के साथ ही आयुर्वेद के स्वास्थ्य के नियमों की तथा अति मूल्यवान आचरणों की पूर्ण रूप से अवहेलना होने लगी। मानव को यह विश्वास दिलाया गया कि अपने स्वास्थ्य के लिये उसे कुछ नहीं करना है, जो कुछ करना है वह डाक्टरों व दवा को ही करना है। साईड इफैक्ट युक्त दवाओं के निरंतर सेवन से ही स्वास्थ्य रक्षा का सिद्धान्त है। परंतु इन अज्ञानपूर्ण सिद्धान्तों के चलते, इस पृथ्वी पर सर्वाधिक विकसित मानव अधिकाधिक रोगों में घिरता चला गया। उसके स्वास्थ्य का स्तर पशुओं से भी नीचे चला गया।

सर्वाधिक विकसित मानव को तो विज्ञान के इतने विकास के साथ वास्तव में रोगों से लगभग मुक्त ही हो जाना चाहिए था, परंतु हुआ उल्टा।

वर्गीकरण: आयुर्वेद तथा आ.चि.वि. के अंग

आयुर्वेद के अंग

आयुर्वेद के आठ अंग हैं।

शल्य, शालाक्य, कायचिकित्सा, भूतविद्या, कौमारभृत्य, अगदतंत्र, रसायनतंत्र तथा वाजीकरण। **सु.सू.** 1/7

शल्यतंत्र – आयुर्वेद के जिस अंग में अनेक प्रकार के तृण, काष्ठ, पत्थर, धूलिकण, लौह, मिट्टी, हड्डी, केश, नाखून, पूय (मवाद), स्राव, दूषित व्रण (घाव), अंतःशल्य तथा गर्भ (मृतगर्भ) शल्य आदि को निकालने का ज्ञान, यंत्र, शस्त्र, क्षार और अग्निकर्म करने का ज्ञान तथा व्रणों का आम, पच्यमान और पक्व आदि का निश्चय किया जाता हो उसे शल्यतंत्र कहते हैं। **सु.सू.** 1/9

शालाक्यतंत्र – आयुर्वेद के जिस अंग में जत्रु के ऊर्ध्वभाग स्थित कान, नेत्र, मुख, नासिका आदि में होने वाले रोगों की शान्ति का वर्णन किया गया हो उसे शालाक्यतंत्र कहते हैं। **सु.सू.** 1/10

कायचिकित्सा – आयुर्वेद के जिस अंग में सर्वशरीरगत रोगों जैसे – ज्वर, रक्तपित्त, शोष, उन्माद, अपस्मार, कुष्ठ, प्रमेह, अतिसार आदि की शान्ति का वर्णन किया गया हो उसे कायचिकित्सा कहते हैं। **सु.सू.** 1/11

भूतविद्या – आयुर्वेद के जिस अंग में देव, दैत्य, गंधर्व, यक्ष, राक्षस, पितर, पिशाच, नाग आदि ग्रहों से पीड़ित चित्त वाले रोगियों की शान्ति के लिए शान्तिपाठ,बलिप्रदान, हवन आदि ग्रह-दोषशामक क्रियाओं का वर्णन किया गया हो उसे भूतविद्या कहते हैं। **सु.सू. 1/12**

कौमारभृत्यतंत्र – आयुर्वेद के जिस अंग में बालकों के पोषण, धात्री के दुग्ध के दोषों के संशोधन उपाय तथा दूषित दुग्धपान तथा ग्रहों से उत्पन्न व्याधियों की चिकित्सा का वर्णन हो उसे कौमारभृत्यतंत्र कहते हैं। **सु.सू. 1/13**

अगदतंत्र – सर्प, कीट, लूता (मकड़ी), चूहे आदि के काटने से उत्पन्न विष-लक्षणों को पहचानने के तथा अनेक प्रकार के स्वाभाविक, कृत्रिम और संयोग-विषों से उत्पन्न विकारों के प्रशमन का जहां वर्णन हो उसे अगदतंत्र कहते हैं। **सु.सू. 1/14**

रसायनतंत्र – युवावस्था को अधिक समय तक बनाये रखने के उपाय, आयु, धारणा-शक्ति, और बल की वृद्धि के प्रकार एवं शरीर की स्वाभाविक रोग प्रतिरोधक क्षमता की वृद्धि के तरीकों का जहां वर्णन हो उसे रसायनतंत्र कहते हैं। **सु.सू. 1/15**

वाजीकरणतंत्र – अल्प, दुष्ट, क्षीण और शुष्क वीर्य वाले मनुष्यों के वीर्य की पुष्टि, शोधन, वृद्धि और उत्पत्ति तथा स्वस्थ लोगों में मैथुन के समय हर्ष बढ़ाने के लिए जो वर्णन किया जाता है उसे वाजीकरणतंत्र कहते हैं। **सु.सू. 1/16**

आ.चि.वि के अंग.

आ.चि.वि. न्यूनीकरण (reductionist approach) के सिद्धांत पर कार्य करता है जिसका अर्थ है "संपूर्ण को उसके अंगो के द्वारा पूर्ण रूप से जाना जा सकता है।" अर्थात संपूर्ण वन को उसके पेड़ों द्वारा जाना जा सकता है।

इस सिद्धांत पर कार्य करते हुए आ.चि.वि. मानव शरीर को एक मशीन के कलपुर्जों की तरह छोटे-छोटे अंगो में विभाजित करता चला गया। परिणामस्वरूप अनगिनत विभाजन मानव शरीर के और साथ ही आ.चि.वि. के होते चले जा रहे हैं। मुख्य रूप से तीन विभाजन माने जा सकते हैं।

1. **आधारभूत विज्ञान**
2. **चिकित्सीय विशेषता**
    - मेडिकल – बिना शल्यक्रिया के दवा द्वारा इलाज का विभाग
    - सर्जिकल – शल्यक्रिया से इलाज का विभाग
3. **अन्य**

आधारभूत विज्ञान–

- एनाटोमी
- बायोकैमिस्ट्री
- फिजियोलॉजी आदि

चिकित्सीय विशेषता–

मेडिकल–

- एन्जियोलॉजी
- कार्डियोलॉजी
- एन्डोक्राइनोलॉजी
- क्रीटिकल केयर
- गैस्ट्रोएन्ट्रोलॉजी
- हिमेटोलॉजी
- हिपेटोलॉजी
- नेफ्रोलॉजी
- न्यूरोलॉजी
- पीडियाट्रिक्स
- ऑन्को लॉजी
- पल्मोनोलॉजी
- डरमैटो लॉजी
- इन्फेक्शियस डिसीसेस
- जीरियाट्रिक्स
- रिह्यूमैटोलाजी
- स्पोर्ट्स मेडिसिन आदि

सर्जरी

- जनरल सर्जरी
- ऑफ्थैल्मिक सर्जरी (आंखों की सर्जरी)
- ई एन टी सर्जरी (कान, नाक तथा गले की सर्जरी)
- कार्डियोवास्कुलर सर्जरी (हृदय की सर्जरी)
- न्यूरो सर्जरी
- यूरो सर्जरी
- प्लास्टिक सर्जरी
- ऑन्को सर्जरी (कैंसर सर्जरी)
- कोलोरैक्टल सर्जरी
- ऑर्थोपेडिक सर्जरी
- ट्रामा सर्जरी

- ट्रान्सप्लांट सर्जरी (किडनी, लीवर तथा हृदय ट्रांसप्लांट सर्जरीस आदि)
- वास्कुलर सर्जरी
- पीडियाट्रिक सर्जरी
- ओरल व मैक्सिलोफेशियल सर्जरी आदि

अन्य–

डायग्नोस्टिक – पैथोलॉजी, रेडियोलॉजी, न्यूक्लियर मेडिसिन, न्यूरो फिजियोलॉजी आदि

एनेस्थीसियोलॉजी

एमरजेंसी मेडिसिन

फार्मेकोलॉजी

ऑब्सटेट्रिक्स एन्ड गायनेकोलॉजी

सोशल एवं प्रिवेंटिव मेडिसिन

सायकायट्री

इन्टरवेन्शनल रेडियोलॉजी

फॉरेंसिक मेडिसिन आदि-आदि

इस न्यूनीकरण सिद्धांत पर कार्य करने के फलस्वरूप आ.चि.वि. के अनेक विभाग तथा उतने ही विशेषज्ञ बनते जा रहे हैं। इन अनेक विशेषज्ञों का आपस में कोई तालमेल नहीं होता तथा सभी अपने-अपने विषय (अंगों) का स्वतंत्रता से उपचार करते हैं। यह भिन्न-भिन्न अंग किसी एक ही सत्ता 'जीवनीशक्ति' से अभिन्न रूप से जुड़े हैं तथा इन सब अंगों का मालिक एक ही है अर्थात 'संपूर्णता' की बात गौण हो जाती है।

'न्यूनीकरण' और 'समग्र' दृष्टिकोण (Reductionist and Holistic Approach)

समस्त आ.चि.वि. न्यूनीकरण सिद्धांत पर कार्य करता है। न्यूनीकरण सिद्धांत है–

- बांटो और जीतो
- जटिल समस्या का समाधान उसको छोटे से छोटे टुकड़ों में बांट कर आसानी से किया जा सकता है।
- संपूर्ण वन को, उसके पेड़ों को अलग-अलग समझ कर, समझा जा सकता है।

न्यूनीकरण सिद्धांत के चलते, आ.चि.वि. के अनगिनत छोटे से छोटे विभाग होते चले गए।

न्यूनीकरण (Reductionist) सिद्धांत–

*किसी एक मुख्य कारण पर ही केंद्रित होता है जैसे संक्रामक रोगों का कारण जर्म्स, पेट आदि में रक्तस्राव का कारण कोई एक खून की नस आदि। परिणामस्वरूप अलग-अलग मानवों का इलाज एक ही प्रकार से किया जाता है।

* एक भ्रामक समस्थापन (homeostasis) पर ही जोर रहता है। आ.चि.वि. शरीर की स्थिति को स्थिर मानकर चलता है। पूर्व-निश्चित मानकों के एक सामान्य दायरे में बने रहने को स्वास्थ्य तथा उनमें परिवर्तन को रोग तथा मानकों के स्तर को दोबारा पूर्व (तथाकथित सामान्य) स्थिति में लाने को ही चिकित्सा मानता है। इस सिद्धांत के कारण अनेक जटिलताएं पैदा हो जाती हैं। स्वस्थ मानवों के भी इलाज किये जाते हैं जैसे ब्लडप्रेशर तथा कोलेस्ट्रॉल आदि के सामान्य स्तर की परिकल्पना के चलते स्वस्थ मानवों को भी दवाओं के सेवन के लिए बाध्य किया जाता है।

* एक ही शरीर के अलग-अलग रोगों का इलाज अलग-अलग प्रकार से किया जाता है तथा संपूर्ण को भुला दिया जाता है। विभिन्न तंत्रों के परस्पर संबंध एवं प्रभाव को नजरअंदाज कर दिया जाता है। परिणामस्वरूप अनेक इलाज एक ही व्यक्ति के एक साथ ही चलते रहते हैं जिसके अनेक दुष्परिणाम होते हैं।

समग्र (Holistic) दृष्टिकोण

आयुर्वेद, मात्र चिकित्सा में ही नहीं वरन संपूर्ण मानव जीवन का समग्र दृष्टिकोण है।

आ.चि.वि. में भी अब समग्रता की बात सामने आने लगी है परंतु अभी यह बात अति प्रारंभिक स्थिति में ही है। समग्र दृष्टिकोण के अनुसार –

* वन को उसके पेड़ों द्वारा ही संपूर्णता से नहीं समझा जा सकता।

* यह संसार स्थिर नहीं वरन गतिशील है तथा इसके विभिन्न अंगों में पारस्परिक संबंध व क्रियाशीलता है।

* समय के अनुसार शरीर की स्थिति सामान्य रूप से बदलती रहती है। स्थान व परिपेक्ष्य पर भी विचार करने की आवश्यकता है। अर्थात समय (time), स्थान (space) तथा परिपेक्ष्य (context) तीनों ही महत्वपूर्ण हैं।

* केंद्र में रोग नहीं वरन व्यक्ति होना चाहिए। जैसे व्यक्ति का भोजन, आदतें, निद्रा, उसकी रोग प्रतिरोधक क्षमता, मानसिक स्थिति तथा अन्य रोगों आदि का भी समग्रता से विचार करना चाहिए।

* जटिल रोगों का कोई एक कारण नहीं वरन अनेक कारण होते हैं।

संपूर्णता के दृष्टिकोण से अर्थात 'टाइम,' 'स्पेस' तथा 'कॉन्टेक्स्ट' को ध्यान में रख कर की गई चिकित्सा के अनेक लाभ हैं –

* चिकित्सा व्यक्ति-विशेष होगी

* कम से कम चिकित्सा से अधिक से अधिक लाभ होगा।

* शरीर की स्वयं की आरोग्यकर क्षमता का अधिकतम विकास व प्रयोग होगा।

* साइड इफेक्ट्स कम से कम होंगे।

* चिकित्सा कम से कम समय के लिए होगी।

आ.चि.वि. का मानना है कि होलिस्टिक चिकित्सा अत्यंत लाभकारी तो होगी परंतु वह अति कठिन तथा अति महंगी भी होगी तथा इसके लिए अनेक विषयों के वैज्ञानिकों की आवश्यकता होगी जैसे मौलिक्यूलर बायोलॉजी, कम्प्यूटर साइंस, फिजिक्स, कैमिस्ट्री, स्टैटिस्टिक्स एवं गणितज्ञ आदि के वैज्ञानिकों के सहयोग से ही मानव की संपूर्ण बायोलॉजी का ज्ञान हो पायेगा।

जिस बात को आयुर्वेद हजारों वर्ष पहले ही बता चुका है, उस बात की शुरूआत आ.चि.वि. में अब हो रही है। आ.चि.वि. जिस बात को समझने के लिए अभी भटक रहा है, वह बात आयुर्वेद पहले ही संपूर्णता से बता चुका है। आयुर्वेद के अनुसार यह ब्रह्मांड पंचतत्वों से बना हुआ है। समष्टि और व्यष्टि (संसार और व्यक्ति) एक ही हैं, व्यष्टि समष्टि का ही सूक्ष्म रूप है तथा उनका आपस में पारस्परिक संबंध एवं निरंतर क्रियाशीलता है। वह एक-दूसरेको प्रभावित करते हैं। तीनों दोष (वात, पित्त तथा कफ) भी पंचतत्वों से ही बने हैं जो मानव शरीर की समस्त क्रियाओं का आधार हैं। तीनों दोषों की समता ही आरोग्य एवं विषमता ही रोग है। यह तीनों दोष ही शरीर की 'संपूर्ण-अवस्था' के द्योतक हैं जिनका पता एक आयुर्वेदिक चिकित्सक, बिना अनेक वैज्ञानिकों की मदद से, बड़ी आसानी से लगाकर, व्यक्ति-विशेष व समग्र चिकित्सा करने में समर्थ होता है।

आयुर्वेद ही वह होलिस्टिक चिकित्सा है जिसके लिए आ.चि.वि. अभी भटक रहा है।

आयुर्वेद तथा आ.चि.वि. के अनुसार

रोग क्या है?

आयुर्वेद

रोगस्तु दोष वैषम्यं, दोषसाम्यमारोगता। अ.ह.सू. 1/19

दोषों की समता आरोग्य और विषमता ही रोग है।

आ.चि.वि.

आ.चि.वि. में सामान्य स्तर (नार्मल लेवल्स) की परिकल्पना है। सामान्य से इतर जो भी कुछ है वह रोग है। सामान्य ब्लडप्रेशर, ब्लड शुगर, कोलेस्ट्रॉल तथा खून में अनेक अन्य कैमिकल लेवल्स में परिवर्तन होना रोग है जिनका पता

अनेक प्रकार की पैथोलॉजिकल, बायोकैमिकल एवं अन्य जांचो के माध्यम से लगाया जाता है। शरीर संरचना में असामान्यता का पता मुख्य रूप से अनेक प्रकार की अत्याधुनिक रेडियोलौजिकल जांचो जैसे एक्सरे, अल्ट्रासाउंड, सी टी स्कैन, एम आर आइ स्कैन, पैट स्कैन तथा बोन स्कैन आदि के माध्यम से लगाया जाता है।

रोगों के प्रकार

आयुर्वेद

आयुर्वेद में अनेक प्रकार से रोगों का वर्गीकरण किया गया है परंतु प्रमुख रूप से रोग तीन प्रकारके हैं।

1. **आगुन्तज रोग** – शस्त्र ,लाठी या पत्थर आदि के आघात से उत्पन्न होने वाले रोग। वर्तमान समय में सड़क दुर्घटना आदि द्वारा होने वाले रोग।
2. **शारीरिक रोग** – दूषित आहार-विहार के चलते त्रिदोष असंतुलन के कारण होने वाले रोग।
3. **मानसिक रोग** – काम, क्रोध, लोभ, मोह, शोक, भय, हर्ष, विषाद, ईर्ष्या, आदि 'रजस्' एवं 'तमस्' भावों से होने वाले रोग।

आ.चि.वि.

आ.चि.वि. में भी अनेक प्रकार से रोगों का वर्गीकरण किया गया है परंतु मुख्य रूप से दो प्रकार के रोग हैं।

1. **संक्रामक रोग** – कीटाणु एवं जीवाणु आदि के कारण होने वाले रोग जैसे टी बी, मलेरिया, फ्लू, हिपेटाइटिस, हैजा तथा एड्स आदि।
2. **जीवनशैली रोग** – गलत प्रकार की जीवनशैली के कारण होने वाले रोग जैसे ब्लडप्रेशर, डायबिटीज, कोलेस्ट्रॉल, थायरॉइड व कैंसर आदि।

रोग का कारण

आयुर्वेद

आयुर्वेद के अनुसार सभी रोगों के आश्रय स्थान शरीर और मन हैं। वात, पित्त एवं कफ आदि त्रिदोष के प्रकुपित होने पर शारीरिक रोग तथा रजोगुण व तमोगुण के प्रभाव से मानसिक रोग उत्पन्न होते हैं। दोनों प्रकार के रोगों का परस्पर गहरा संबंध है।

ते च विकाराः परस्परमनुवर्तमानाः कदाचिदनुबध्नन्ति कामादयो ज्वरादयश्च।। च. वि. 6/8

अर्थात शारीरिक और मानसिक दोष जब अधिक काल तक बने रह जाते हैं, तो वे एक-दूसरे के बल को बढ़ाते हुए आपस में मिल जाते हैं।

आयुर्वेद के अनुसार रोगों के मुख्य रूप से तीन मूल कारण हैं।

कालबुद्धिन्द्रियार्थानां योगो मिथ्या न चाति च। द्वयाश्रयाणां व्याधीनां त्रिविधो हेतुसंग्रहः।। च. सू. 1/54

अर्थात काल, बुद्धि (प्रज्ञा) तथा इन्द्रियार्थ, इनका मिथ्यायोग, अयोग और अतियोग का होना ही शरीर या मन में होने वाले सभी रोगों के संक्षेप में तीन प्रकार के कारण हैं।

1. **काल** की सामान्य पहचान वर्ष है। छः ऋतुओं का बारी-बारी से बीत जाना ही एक वर्ष कहलाता है। हेमन्त ऋतु में अधिक जाड़ा, ग्रीष्म ऋतु में अधिक गर्मी तथा वर्षा ऋतु में अधिक वर्षा होना काल का **अतियोग** कहा जाता है। हेमन्त ऋतु में जाड़ा, ग्रीष्म में गर्मी और वर्षा में बरसात का बिल्कुल न होना या अत्यल्प मात्रा में होना काल का **अयोग** कहलाता है। हेमंत ऋतु में शीत पड़ने के बजाय गर्मी या बरसात होना, ग्रीष्म में गर्मी के स्थान पर शीत या वर्षा का होना तथा वर्षा ऋतु में बरसात के स्थान पर शीत या गर्मी पड़ना काल का **मिथ्यायोग** कहलाता है।
2. **बुद्धि या प्रज्ञा** – वाणी, मन और शरीर से किये जाने वाले कर्मों का अतियोग, अयोग और मिथ्यायोग का होना प्रज्ञापराध कहलाता है। बुद्धि के विकार से या धैर्य अथवा स्मृति के भ्रष्ट हो जाने से जब मनुष्य कोई अकार्य अथवा अशुभ कार्य करता है, जिससे शारीरिक दोष वात, पित्त, कफ या मानसिक दोष रज और तम प्रकुपित होते हैं, तो ऐसे अनुचित कार्य को प्रज्ञापराध कहा जाता है। **च.शा. 102/1**
3. **इन्द्रियार्थों का अतियोग, अयोग और मिथ्यायोग** अर्थात पांचो ज्ञान इन्द्रियों का अपने-अपने विषयों के साथ अतियोग (अधिक मात्रा में संयोग), अयोग (एकदम संयोग न होना) और मिथ्यायोग (अप्रिय विषयों से संयोग या अनुचित ढंग से संयोग) जिसको **असात्म्येन्द्रियार्थ संयोग** भी कहा गया है।

आयुर्वेद इन तीनों में भी प्रमुख रूप से प्रज्ञापराध को ही सभी शारीरिक एवं मानसिक रोगों का कारण मानता है क्योंकि बुद्धि अर्थात प्रज्ञा के सही उपयोग से काल के दुष्प्रभाव एवं इन्द्रियों के विषयों में असंयम से बचा जा सकता है।

बुद्धि एवं विवेक का अनादर व स्वास्थ्य रक्षा के नियमों का उल्लघंन अर्थात् प्रज्ञा अपराध ही रोगों का वास्तविक कारण है। प्रज्ञा अपराध होने से तीनों दोषों का शरीर में असंतुलन हो जाता है एवं रोगों की शुरूआत हो जाती है। आयुर्वेद रोगों का कारण जर्म्स को नहीं मानता। आयुर्वेद के अनुसार जर्म्स तो वातावरण व शरीर का अंग हैं। वास्तव में स्वास्थ्य के नियमों का पालन ना करने के कारण शरीर की रोग प्रतिरोधक क्षमता अर्थात इम्यूनिटी कम हो जाती है, जिसके कारण रोग का आक्रमण हो जाता है। एलोपैथी की साईड इफैक्ट युक्त दवायें भी शरीर की रोग प्रतिरोधक क्षमता को कम करती हैं जिसके परिणाम स्वरूप एक रोग के लक्षण नियंत्रण में आते प्रतीत होने पर भी अन्य रोगों से लड़ने की क्षमता का ह्रास हो जाता है।

आ.चि.वि.

आ.चि.वि. में प्रांरभ में तो रोग के कारणों का कुछ भी पता नहीं था। हिप्पोक्रेटस के समय में रोगों के कारण की चार ह्यूमर थ्योरी मान्य थी। 18 वीं शताब्दी तक चार ह्यूमर थ्योरी ही मान्य रही। चार तरल पदार्थ खून, कफ, काला व पीला पित्त तथा चार ही शरीर की स्थितियां गर्म, ठंडा, गीला व सूखा, इनका असंतुलन ही रोग का कारण माना जाता था। 18 वीं शताब्दीमें ही रोगों के कारण की मियास्मा थ्योरी सामने आई परंतु वह भी अधिक समय तक टिकी नहीं।

1861 में लुइस पास्चर ने रोगों के कारण की **जर्म्स थ्योरी** का प्रतिपादन किया जिसको उसने लगभग 20 साल बाद स्वयं ही अपनी भूल स्वीकार करते हुए गलत बता दिया था परंतु एन्टीबायोटिक्स व एन्टीवायरल्स आदि आज भी, आ.चि.वि. में संक्रामक रोगों के इलाज का प्रमुख आधार हैं।

एलोपैथी कहती है कि मक्खियां मारो, आयुर्वेद कहता है कि गंदगी मत पैदा होने दो।

धीरे-धीरे विज्ञान के विकास के साथ मानवों की जीवनशैली बदलने लगी तथा एक अन्य प्रकार के रोग बढ़ने लगे जिनका कारण जर्म्स को ना मानकर गलत प्रकार की जीवन पद्धति को माना गया व जिनको क्रोनिक रोग या जीवनशैली रोग या लाइफ स्टाइल रोग कहा गया अर्थात फिर आयुर्वेद के मूल सिद्धान्त को ही माना गया परंतु आयुर्वेद की इस बात को ना माना कि संक्रामक रोगों का कारण भी मूल में जर्म्स नहीं वरन रोग प्रतिरोधक क्षमता का ह्रास है जिसका कारण गलत प्रकार की जीवन शैली ही है।

आ.चि.वि. संक्रामक रोगों का कारण तो कीटाणु व जीवाणु आदि को मानता ही है परंतु अब वह जीवनशैली रोगों के मूल में भी नये-नये कीटाणु और जीवाणु ढूंढने में लगा हुआ है। वहीं दूसरी ओर आयुर्वेद के अनुसार जीवनशैली रोग ही नहीं वरन संक्रामक रोगों का कारण भी कीटाणु या जीवाणु नहीं वरन गलत प्रकार की जीवनशैली या प्रज्ञापराध ही है।

20 वीं शताब्दी में रोगों के कारणों में **जेनेटिक, न्यूट्रीश्नल, इम्यूनोलोजिकल तथा मेटाबॉलिक** कारणों को जोड़ा गया।

21 वीं शताब्दी में **'बी.पी.एस.'** माडल सामने आया। अर्थात, बायलॉजिकल, सायकोलोजिकल तथा सोशल। (Biological, Psychological and social causes of diseases)। सायकोलोजिकल कारणों में मानव के विचार, उसके भाव व व्यवहार का संबंध भी रोगों से माना गया। इसी प्रकार सोशल कारणों में मानव की आर्थिक स्थिति, वातावरण तथा संस्कृति का संबंध भी रोगों से माना जाने लगा। **अर्थात, आज आ.चि.वि. भी यह मान चुका है कि रोगों का कारण केवल जर्म्स ही नहीं वरन जर्म्स, वातावरण तथा होस्ट (व्यक्ति) के बीच पारस्परिक क्रिया है।**

इस प्रकार आयुर्वेद के सिद्धांतो को ही मानने की ओर आ.चि.वि. निरंतर अग्रसर हो रहा है।

इसके अलावा जिन अनेक रोगों का कारण आ.चि.वि. को आजतक भी समझ में नहीं आया, उनको **'ईडियोपैथिक' (idiopathic)** कह दिया गया। मानो ईडियोपैथिक भी कोई वास्तविक कारण हो जबकि इसका अर्थ है कि 'कारण का पता नहीं है'।

आ.चि.वि. के अनुसार रोगों का एक अन्य अति महत्वपूर्ण कारण है **'ऑयट्रोजेनिक।'** अर्थात स्वयं चिकित्सा और चिकित्सक के कारण होने वाले रोग। यह हैरान और व्याकुल कर देने वाला कारण है। **यह सबसे बड़ा प्रमाण है आधुनिक चिकित्सा पद्धति के दोषपूर्ण होने का।** और चिकित्सा के दुष्परिणाम साधारण नहीं वरन आज स्थिति इतनी भयानक है कि ये 'ऑयट्रोजेनिक' कहे जाने वाले रोग मृत्यु का सबसे बड़ा कारण बन चुके हैं।

आश्चर्य की बात है कि रोगों और मृत्यु का अति महत्वपूर्ण कारण होने के बावजूद भी विश्व स्वास्थ्य संगठन ने अभी तक रोगों के इस 'ऑयट्रोजेनिक' कारण को अपनी रोगों के कारणों की सूची में शामिल नहीं किया है क्योंकि ऐसा करते ही आ.चि.वि. की वास्तविकता मानवजाति के समक्ष प्रगट हो जाने का डर है।

रोगों से बचाव

आयुर्वेद

आयुर्वेद के अनुसार स्वास्थ्य रक्षा के स्वस्थवृत एवं सदवृत आदि के नियमों के पालन के फलस्वरूप प्राप्त एक अच्छा स्वास्थ्य ही समस्त रोगों से बचाव का सबसे उत्तम साधन है। इसके अलावा, रोग के कारणों का त्याग व स्वास्थ्य के उपस्तम्भ आहार, विहार, निद्रा एवं ब्रह्मचर्य में संयम के माध्यम से रोग-प्रतिरोधक क्षमता को बनाए रखना ही रोगों से बचाव का सर्वाधिक महत्वपूर्ण उपाय है।

त्यागः प्रज्ञापराधानामिन्द्रियोपशमः स्मृतिः। देशकालात्मविज्ञानं सदवृत्तस्यानुवर्तनम।। च.सू. 7/53

आगन्तूनामनुत्पत्तावेष मार्गो निदर्शितः।

अर्थात प्रज्ञापराधों का त्याग, इन्द्रियों को संयमित रखना, स्मरणशक्ति ठीक रखना, देश-काल तथा आत्मा का सदा ध्यान रखना और अच्छे लोगों द्वारा निर्दिष्ट सदाचार का पालन करना –ये सब आगुन्तक रोगों को न उत्पन्न होने देने के मार्ग हैं।

प्राज्ञः प्रागेव तत् कुर्याद्धितं विद्याद्दात्मनः।। च.सू. 7/54

अर्थात बुद्धिमान व्यक्ति को चाहिए कि वह रोग उत्पन्न होने के पहले ही इस प्रकार का आचरण बनाए रखे, जिससे उसका कल्याण होता रहे (और वह रोग से ग्रस्त न हो)।

आ.चि.वि.

संक्रामक रोगों से बचाव के लिए जन्म से लेकर मृत्यु तक अनेक प्रकार की वैक्सीन्स का प्रयोग किया जाता है तथा जीवनशैली रोगों से बचाव के लिए जीवनशैली ठीक करने के स्थान पर सारे जीवन दुष्प्रभाव युक्त दवाओं के सेवन का ही विधान है जैसे ब्लडप्रेशर व कोलेस्ट्रॉल कम करने व खून पतला करने की दवाएं आदि।

वैक्सीन्स

आ.चि.वि. ने रोगों की रोकथाम के लिए जो तरीका वैक्सीनेशन के माध्यम से अपनाया है उस पर गहन विचार की आवश्यकता है। वैक्सीनेशन का सिद्धांत है – हर तथाकथित रोगजनक कीटाणु तथा जीवाणु के खिलाफ अलग-अलग रोग प्रतिरोधक क्षमता को वैक्सीन्स के माध्यम से कृत्रिम तरीके से अर्जित करना। (artificially acquired disease or germ specific immunity) क्या यह संभव है? कीटाणु एवं जीवाणु तो असंख्य हैं। उनके अलग-अलग उपभेद हैं। कितनी वैक्सीन्स बनेंगी? हर वैक्सीन द्वारा पैदा की गई कृत्रिम इम्यूनिटी की समय सीमा होती है इसलिए वैक्सीन्स को बार-बार लगाना पड़ता है। किसी को हर वर्ष , किसी को दो वर्ष बाद तथा किसी को पांच वर्ष बाद। कहां तक वैक्सीन्स लगाई जायेंगी? कितनी बार लगाई जायेंगी? कितना आर्थिक बोझ सहना होगा परिवारों को? अमेरिका में आज लगभग 35 वैक्सीन्स नवजात शिशु को लगाई जाती हैं। इसके अलावा कीटाणु और जीवाणु आत्मरक्षा के लिए अपने में परिवर्तन (mutation) कर लेते हैं जिसके कारण पुरानी वैक्सीन निष्प्रभावी हो जाती है और नई की आवश्यकता पड़ती है। एलोपैथी की विशेषता अर्थात साइड इफेक्ट्स की समस्या वैक्सीन्स के साथ भी है। इसके अलावा वैक्सीन स्वयं में कितनी प्रभावशाली है, इस पर भी प्रश्न चिन्ह है। टी बी की वैक्सीन भी है और एन्टीबायोटिक्स भी, परंतु टी बी से जंग हम हार रहे हैं।

प्रश्न उठता है कि क्या रोगों की रोकथाम का यह तरीका सही है? क्या उचित तरीका यह नहीं है कि सही जीवनशैली के माध्यम से मानव की स्वयं की प्राकृतिक रोग प्रतिरोधक क्षमता (general immunity) इतनी मजबूत हो जाए कि किसी भी कीटाणु या जीवाणु का आक्रमण विफल हो जाए।

आयुर्वेद के अनुसार, वास्तव में अच्छा स्वास्थ्य ही स्वयं में बड़ी से बड़ी वैक्सीन है और बड़ी से बड़ी इम्यूनिटी है।

रोग निदान

आयुर्वेद

तस्योप्लब्धिर्निदानपूर्वरूपलिंगोपशयसम्प्राप्तित:।। च.नि. 1/6

आयुर्वेद के अनुसार, रोग का ज्ञान –1. निदान (etiology), 2. पूर्वरूप (prodromal symptoms), 3. रूप (symptoms), 4. उपशय (therapeutic suitability), 5. सम्प्राप्ति (pathogenesis) – इन पांच उपायों से होता है जिसको **निदान पंचक** कहते हैं।

1. निदान— रोग के कारण को निदान कहते हैं।
2. पूर्वरूप—रोग उत्पन्न होने के पहले जो लक्षण होते हैं उन्हें पूर्वरूप कहा जाता है।
3. रूप—उत्पन्न हुए रोगों के चिह्नों को लक्षण या रूप कहते हैं।
4. उपशय—औषध, अन्न व विहार के परिणाम में सुखप्रद उपयोग को उपशय कहते हैं। अज्ञात व्याधि में व्याधि के ज्ञान के लिए तथा ज्ञात रोग में चिकित्सा के लिए उपशय का प्रयोग किया जाता है। छः प्रकार के उपशय हैं।
    1. हेतुविपरीत,
    2. व्याधिविपरीत,
    3. हेतु-व्याधिविपरीत,

4. हेतुविपरीतार्थकारी,
5. व्याधिविपरीतार्थकारी तथा
6. हेतु-व्याधिविपरीतार्थकारी

1.औषध, 2. अन्न व 3. विहार से गुणित होने पर उपशय के 18 भेद हो जाते हैं, जो 18 प्रकार की चिकित्सा पद्धतियां हैं। इन प्रकारों में प्राकृतिक चिकित्सा, होम्योपैथी तथा आ.चि.वि. सहित भिन्न-भिन्न चिकित्सा पद्धतियों के सिद्धांत सूत्र विद्यमान हैं। जैसे उपशय के एक प्रमुख भेद 'व्याधिविपरीत' पर आधारित चिकित्सा पद्धति एलोपैथी है जो मूलतः लक्षणों के विपरीत चिकित्सा है। मात्र लक्षण विपरीत औषध से तात्कालिक रूप से रोग का शमन होता है, किंतु चिकित्सा के लक्ष्य, 'धातुसात्म्य' की सिद्धि अनिश्चित है।

आयुर्वेद में भी व्याधिविपरीत चिकित्सा का महत्वपूर्ण स्थान है जैसे अतिसार के वेग को रोकने के लिए स्तम्भन औषधि (पाठा, कुटज आदि) का प्रयोग किया जाता है परंतु महत्वपूर्ण बात यह है कि उसका कोई हानिकारक साइड इफेक्ट नहीं होता।

एलोपैथी मात्र लक्षणात्मक चिकित्सा पद्धति होती तो भी स्वीकार्य होती परंतु यह दुष्प्रभाव युक्त तथा हानिकारक है, इसलिये विनाशकारी है और ऐसी दुष्प्रभाव युक्त चिकित्सा को आयुर्वेद चिकित्सा ही नहीं मानता।

5. सम्प्राप्ति—रोग की अति प्रारम्भिक अवस्था से लेकर रोग के पूर्ण रूप से प्रगट होने तक, रोग के क्रियाकाल (pathogenesis) की छः अवस्थायें होती हैं।

1. संचय (Accumulation)
2. प्रकोप (Aggravation)
3. प्रसर (Spread)
4. स्थान संश्रय (Localization)
5. अभिव्यक्ति (Appearance of disease) एवं
6. भेद (Chronicity of disease)

दोषों के संचय, प्रकोप, प्रसर तथा स्थान संश्रय रोगों की पूर्वरूप अवस्था है। अभिव्यक्ति में रोग के लक्षण उत्पन्न हो जाते हैं और रोग प्रकट हो जाता है। भेद अवस्था रोग की जीर्ण अवस्था है।

संचयंच प्रकोपंच प्रसरं स्थानसंश्रयम्। व्यक्ति भेदंच यो वेत्ति दोषाणां स भवेद्भिषक्।। सु.सू. 21/36

अर्थात दोषों का संचय, प्रकोप, प्रसर, स्थानसंश्रय, व्यक्ति और भेद को जो जानता है वही यथार्थ वैद्य है।

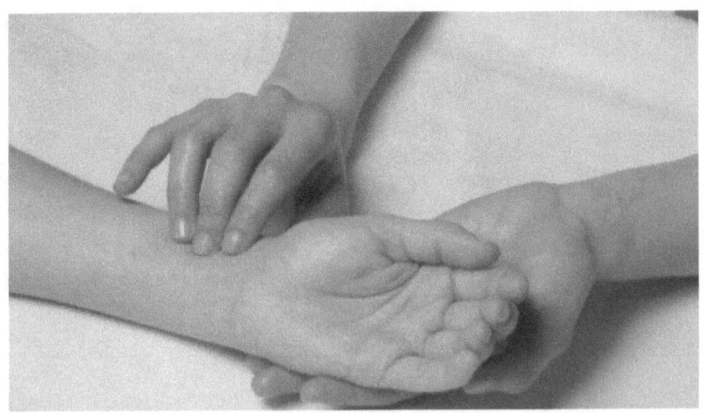

रोगों की अति प्रारम्भिक अवस्था में ही त्रिदोष असंतुलन को निम्न उपायों से, बिना किसी ब्लड टैस्ट या एक्स रे आदि द्वारा जांच कर रोग का निदान किया जाता है –

नाड़ी परीक्षण, मल-मूत्र, नेत्र, जिह्वा, स्वर, स्पर्श एवं आकृति परीक्षण।

यथासंभव पूर्व-पूर्व अवस्थाओं में ही चिकित्सा करने को उत्तम माना जाता है, क्योंकि यदि संचय काल में ही चिकित्सा कर दी जाए तो दोष ना आगे बढ़ेगा और न रोग उत्पन्न होगा।

संचयेऽपहृता दोषा लभन्ते नोत्तरा गतीः। ते तूत्तरासु गतिषु भवन्ति बलवत्तराः।। सु.सू. 21/37

अर्थात संचय अवस्था में यदि दोषों का विनाश कर दिया जाय तो वे उत्तरगति को प्राप्त नहीं होते हैं। उत्तरगति प्राप्त होने पर वे उत्तरोत्तर अधिक बलवान हो जाते हैं।

आ.चि.वि. में रोग निदान

भौतिक विज्ञान के विकास के साथ ही मानव के देखने की शक्ति का अभूतपूर्व विकास हुआ। माइक्रोस्कोप, इलेक्ट्रोन माइक्रोस्कोप, एक्सरेज, अल्ट्रासाउंड, सी टी स्कैन, एम आर आइ स्कैन, पी टी स्कैन तथा बायोकैमिकल परीक्षण आदि सभी 20वीं शताब्दी में विकसित हुये। रोग होने के बाद, रोग के परिणाम स्वरूप, शरीर में होने वाले एनाटोमिकल एवं बायोकैमिकल परिवर्तनों को इन अति आधुनिक एवं महंगे उपकरणों द्वारा देखकर अति विलम्ब से हुये निदान को अतिशीघ्र निदान माना जाने लगा। रोग के निदान में रोगी का चिकित्सक द्वारा किया जाने वाला शारीरिक परीक्षण गौण होने लगा व मशीनों पर निर्भरता बढ़ने लगी और साथ ही बढ़ने लगा मानवों पर आर्थिक बोझ। यहां तक कि स्वास्थ्य का पता लगाने के लिए भी इन्हीं मशीनों पर निर्भरता हो गई।

मुख्य बात यह है कि आ.चि.वि. जिसको जल्द निदान कहता है, वह आयुर्वेद के अनुसार रोग के क्रियाकाल की पांचवी व छठी अवस्था में अर्थात रोग के प्रकट होने व जीर्ण होने के बाद, अति विलम्ब से हुआ निदान है।

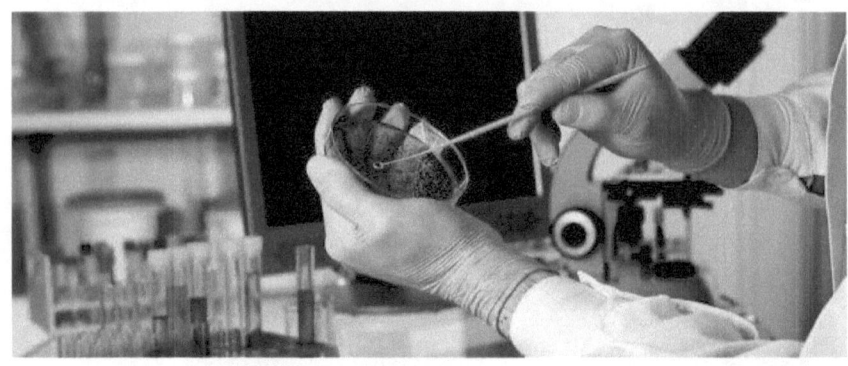

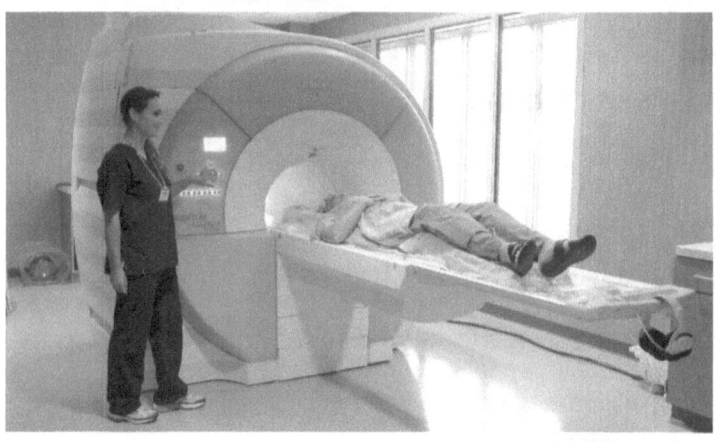

आ.चि.वि. रोग हो जाने के परिणामस्वरूप शरीर में जब एनाटोमिकल, बायोकैमिकल एवं पैथोलॉजिकल परिवर्तन हो चुके होते हैं तब अति विलम्ब से, मशीनों द्वारा, लेबोरेट्री में रोग निदान करता है वहीं आयुर्वेद रोग की अति-प्रारम्भिक अवस्था अर्थात त्रिदोष असंतुलन के समय ही, बिना किन्हीं मशीनों की मदद से, मात्र पांचों इंद्रियों द्वारा ही रोगी की संपूर्ण अवस्था का स्थूल परीक्षण करके रोग का निदान करने में सक्षम है। आ.चि.वि. रोग प्रकट होने के बाद, रोग के परिणामों से रोग निदान करता है वहीं आयुर्वेद रोग प्रकट होन से बहुत पहले ही, रोग के कारण से ही रोग निदान कर लेता है।

याद रखें! एक बुद्धिमान वैद्य द्वारा, पांचों इंद्रियों के माध्यम से ही, बिना किन्हीं मशीनों की मदद के, देश, काल व परिपेक्ष्य को ध्यान में रखते हुए, मल-मूत्र, नेत्र, जिह्वा, स्वर, स्पर्श, आकृति एवं नाड़ी परीक्षण के माध्यम से, रोगी के शरीर और मन की संपूर्ण अवस्था का ज्ञान ही वास्तविक निदान है जिसमें त्रुटि की संभावना बहुत ही कम है तथा जो रोगी की वैयक्तिक चिकित्सा के लिए अत्यंत ही आवश्यक है। वहीं दूसरी ओर, आ.चि.वि. द्वारा मशीनों के माध्यम से किया गया निदान एकांगी है, अनेक बार भ्रम की स्थिति पैदा करने वाला है, देश, काल, परिपेक्ष्य एवं रोगी के शरीर की संपूर्ण शारीरिक तथा मानसिक अवस्था

तथा वैयक्तिक चिकित्सा के विचार से रहित है, त्रुटी की संभावनाओं से परिपूर्ण है तथा अनेक बार गलत व अत्यधिक इलाज का कारण है।

इसी क्रम में अति आधुनिक तकनीक जेनेटिक सीक्वेंसिंग भी हाल ही में शुरू की गयी है जिसका खर्च प्रति व्यक्ति एक लाख रूपये है। इससे भविष्य में होने वाले रोगों की जानकारी भी दी जा सकेगी व उसके आधार पर मानव को अपनी जीवनशैली बदलने की सलाह दी जायेगी, ताकि रोग से बचा जा सके। परंतु आयुर्वेद का तो सिद्धान्त ही यही है उसके लिये एक लाख रूपये खर्च करने की क्या आवश्यकता है?

'चारों वेद खंगाल के, अंत कहोगे राम। सो रज्जब पहले कहे, इतने ही से काम।।'

चिकित्सा का उद्देश्य क्या है?

आयुर्वेद

कार्यं धातुसाम्यमिहोच्यते। धातु साम्यक्रिया चोक्ता तन्त्रस्यास्य प्रयोजनम्।। च.सू. 1/53

आयुर्वेद में धातुसाम्य को 'कार्य' कहा जाता है, क्योंकि धातुओं में समता स्थापित करना ही आयुर्वेदशास्त्र का प्रयोजन है।

आयुर्वेद शरीरस्थ पंचमहाभूतों को द्रव्यगत पंचमहाभूतों के सहयोग से समभाव में लाने का उपाय बताता है।

आ.चि.वि.

रोग का जड़ से उन्मूलन नहीं वरन केवल नियंत्रण मात्र, वह भी सारे जीवन हानिकारक साइड इफेक्ट युक्त दवाओं के सेवन के माध्यम से।

चिकित्सा के प्रकार

आयुर्वेद

प्रमुख रूप से तीन प्रकार की चिकित्सा है। **च.सू. 11/54, 55**

1. **दैवव्यपाश्रय** – जो रोग दोषज ना होकर कर्मज होते हैं, जो पूर्वजन्मकृत पापों से या सिद्ध, ऋषि या देवता आदि के अपमान करने पर उनके शाप से होते हैं, उनकी शान्ति के लिए मंत्र, मणि धारण करना, मंगलसूत्र पहनना, हवन करना, नियमों का पालन करना, प्रायश्चित करना, व्रत, उपवास करना, मंगलवाचक वेदमंत्रों का पाठ करना, देवता, गुरू व ब्राह्मण आदि को झुककर प्रणाम करना और तीर्थयात्रा करना आदि – इन उपायों से रोग दूर करना 'दैवव्यपाश्रय चिकित्सा कही जाती है।

2. **युक्तिव्यपाश्रय** – दोषज रोगों की शान्ति के लिए दोष, देश, काल तथा व्यक्ति आदि का विचार कर आहार तथा औषधि की उचित योजना 'युक्तिव्यपाश्रय' चिकित्सा है।
3. **सत्त्वावजय** – मानसिक रोगों में मन को नियंत्रित करने के लिए ज्ञान-विज्ञान-धैर्य-स्मृति और समाधि के द्वारा मन को एकाग्र करना तथा स्वास्थ्य के लिए हानिकारक आहार-विहार से मन को रोकना 'सत्त्वावजय' चिकित्सा है।

शारीरिक रोगों को शान्त करने के लिए दैवव्यपाश्रय एवं युक्तिव्यपाश्रय चिकित्सा है तथा मानसिक रोगों के लिए सत्त्वावजय चिकित्सा है।

युक्तिव्यपाश्रय चिकित्सा तीन प्रकार की है। चरकसंहिता का इस क्षेत्र में सर्वोत्तम स्थान है।

1. **अन्तःपरिमार्जन** – जो औषधि शरीर के भीतरी अंगों में पहुंच कर रोग नष्ट करती है जैसे संशोधन व संशमन आदि चिकित्सा।
2. **बहिःपरिमार्जन** – जो औषधि त्वचा का आश्रय लेकर रोगों को दूर करती है जैसे अभ्यंग, स्वेद, मर्दन व प्रलेप आदि।
3. **शस्त्रप्रणिधान** – जो आठ प्रकार की शल्यक्रिया आदि से तथा क्षारकर्म व अग्निकर्म आदि द्वारा चिकित्सा की जाती है।

आयुर्वेद में व्यक्ति की चिकित्सा संपूर्णता के साथ की जाती है। हृष्ट-पुष्ट रोगी के लिए **अपतर्पण चिकित्सा** जिससे उसके शरीर में लघुता आए तथा दुबले-पतले रोगी के लिए, **संतर्पण चिकित्सा** जिससे रोगी के शरीर में गुरुता आए। इन दोनों ही प्रकार की चिकित्साओं के लिए छः प्रकार की क्रियाओं का वर्णन है।

1. **लंघन चिकित्सा** – शरीर में लघुता लाने के लिए। यह भी दो प्रकार की होती है –

   * **संशोधन** – जिस चिकित्सा में प्रकुपित दोषों और मलों को शरीर के स्वाभाविक विसर्जन अंगों द्वारा शरीर से बाहर निकाला जाता है। इस पांच प्रकार की चिकित्सा, **वमन, विरेचन, अनुवासन बस्ति, निरूह बस्ति तथा नस्य,** को **पंचकर्म** कहा जाता है जो आयुर्वेद की अत्यंत ही प्रसिद्ध तथा प्रचलित चिकित्सा है।

   ***शमन** – दोषों को विसर्जित किये बिना ही विभिन्न प्रकार से साम्यावस्था में लाया जाता है जैसे **पिपासा-निग्रह** (प्यासे रहना)**, आतप और मारूत** (धूप और ताजी हवा का सेवन)**, पाचन और दीपन** (पाचन शक्ति की वृद्धि तथा भोजन का परिपाक करने वाली औषधियों का सेवन)**, उपवास** (भूखे रहना) **तथा शारीरिक व्यायाम** (शारीरिक श्रम तथा योगासन)।

2. **बृंहण चिकित्सा** – शरीर की पुष्टि के लिए।
3. **रूक्षण चिकित्सा** – स्रोतों में अवरोध तथा दोषों के अत्यधिक बढ़ जाने पर।
4. **स्नेहन चिकित्सा** – शरीर में स्निग्धता, मृदुता तथा गीलेपन की वृद्धि के लिए।
5. **स्वेदन चिकित्सा** – शरीर में पसीना लाने के माध्यम से, शरीर की जकड़न, भारीपन तथा शीत का नाश करने के लिए।
6. **स्तम्भन चिकित्सा** – गतिशीलता को रोकने के लिए जैसे अतिसार तथा वमन आदि में।

इस प्रकार आयुर्वेद में, रोग की अति प्रारम्भिक अवस्था में ही, रोग के कारण को दूर करके, भोजन में परिवर्तन करके, हानि रहित औषधियों, पंचकर्म व अन्य विभिन्न उपायों द्वारा धातुसाम्य पुनर्स्थापित कर रोग का जड़मूल से नाश किया जाता है।

दशविध परीक्षण – चरक के अनुसार चिकित्सा कर्म में मनोनुकूल सफलता तभी प्राप्त होती है जब एक कुशल वैद्य निम्न दशविध परीक्ष्य को सही-सही जानकर ही चिकित्सा प्रारंभ करता है। **च.वि. 8/68**

1. कारण, 2. करण, 3. कार्ययोनि, 4. कार्य, 5. कार्यफल, 6. अनुबंध, 7. देश, 8. काल, 9. प्रवृत्ति और 10. उपाय।

अर्थात औषध (चिकित्सा) का सफल प्रयोग करने के लिए, प्रयोग के पूर्व ही दोष, औषध, देश, काल, बल, शरीर, आहार, सात्म्य, सत्त्व, प्रकृति और आयु की सूक्ष्म अवस्थाओं का विचार कर लेना अत्यंत ही आवश्यक तथा उपयोगी है।

अलग-अलग प्रकृति जैसे वात्, पित्त व कफ के मानवों का भोजन व दवा भी अलग-अलग होती है। एक ही भोजन व दवा अलग-अलग प्रकृति के मानवों में अलग-अलग प्रभाव उत्पन्न करते हैं। एक ही दवा, एक ही मानव में, अलग-अलग अनुपान के साथ, अलग-अलग प्रभाव उत्पन्न करती है। आयुर्वेद के इन गहरे सिद्धान्तों से आ.चि.वि. पूर्ण रूप से अनभिज्ञ है। एलोपैथी में सभी मानवों की एक ही दवा है।

आ.चि.वि.

मुख्य रूप से तीन प्रकार की चिकित्सा है।

1. दवा चिकित्सा
2. शल्यक्रिया
3. मनोवैज्ञानिक चिकित्सा

दवा चिकित्सा मात्र लक्षणों की शान्ति तक ही सीमित है। हानिकारक साइड इफेक्ट्स युक्त है। तात्कालिक परिणामों से मानवजाति दिग्भ्रमित हो गई परंतु अंधाधुंध प्रयोग एवं दीर्घकालिक दुष्परिणामों के कारण स्वास्थ्य के क्षेत्र में हाहाकार मच गया तथा रोग भार कम होने के स्थान पर बढ़ता ही चला गया।

शल्यक्रिया, आ.चि.वि. की नहीं वरन महान आयुर्वेद की देन है मानवजाति को। 3000 वर्ष पूर्व रचित सुश्रुत संहिता इसका अकाट्य प्रमाण है। आधुनिक भौतिक विज्ञान के विकास के कारण शल्यक्रिया की तकनीक में आश्चर्यजनक विकास हुआ परंतु मूल सिद्धांत, तकनीक तथा औजार आज भी वही हैं। आज की शल्यक्रिया एन्टीबायोटिक्स पर निर्भर है। एन्टीबायोटिक्स के निष्प्रभावी हो जाने के कारण आधुनिक शल्यक्रिया के अस्तित्व पर ही एक अभूतपूर्व संकट खड़ा हो चुका है।

आधुनिक मनोवैज्ञानिक चिकित्सा में भी अत्यंत ही हानिकारक साइड इफेक्ट युक्त दवाओं का प्रयोग बढ़ता जा रहा है तथा साइको थैरेपी का प्रयोग अब कम हो रहा है। इसका कारण भी बहुराष्ट्रीय दवा कंपनियों का प्रभाव है।

चिकित्सक के गुण एवं पात्रता

आयुर्वेद

आयुर्वेद के युग में चिकित्सक होने की पात्रता अति कठिन थी। चिकित्सक होने के इच्छुक छात्र में शारिरिक, मानसिक, बौद्धिक एवं नैतिक गुण होना अनिवार्य था। सेवा की भावना, अहंकार का अभाव, कोई व्यसन ना होना, (जैसे-शराब, तम्बाकू, जुआ आदि) क्रोध ना होना, उच्च चरित्र का होना, सत्य के प्रति निष्ठावान, दयालु, बुद्धिमान, कठिन समय में निर्णय लेने की क्षमता, स्मरण शक्ति, मेहनत, पढ़ाई व व्यवहारिक ज्ञान में समान रूचि आदि अनेक गुणों से सम्पन्न छात्र को ही इस क्षेत्र में प्रवेश मिलता था।

वर्तमान में आयुर्वेद की घोर उपेक्षा व इच्छुक छात्रों की कमी के चलते, आयुर्वेद में भी अब छात्रों की पात्रता पर इस प्रकार का ध्यान नहीं दिया जाता सिर्फ धन के बल पर आयुर्वेद में भी आज प्रवेश लिया जा सकता है।

आ.चि.वि.

पूरे आ.चि.वि. में एक शब्द भी नहीं लिखा है चिकित्सक की पात्रता पर जबकि आयुर्वेद में पूरा अध्याय है। (च.वि. 8)

आ.चि.वि. में पहले शैक्षिक योग्यता के आधार पर प्रवेश मिलता था। मानवीय गुणों का कोई विचार ना पहले था और ना ही आज भी है।

अब तो चिकित्सक बनने की पात्रता केवल धन पर आ टिकी है। एम.बी.बी.एस. के लिये कुल लगभग एक करोड़ रू० व पी.जी. के लिये 1 से 2 करोड़ रूपये। आज देश के 362 मैडिकल कॉलेजों में से 168 सरकारी एवं 194 प्राईवेट हैं। सरकारी कॉलेजों में प्रवेश परीक्षाओं में भी भ्रष्टाचार व्याप्त है व प्राईवेट में तो पैसा चलता ही है। इतने अधिक इनवेस्टमेंट के बाद तो व्यापारी डाक्टर्स ही पैदा होते हैं व पैसा कमाना ही उद्देश्य हो जाता है।

अधिकतर चिकित्सक आज व्यसनों में डूबे हुये हैं। रोगियों को शराब छोड़ने की नसीहत देने वाले अधिकांश डाक्टर्स आज खुद शराब पीते हैं। लगभग सभी मैडीकल कान्फ्रेंसेस में कॉकटेल डिनर होना अनिवार्य ही है अन्यथा डाक्टर्स की कोई रुचि कांफ्रेंस में नहीं रहती।। मैडिकल कॉलेज होस्टल्स में नशे की दवायें लेना आम बात है। आज चिकित्सकों के चारित्रिक स्तर के साथ ही सामाजिक प्रतिष्ठा भी गिर गयी है।

परंतु यह नहीं भूलना चाहिये कि समाज के सभी वर्गों व क्षेत्रों में इस समय पतन की पराकाष्ठा है। नैतिक मूल्यों का ह्रास है। और यह भी नहीं भूलना चाहिये कि पतन के इस दौर में भी कुछ चिकित्सक सदा ईमानदारी, दया, प्रेम, कर्तव्य निष्ठा व सेवा की मशाल लिये इस नोबेल प्रोफेशन को प्रकाशित करते रहते हैं। वे ही चिकित्सक इस सेवा के व्यवसाय के प्रति श्रद्धा-विश्वास व इसकी अस्मिता के रक्षक हैं। उनको हम नमन करते हैं।

परंतु सावधान रहना होगा कि मानव जीवन की रक्षा के क्षेत्र में चाहे वह देश के स्वास्थ्य की रक्षा का क्षेत्र हो अथवा देश की सीमाओं की रक्षा का, इन विशेष क्षेत्रों में अगर भ्रष्टाचार को ना रोका गया तो हमारा अस्तित्व ही खतरे

में पड़ जायेगा। 'चूंकि सारा समाज ही भ्रष्ट है इसलिए हम भी भ्रष्ट हैं,' इस दलील से काम न चलेगा। किसी को तो सत्य की मशाल उठानी होगी। किसी को तो मार्ग दिखाना होगा।

देश के सर्वाधिक होनहार छात्रों की योग्यता तथा क्षमता का दुरुपयोग

एक विचार की बात है कि देश के सर्वाधिक योग्य छात्रों को, 5.5 वर्ष के कठिनतम प्रशिक्षण के बाद हम क्या बनाते हैं? एम बी बी एस? जो किसी भी योग्य नहीं! जो ठीक से चिकित्सा भी नहीं कर सकता। जो चिकित्सा में विश्वास के योग्य भी नहीं है। जो आज समाज में सहानुभूति का पात्र है। जिसको हीन दृष्टि से देखा जाता है। जिसके सामने बस एक ही रास्ता है सम्मान पूर्वक जीवन जीने का कि वह 'पी जी' करे। परंतु अगर सभी विशेषज्ञ बनेंगे, सभी रोगों का उच्च तकनीक इलाज करने वाले बनेंगे तो स्वास्थ्य की रक्षा कौन करेगा जो कि चिकित्सा का सर्वाधिक महत्वपूर्ण अंग है। अगर सभी कमान्डो बनेंगे तो सर्वाधिक महत्वपूर्ण कार्य, सीमाओं की सुरक्षा कौन करेगा?

वास्तव में तो देश के सर्वाधिक योग्य छात्रों के, 5 वर्ष के कठिनतम प्रशिक्षण के बाद, एक ऐसा सर्वगुणसंपन्न तथा सामर्थ्यवान चिकित्सक पैदा होना चाहिये जिसके रहते रोग होने ही बन्द हो जाएं। जो मानवों को सही जीवनशैली की शिक्षा दे। उनको रोगों के मूल कारणों से अवगत करा कर उनसे बचने के प्रति जागरूक करे। जो मानवजाति को स्वस्थवृत एवं सदवृत आदि की जानकारी दे जिनके पालन से मानव वास्तविक रूप में स्वस्थ रहने लगे। जो साधारणतया होने वाले 80% से 90% रोगों का इलाज आयुर्वेद के हानिरहित तरीकों से ही करने में सक्षम हो ताकि विशेषज्ञों की आवश्यकता कम से कम ही पड़े तथा जो देश का 'रोग-भार' कम करने में सहायक हो।

दुनिया के किसी भी क्षेत्र में मानव संसाधन का एक पिरामिड होता है अर्थात सबसे ज्यादा योग्यता वाले लोग, विशेषज्ञ, सबसे कम तथा सामान्य योग्यता वाले लोग सर्वाधिक होते हैं। प्रधान मंत्री एक और लोकसभा सदस्य सबसे अधिक। कमान्डोस मात्र गिने-चुने और सीमा सुरक्षा बल के जवान सर्वाधिक, आदि-आदि। यह एक आश्चर्य की बात है कि आधुनिक चिकित्सा का क्षेत्र दुनिया का एकमात्र ऐसा क्षेत्र है जहां यह पिरामिड उलटा है अर्थात जहां 'एम बी बी एस' का कोई स्थान नहीं और सारे विशेषज्ञों की ही आवश्यकता मानी जाती है। वास्तव में यह मानवजाति के साथ किया गया बड़े से बड़ा धोखा है। महान सेवा के क्षेत्र को व्यापार बना देने वाले कॉर्पोरेट जगत द्वारा रचा गया षडयंत्र है।

चिकित्सक की आचारसंहिता

नार्थार्थं नापि कामार्थमथ भूतदयां प्रति। वर्तते यश्चिकित्सायां स सर्वमतिवर्तते।। च.चि. 1/4/58

कुर्वते ये तु वृत्त्यर्थं चिकित्सापण्यविक्रयम्। ते हित्वा कांचनं राशिं पांशुराशिमुपासते।। च.चि. 1/4/59

अर्थात जो चिकित्सक न तो मात्र धन कमाने के लिए, न केवल कामनाओं की तृप्ति के लिए, अपितु प्राणियों के प्रति दयाभाव को प्रमुखता देकर चिकित्साकर्म करता है, वह सर्वश्रेष्ठ चिकित्सक होता है और मोक्ष पाने का अधिकारी

होता है। जो चिकित्सक अपनी जीविका चलाने के लिए बाजार में बेची जाने वाली वस्तु की तरह चिकित्सा को 'पण्य' (वस्तु) की तरह बेचते हैं, वे सोने की ढेर को छोड़कर मिट्टी की ढेर बटोरते हैं।

आ.चि.वि. में चिकित्सक को रोगी एवं अपने चिकित्सा के क्षेत्र के गुरू व उसके परिवार के हित की **'हिप्पोक्रेटिक ओथ'** लेनी होती है परंतु आयुर्वेद में तो इस बारे में उच्चतम आदर्श ही स्थापित कर दिया गया है।

मातरं पितरं पुत्रान् बान्धवानपि चातुरः। अप्येतानभिशंकेत वैद्दे विश्वासमेति च।। सु.सू . 25/43

विसृजत्यात्मनाऽऽत्मानं न चैनं परिशंकते। तस्मात् पुत्रवदेवैनं पालयेदातुरं भिषक्।। सु.सू . 25/44

अर्थात, रोगी व्यक्ति माता-पिता, संतान व बंधुओं में भी शंका करता है परंतु चिकित्सक में विश्वास करता है। वह अपने शरीर को चिकित्सक के हाथों में सौंप देता है और उस पर शंका नहीं करता। **इसलिये चिकित्सक को चाहिए कि वह रोगी की चिकित्सा व देखभाल अपने पुत्र के समान करे।**

इससे ऊंचा आदर्श चिकित्सा में हो ही नहीं सकता। इससे अधिक मानवजाति के कल्याण की बात सोची भी नहीं जा सकती।

आ.चि.वि. में हिप्पोक्रेट ओथ के अनुसार एक चिकित्सक को दूसरे चिकित्सक से चिकित्सा फीस नहीं लेनी चाहिए परंतु आज यह बात भी गौण हो चुकी है। विशेषकर, कार्पोरेट अस्पतालों में तो चिकित्सकों का भी, बड़ी बेशर्मी के साथ, अन्य रोगियों की तरह ही समान रूप से शोषण किया जाता है।

दवा

आयुर्वेद

समस्त पांचभौतिक द्रव्य: एक जैविक चिकित्सा

अनेनोपदेशेन नानौषधिभूतं जगति किन्चिद् द्रव्यमुपलभ्यते तां तां युक्तिमर्थं च तम तमभिप्रेत्य।। च.सू. 26/12

अर्थात भिन्न-भिन्न उपायोंसे एवं भिन्न-भिन्न प्रयोजनों को लक्ष्य कर प्रयोग किये जाने से संसार में कोई भी द्रव्य ऐसा नहीं है जो औषध न हो।

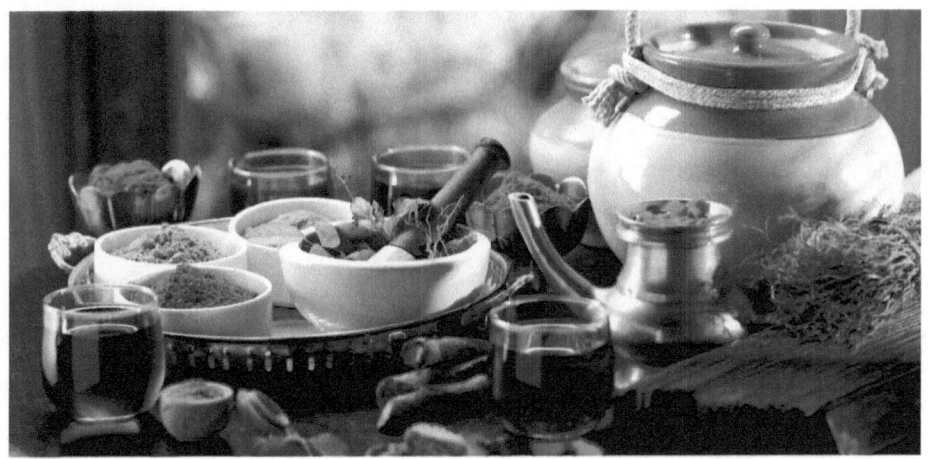

आयुर्वेद में धातुसाम्य स्थापित करना ही चिकित्सा का उद्देश्य है। पंचमहाभूत एवं त्रिदोष सिद्धांत आयुर्वेदिक चिकित्सा का आधार हैं। आयुर्वेद के अनुसार षड्धातुज पुरुष (आकाश, वायु, अग्नि, जल, पृथ्वी और चेतन आत्मा का संघात) ही चिकित्साधिकृत पुरुष है। इसी पुरुष के दीर्घायुसम्पन्न, वेदनाविहीन तथा निरामय जीवन के लिए आयुर्वेद की ज्ञानराशि का प्रकाशन किया गया है। आयुर्वेद 'पुरूष' और 'प्रकृति' के समस्त पदार्थों को पांचभौतिक मानता है। जब शरीर के पांचभौतिक उपादानों में वृद्धि या ह्रास होता है तब वात, पित्त व कफ में विषमता हो जाने से रोगों की उत्पत्ति होती है। भूतों में साम्यत्व स्थापित करना ही आयुर्वेदीय चिकित्सा का लक्ष्य है। इस कार्य के लिए द्रव्यों का प्रयोग किया जाता है क्योंकि द्रव्यों का भौतिक व रासायनिक संगठन वही है जो 'पुरूष' (पंचमहाभूत एवं आत्मा का संयोग) का है। इसलिए द्रव्यों का वास्तविक कर्म शरीर की पांचभौतिक रचना को प्रभावित करना है जो कि द्रव्यों के पांचभौतिक संगठन पर निर्भर है।

उत्पत्ति भेद से मात्र द्रव्य तीन प्रकार के हैं।

तत् पुनस्त्रिविधं प्रोक्तं जंगमौद्भिदपार्थिवम्। च.सू. 1/68

1. **जांगम** – जो एक स्थान से दूसरे स्थान में चल-फिर सकता है जैसे जरायुज-मनुष्यादि, अण्डज-पक्षी आदि और स्वेदज – जूं, लीख आदि।
2. **औद्भिद**–जो पृथ्वी को फोड़ कर निकलते हैं जैसे वृक्ष, लता-गुल्म, जौ व गेहूं आदि।
3. **पार्थिव** – जो पृथ्वी के भीतर खानों से निकलते हैं जैसे सोना, चाँदी व लोहा आदि।

द्रव्य अपनी क्रिया पांच प्रकार से करते हैं–

किंचिद्रसेन कुरुते कर्म वीर्येण चापरम्। द्रव्यं गुणेन पाकेन प्रभावेण च किंचन।। च.सू. 26/71

अर्थात, कोई द्रव्य अपनी क्रिया **रस** द्वारा करता है, कोई **वीर्य** के द्वारा, कोई **गुण** द्वारा, कोई **विपाक** द्वारा तथा कोई द्रव्य अपनी क्रिया **प्रभाव** द्वारा करता है।।

सभी द्रव्यों के विभिन्न प्रकार के गुण, चिकित्सा के लिए प्रयोग में लाए जाने वाले अवयवों का वर्गीकरण तथा विधियों का विस्तृत वर्णन आयुर्वेद में किया गया है। **च.सू. अध्याय 26**

आयुर्वेद उस चिकित्सा को चिकित्सा ही नहीं मानता जो एक रोग ठीक करती हुई प्रतीत हो और दूसरा रोग अर्थात साइड इफेक्ट्स पैदा करती हो।

प्रयोगः शमयेद् व्याधिं योऽन्यमुदीरयेत्। नासौ विशुद्धः शुद्धस्तु शमयेद्यो न कोपयेत्।। च.नि. 8/23

अर्थात, जिस चिकित्सा का प्रयोग करने पर एक रोग शान्त हो जाता है परंतु दूसरा रोग उत्पन्न हो जाता है, वह चिकित्सा-प्रयोग विशुद्ध नहीं है। शुद्ध प्रयोग वह है जो उत्पन्न रोग को शांत कर दे और किसी अन्य रोग को न उत्पन्न करे।

पूरा विश्व भी यह मानने को विवश है कि लगभग 3000 वर्ष पूर्व, जब यूरोप व अमेरिका का अस्तित्व भी नहीं था तब आयुर्वेद के महान शास्त्र, चरक व सुश्रुत संहिता लिखे जा चुके थे। यह महान आश्चर्य का विषय है कि इतना विस्तृत वर्णन रोगों का व दवाओं का कैसे संभव हुआ। कैसे इतनी जड़ी-बूटियों के गुण-धर्म जाने गये। कितने हजारों वर्षों की रिसर्च के बाद यह शास्त्र लिखे गये होंगे। और वह औषधियाँ आज भी उतनी ही कारगर व सत्य हैं। चिकित्सा सिद्धांत में कोई परिवर्तन नहीं है मानो अटल सत्य बता दिया गया हो। क्या जड़ी बूटियों ने स्वयं अपने गुण हमारे महान ऋषियों को ध्यान में प्रगट किये थे या स्वयं ब्रह्मा जी ने यह शाश्वत ज्ञान प्रगट किया था यह स्वयं में रिसर्च का विषय है।

सबसे प्रमुख बात यह है कि दवा बनाने का पूरा कार्य आयुर्वेद में चिकित्सक को स्वयं या अपनी देखरेख में ही करना होता था। व्यक्ति विशेष दवा का निर्माण किया जाता था। फार्मा कम्पनीज जैसी कोई व्यवस्था ना थी अर्थात मात्र मुनाफे के दृष्टिकोण वाला कोई व्यवसायिक प्रतिष्ठान इस महान सेवा के क्षेत्र में नहीं था। चिकित्सक के लिये रोगी का हित ही सर्वोपरि था।

आजकल आयुर्वेद में भी फार्मा कम्पनीज की बनायी दवायें उपलब्ध हैं व कम ही वैद्य अपना स्वयं का दवाखाना रखते हैं परंतु इसके बावजूद भी **एक अति महत्वपूर्ण व ध्यान देने योग्य तथ्य यह है कि आयुर्वेद में दवाओं का पूरा ज्ञान चिकित्सक को ही होता है। दवाओं के बारे में जानकारी और उपलब्धता के लिए वह फार्मा कंपनियों पर निर्भर नहीं है। आयुर्वेद में नई दवा की खोज का ना तो कोई विचार है और ना ही इसकी कोई आवश्यकता ही प्रतीत होती है क्योंकि रोगों व दवाओं का ज्ञान संपूर्णता के साथ पहले से ही उपलब्ध है। आयुर्वेद एक अनादि और शाश्वत ज्ञान है।**

आयुर्वेद में रोगी की प्रकृति के अनुसार उसके लिए विशिष्ट दवा का निर्माण किया जाता है। एक ही रोग के लिए, अलग-अलग मानवों के लिए अलग-अलग दवा।

आ.चि.वि. भी अब वैयक्तिकृत (personalized) दवा की बात करने लगा है। precision medicine भी इसे ही कहा जाता है। वास्तव में, अति प्राचीन आयुर्वेद के सत्य को आयुर्वेद के नाम में ही स्वीकार न करके, नई खोज (रिसर्च) का ढोंग रचा जा रहा है।

आ.चि.वि. में दवा

आ.चि.वि. एक हानिकारक साइड इफेक्ट युक्त रसायनिक चिकित्सा (chemical therapy) है।

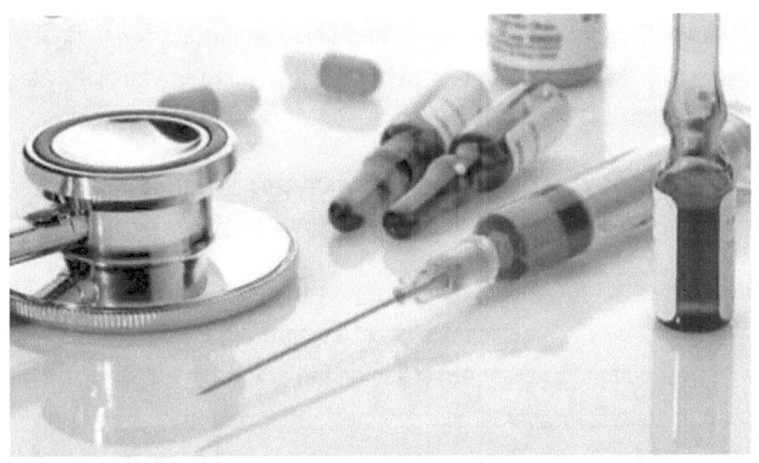

सभी दवायें अर्ध-कृत्रिम या कृत्रिम हानिकारक कैमिकल्स हैं। सभी दवाओं के साईड इफेक्ट्स होते हैं।

साइड इफेक्ट्स

रोग का निदान सही ना हो पाया हो या दवा सही ना हो या दवा की मात्रा सही ना हो, तब चिकित्सा से हानि होना एक अलग बात है तथा यह दवा का साइड इफेक्ट नहीं वरन गलत इलाज का परिणाम है परंतु आश्चर्य की बात तो यह है कि एलोपैथी में रोग के सही निदान के बाद, उचित दवा, उचित मात्रा में देने पर भी सभी दवाओं के हानिकारक दुष्प्रभाव होते हैं जिनको साइड इफेक्ट कहा जाता है।

अलग-अलग मानवों की अलग-अलग प्रकृति का कोई विचार आ.चि.वि. में नहीं है तथा सभी मानवों के लिए एक ही दवा होती है। नयी दवाओं की खोज की प्रक्रिया रिसर्च एवं क्लीनिकल ट्रायल के माध्यम से है जिसमें वैज्ञानिक दृष्टिकोण से ही अनेक त्रुटियां सिद्ध हो चुकी हैं, ऊपर से व्यक्तिगत स्वार्थ एवं व्यवसायिक दृष्टिकोण मानवजाति के वास्तविक हित के मार्ग की सबसे बड़ी बाधा हैं। एकमात्र मुनाफे के उद्देश्य वाली फार्मा कम्पनीज

आ.चि.वि. का एक अभिन्न व सबसे प्रमुख अंग है। एक भी दवा ऐसी नहीं जो चिकित्सक खुद बना सके। यहां तक कि समस्त आ.चि.वि. एवं समस्त आधुनिक चिकित्सक, नयी दवाओं की खोज, उनके बारे में जानकारी व उपलब्धता के लिए, पूर्ण रूप से फार्मा कंपनियों अर्थात व्यापारियों पर ही निर्भर हैं। दवा कंपनियों के बिना आ.चि. वि. का अस्तित्व ही संभव नहीं है। इसी निर्भरता का फायदा उठाते हुए दवा कंपनियों ने मानवजाति का शोषण किया।

आ.चि.वि. में एक भी दवा नहीं जो रोग को जड़ से ठीक करती

महान आश्चर्य की बात है कि आ.चि.वि. के तथाकथित जादुई विकास के बावजूद, पूरे आ.चि.वि. में आजतक भी, एक भी दवा ऐसी नहीं है जो किसी एक रोग को भी ठीक करती हो। मात्र नियंत्रण का दावा ही किया जाता है वह भी दवा के निरंतर प्रयोग द्वारा।

गुर्दे, लीवर आदि ठीक करनेकी कोई दवा नहीं है। गुर्दे व लीवर आदि फेल होने की स्थिति में उनको ठीक करने की कोई दवा नहीं है वरन मात्र सहायक इलाज उपलब्ध हैं। डायबिटीज, ब्लडप्रेशर व कोलेस्ट्रॉल आदि का नियंत्रण मात्र है।

संक्रामक रोगों के उन्मूलन का दावा एन्टीबायोटिक्स के प्रयोग द्वारा किया जाता रहा है। तात्कालिक लाभ प्रतीत होता है परंतु इस प्रकार एन्टीबायोटिक्स के माध्यम से संक्रामक रोगों के इलाज का यह तरीका गलत व विनाशकारी सिद्ध हो चुका है। एन्टीबायोटिक्स मानव की स्वयं की रोग प्रतिरोधक क्षमता (माइक्रोबियोम) को सदा के लिए नुकसान पहुंचा कर उसको अपरिहार्य क्षति पहुंचाती हैं तथा अब निष्प्रभावी भी घोषित की जा चुकी हैं।

प्रमुख एलोपैथिक दवाएं

आइये! एक नजर डालें कुछ प्रमुख आधुनिक दवाओं पर—

दर्द निवारक दवाएं

किसी भी रोग का उपचार नहीं वरन रोग के परिणामस्वरूप होने वाले दर्द का तात्कालिक इलाज मात्र है। अति महत्वपूर्ण भूमिका है परंतु भयानक साइड इफेक्ट्स से युक्त हैं। हार्ट अटैक, हार्ट फेल तथा स्ट्रोक का कारण हैं। अमेरिका में दवाओं के दुष्प्रभावों के कारण अस्पतालों में भर्ती होने वाले रोगियों में 30 प्रतिशत रोगी केवल दर्द निवारक दवाओं के सेवन के दुष्प्रभावों के कारण ही भर्ती होते हैं। 1,40,000 हार्ट अटैक पांच साल में अमेरिका में दर्द की रोफेकौक्सिब नामक दवा के कारण हुए जिसके कारण इस दवा पर अब प्रतिबंध लगाया जा चुका है। यह दवाएं पेट में जलन, रक्त स्राव व अल्सर का महत्वपूर्ण कारण हैं। लगभग 16000 अमरीकी मानव हर साल इन दवाओं के कारण पेट में होने वाले रक्त स्राव के कारण मर जाते हैं। यह दवाएं जिगर व गुर्दों को भी हानि पहुंचाती हैं। आज गुर्दे फेल होने का एक महत्वपूर्ण कारण इन दर्द निवारक दवाओं का अत्यधिक प्रयोग है जिसके कारण गुर्दे ट्रान्सप्लान्ट के केसस बढ़ते जा रहे हैं। आज बहुत बड़ी जनसंख्या द्वारा इन हानिकारक दवाओं का प्रयोग डाक्टरी

सलाह या उसके बिना भी अत्यधिक मात्रा में किया जा रहा है। आर्थराइटिस आदि का कोई संतोषजनक इलाज आ.चि.वि. में न होने के कारण, रोगी दर्द निवारक गोलियों पर ही निर्भर रहता है व अज्ञानवश लम्बे समय तक इन हानिकारक दवाओं का सेवन करता रहता है जिसके भयानक दुष्परिणाम होते हैं। पैरासिटामोल एक अत्यंत ही प्रचलित दवा है जिसका प्रयोग बुखार उतारने के लिए किया जाता है। अपेक्षाकृत सुरक्षित मानी जाने वाली इस दवा का प्रयोग अब एक दर्द निवारक के रूप में भी किया जा रहा है। परंतु यह भी पेट के अलावा शरीर के अति महत्वपूर्ण अंग, जिगर (लीवर) को भी क्षति पहुंचाती है। **एक सुरक्षित तथा प्रभावकारी दर्द निवारक दवा की तलाश अभी भी जारी है।**

आधुनिक शल्यक्रिया की बाइबिल समझी जाने वाली पाठ्यपुस्तक 'लव एन्ड बेली' के अनुसार जब तक गुर्दे 70% क्षतिग्रस्त नहीं हो जाते तब तक गुर्दों की क्षति को बताने वाली खून की जांचें, यूरिया व क्रिएटिनीन सामान्य ही रहती हैं। अर्थात 70% क्षति से पहले गुर्दों को क्षति का पता लगाना मुश्किल है। अर्थात जब खून में यूरिया व क्रिएटिनीन की बढ़ी हुई मात्रा के द्वारा गुर्दों की क्षति का पता चले तब तक तो काफी देर हो चुकी होती है। यह बात सभी अंगो पर समान रूप से लागू होती है। जिन जांचों में गड़बड़ी के आधार पर यह माना जाता है कि रोग की शुरुआत है, वास्तव में, किसी अंग की पूर्ण क्षमता खत्म होने पर ही आधुनिक जांचों में गड़बड़ी शुरू होती है अर्थात अंग के खराब होने का पता अति विलम्ब से चल पाता है। यह एक अत्यंत ही चौंकाने वाली तथा विचलित करने वाली बात है।

एन्टीबायोटिक्स

आ.चि.वि. की सबसे बड़ी व क्रान्तिकारी खोज परंतु जो सिद्धांत रूप से ही गलत सिद्ध हो चुकी हैं तथा जिनके बारे में पहले ही विस्तार से बताया जा चुका है। अनेक प्रकार के साइड इफेक्ट्स से युक्त हैं। पेट, जिगर व गुर्दों के लिए हानिकारक हैं। सबसे प्रमुख मानव शरीर की रोग प्रतिरोधक क्षमता के लिए अत्यंत ही आवश्यक 'माइक्रोबियोम' को नष्ट करने वाली हैं। संक्रामक रोगों का इलाज व आधुनिक शल्यक्रिया पूर्ण रूप से एन्टीबायोटिक्स पर ही निर्भर है। पूर्ण एन्टीबायोटिक रेजिस्टेंस पैदा होने के बाद आ.चि.वि. के समक्ष एक अभूतपूर्व संकट खड़ा हो चुका है। इमर्जेंसी के समय कुछ लाभकारी यदि हो भी सकती होती परंतु मूर्खतापूर्ण व मुनाफे के लालच में करवाये गये अंधाधुंध प्रयोग के कारण निष्प्रभावी हो चुकी हैं।

स्टैटिन्स

खून में बढ़े हुए कोलेस्ट्रॉल की मात्रा कम करने के लिए प्रयोग में आने वाली दवा। बड़े ही आश्चर्य की बात है कि पिछले कई दशकों से मानवजाति को कोलेस्ट्रॉल के नाम पर डराया गया। रक्त में खराब (bad) कोलेस्ट्रॉल की मात्रा बढ़ जाने से हार्ट अटैक एवं स्ट्रोक आदि का खतरा बताया गया। स्वास्थ्य के लिए अत्यंत ही लाभकारी देसी घी आदि, जो भारतीय जीवन का अभिन्न अंग था, को कोलेस्ट्रॉल के नाम पर बदनाम कर, भारतीयों को देसी घी के सेवन से दूर कर दिया गया। सरसों के तेल आदि को भी बदनाम किया गया क्योंकि सरसों के तेल में कोई व्यापार नहीं पनपता, क्योंकि अधिकांश भारतीय सरसों का तेल खुद ही निकलवा लेते हैं। इनके स्थान पर स्वास्थ्य के लिए अत्यंत ही

हानिकारक रिफाइंड ऑयल की सलाह दी गई जिसे मानवजाति ने मृत्यु के डर से मान लिया। टी वी पर दिन-रात झूठा प्रचार किया जा रहा है कि रिफाइंड ऑयल खायेंगे तो हार्ट अटैक नहीं आयेगा। इस झूठे प्रचार को इंडियन मेडिकल एसोसिएशन द्वारा प्रमाणित बताया जा रहा है। उधर रक्त में कोलेस्ट्रॉल कम करने की स्टैटिन नामक दवाएं पूरे विश्व में सबसे अधिक मुनाफा कमाने वाली दवा बना दी गई बावजूद उसके गम्भीर दुष्प्रभावों के जिसमें याददाश्त कम होना, मांसपेशियों में दर्द होना, यकृत (Liver) को क्षति पहुंचना तथा डायबिटीज होने का खतरा बढ़ जाना मुख्य हैं।

आश्चर्य की बात है कि आज इस सारे दुष्प्रचार का भंडा फूट चुका है। अच्छे व खराब कोलेस्ट्रॉल की धारणा निर्मूल साबित हुई। कोलेस्ट्रॉल के हृदय आघात आदि से संबंध पर प्रश्न चिन्ह लग चुका है। रिफाइंड ऑयल का सच भी सामने आ गया है। अब रिफाइंड ऑयल को स्वास्थ्य का नाश करने वाला माना जा रहा है तथा प्राकृतिक रूप से उपलब्ध सरसों व गोले आदि के तेल को लाभदायक। भारतीय गाय के देसी घी एवं दूध की महिमा पूरा विश्व मानने को बाध्य हो चुका है। आज अमेरिका एवं यूरोप में भारतीय गायों के देसी घी व दूध की मांग बढ़ती जा रही है।

परंतु इससे भी अधिक आश्चर्य की बात यह है कि सत्य सामने आने के बाद भी स्टैटिन जैसी हानिकारक दवाएं मानवजाति को खिलाई जा रही हैं।

आ.चि.वि. को जवाब देना होगा समस्त मानवजाति को कि विज्ञान के नाम पर जो सिद्धांत वह आज बता रहा है उसकी प्रमाणिकता क्या है? उसके आज के सिद्धांत कल विनाशकारी सिद्ध हो जाते हैं। इन गलत सिद्धांतों के कारण मानवजाति को हुई अपरिहार्य क्षति की भरपाई कैसे होगी? मात्र मुआवजा देकर?

ब्लडप्रेशर कम करने की दवाएं

आश्चर्य की बात है कि उच्च रक्तचाप का कारण 'गलत प्रकार की जीवनशैली एवं मानसिक तनाव' पर ध्यान देने के स्थान पर साइड इफेक्ट युक्त हानिकारक दवाओं के सारे जीवन निरंतर प्रयोग पर ही जोर रहता है। सभी दवाएं दुष्प्रभाव युक्त हैं। पेट खराब होना, जी मितलाना, दस्त, सरदर्द, जोड़ों में दर्द, कमजोरी व थकान होना आदि मुख्य साइड इफेक्ट्स हैं। आमतौर पर प्रयोग में आने वाली 'ऐस इनहिबिटर' नामक दवाओं का संबंध तो गुर्दे फेल होने तक से पाया गया है।

विश्व स्वास्थ्य संगठन सामान्य रक्त चाप के स्तर को कम करता जा रहा है जिसके परिणामस्वरूप विश्व के अधिकांश मानव स्वयं को उच्च रक्तचाप का रोगी मानने को तथा दवा खाने को विवश किये जा रहे हैं।

डायबिटीज की दवाएं

लगभग 5 लाख करोड़ रूपये से कुछ ही कम का वार्षिक व्यवसाय करने वाली यह दवाएं एन्टी कैंसर दवाओं के बाद व्यवसाय के मामले में दूसरे स्थान पर हैं। रक्त में शर्करा के स्तर को तो कम करती हैं परंतु डायबिटीज के कारण होने वाली काम्प्लिकेशन्स पर कोई नियंत्रण नहीं है। यह भी कहा जाता है कि अकेले ब्लड शुगर को नियंत्रित करने से कुछ नहीं होगा वरन ब्लड प्रेशर एवं कोलेस्ट्रॉल भी नियंत्रित रखने होंगे तभी काम्प्लीकेशन्स

पर कुछ नियंत्रण पाया जा सकता है। परंतु इस बात पर जोर नहीं दिया जाता कि मात्र उचित जीवनशैली अपनाने पर इन सभी रोगों तथा उनसे होने वाली काम्प्लीकेशन्स से भी छुटकारा पाया जा सकता है, वह भी बिना हानिकारक साइड इफेक्ट्स युक्त दवाओं के निरंतर सेवन के। आ.चि.वि. द्वारा मानवजाति को यही संदेश दिया जाता है कि दवाएं अनिवार्य हैं तथा उचित जीवनशैली एच्छिक। डायबिटीज की दो प्रकार की काम्प्लिकेशन्स होती हैं। माइक्रोवास्कुलर जैसे रेटिनोपैथी, नेफ्रोपैथी तथा न्यूरोपैथी एवं मैक्रोवास्कुलर जैसे पेरिफेरल वास्कुलर डिसीस, हृदय रोग तथा स्ट्रोक। डायबिटीज की दवाओं के निरंतर सेवन के द्वारा ब्लड शुगर नियंत्रित रखने के बावजूद भी माइक्रोवास्कुलर काम्प्लिकेशन्स तो कुछ कम होती हैं परंतु मैक्रोवास्कुलर काम्प्लिकेशन्स, जिनका संबंध डायबिटीज की अवधि से माना जाता है, वह तो यथावत ही होती हैं। परंतु भ्रमजाल ऐसा है मानो डायबिटीज से जंग जीत ली गई हो जबकि वास्तविकता तो यह है कि डायबिटीज के रोगियों की संख्या बेतहाशा रूप से बढ़ती चली जा रही है तथा भारत विश्व की डायबिटीज कैपिटल बन चुका है। ऐसा प्रतीत होता है जैसे आ.चि.वि. दवाओं के निरंतर सेवन द्वारा ब्लड शुगर नियंत्रण में ही संतुष्ट है परंतु डायबिटीज के जड़ से उन्मूलन में या डायबिटीज की रोकथाम में आ.चि.वि. की कोई रुचि नहीं है क्योंकि मुनाफा तो दवाओं के निरंतर सेवन में है, डायबिटीज के उन्मूलन या रोकथाम में नहीं।

एन्टासिड्स

'प्रोटोन पम्प इनहिबिटर' (पी.पी.आई) नामक दवाएं आमाशय में एसिड के स्राव को कम करती हैं। मुख्य प्रयोग 'गैस्ट्रो-इसोफेजियल रिफ्लक्स' व पेट में अल्सर के इलाज में है परंतु आज इनका बेतहाशा प्रयोग कुछ अन्य ही कारणों से हो रहा है, यहां तक कि यह दवाएं लगभग हर दवा के पर्चे का आवश्यक अंग बन चुकी हैं। कारण यह है कि एलोपैथी की अधिकांश दवाएं साइड इफेक्ट के रूप में एसिडिटी पैदा करती हैं जिसको नियंत्रण में करने के लिए इन एन्टासिड दवाओं का प्रयोग किया जाता है। इसके अलावा खान-पान भी बिगड़ जाने के कारण अधिकतर मानव एसिडिटी रोग से ग्रस्त रहने लगे हैं तथा इन दवाओं का अंधाधुंध प्रयोग बढ़ता ही जा रहा है। लम्बे समय तक प्रयोग करने के दुष्परिणाम सामने आने लगे हैं। इनका प्रयोग रोकने पर रिबाउन्ड एसिडिटी का खतरा होता है। कैल्शियम अवशोषण में बाधा पहुंचाने के कारण ऑस्टियोपोरोसिस एवं फ्रैक्चर्स का खतरा उत्पन्न हो जाता है। विटामिन बी 12 के अवशोषण में भी बाधा उत्पन्न करती हैं। हाल में एक अध्ययन में यह भयानक बात सामने आई है कि इन दवाओं के लम्बे समय तक प्रयोग के कारण गुर्दे फेल होने तथा पेट के कैंसर के केसस बढ़ते जा रहे है।

एन्टी कैंसर

सबसे अधिक विषैली (toxic) दवाएं हैं। सबसे अधिक लगभग 5 लाख करोड़ का सालाना व्यवसाय करती हैं।

कीटाणुओं के मुकाबले कैंसर कोशिकाओं को मारना मुश्किल है क्योंकि कैंसर कोशिकाएं तो शरीर का हिस्सा ही हैं इसलिए एन्टी कैंसर दवाओं के लिए शरीर की स्वस्थ एवं कैंसर कोशिकाओं में अंतर करना मुश्किल होता है तथा उनका सेवन कैंसर कोशिकाओं के साथ-साथ स्वस्थ कोशिकाओं को भी नष्ट कर देता है।

एक भी कैंसर कोशिका अनन्त गुणा होकर शरीर को मारने की क्षमता रखती है इसलिए सभी कैंसर कोशिकाओं को मारना अति आवश्यक होता है। इसीलिए एक दवा के स्थान पर अनेक दवाओं का एक साथ प्रयोग किया जाता है तथा साथ में रेडियोथैरेपी आदि भी आवश्यकता के अनुसार दी जाती है। कुल मिला कर कैंसर का दवा उपचार अत्यंत ही हानिकारक व दुष्प्रभाव युक्त है। प्रमुख साइड इफेक्ट्स निम्न हैं।

- रोग प्रतिरोधक क्षमता का अत्यधिक ह्रास जिसके कारण संक्रमण का खतरा।
- जी मिचलाना, उल्टी, कब्ज या दस्त एवं भूख ना लगना।
- बालों का उड़ जाना व त्वचा को नुकसान आदि।

इम्यूनो-सप्रेसेन्ट दवाएं

मानव की रोग प्रतिरोधक क्षमता कम करने वाली दवाएं। ऑटो इम्यून रोगों जैसे गठिया-बाय तथा अंग प्रत्यारोपण आदि में प्रयोग बढ़ता जा रहा है। अत्यंत ही हानिकारक साइड इफेक्ट्स होते हैं। रोग प्रतिरोधक क्षमता कम हो जाने के कारण संक्रमण का खतरा बढ़ जाता है।

इन खतरनाक दवाओं के सेवन के दौरान बार-बार विभिन्न जांचो के माध्यम से शरीर के विभिन्न अंगों जैसे गुर्दों व जिगर आदि को होने वाली क्षति का आंकलन करते रहना पड़ता है तथा अधिक क्षति की अवस्था में दवाएं रोकनी पड़ती हैं।

स्टेरॉयड्स

जीवन रक्षक दवाएं मानी जाती हैं। इमर्जेंसी एवं अनेक रोगों की प्रारंभिक तीव्र अवस्था में लाभकारी हैं परंतु दीर्घकालिक सेवन के अत्यंत ही विनाशकारी दुष्परिणाम हैं। शरीर की रोग प्रतिरोधक क्षमता को कम करती हैं। ब्लडप्रेशर तथा ब्लड शुगर का बढ़ जाना, वजन बढ़ना एवं शरीर पर सूजन आना, कूल्हे के जोड़ को खराब करना (AVN) आदि अनेक खतरनाक साइड इफेक्ट्स हैं।

अध्याय 4
सर्जरी या शल्यक्रिया

शल्यक्रिया चिकित्सा का एक अत्यंत ही महत्वपूर्ण अंग है परंतु इसके विषय में अनेक भ्रम दूर करने होंगे।

शल्यक्रिया: आयुर्वेद का अभिन्न अंग

शल्यक्रिया आ.चि.वि. की देन नहीं है जैसा कि अज्ञानवश माना जा रहा है वरन यह महान आयुर्वेद की देन है मानवजाति को। 3000 वर्ष पूर्व रचित, शल्यक्रिया का संपूर्ण शास्त्र, सुश्रुत संहिता इसका अकाट्य प्रमाण है। शल्यक्रिया के पिता सुश्रुत ही हैं।

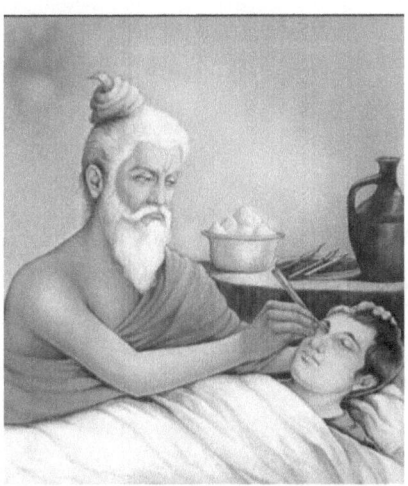

सुश्रुत – शल्यक्रिया के पिता

महान, शाश्वत एवं अष्टांग आयुर्वेद का अति महत्वपूर्ण अंग शल्यक्रिया थी जैसा कि आयुर्वेद के महान शास्त्र 'सुश्रुत संहिता' में वर्णित है।

एतद्धयंगं प्रथमं......सु.सू. 1/25

शल्य-शालाक्यादि आयुर्वेद के आठ अंगों में शल्य अंग ही मुख्य है।

'शीघ्र क्रिया करने से, यंत्र, शस्त्र, क्षार और अग्नि का प्रयोग करने से तथा अन्य सर्वतंत्रो के समान चिकित्सा इसमें होने से, आठ तंत्रों में यही शल्यतन्त्र अधिक माननीय है।' सु.सू. 1/26

त्रिविधं कर्म – पूर्वकर्म, प्रधानकर्म, पश्चात्कर्मेति। सु.सू. 5/3

पूर्वकर्म (preoperative), प्रधानकर्म (operative), पश्चातकर्म (post operative) , तीन प्रकार के कर्म हैं।

तच्च शस्त्रकर्माऽष्टविधम्।

तद्यथा-छेद्यं, भेद्यं, लेख्यं, वेध्यम्, एष्यम्, आहार्यम्, विस्राव्यं, सीव्यमिति।।सु.सू. 5/5

वह शस्त्र कर्म आठ प्रकार का होता है। जैसे-छेदन (excision), भेदन (incision), लेखन (scrapping), वेधन (puncturing), एषण (probing), आहरण (extraction), विस्रावण (drainage) तथा सीवन (suturing)।

यन्त्रशतमेकोत्तरम्... सु.सू. 7/3

101 यंत्र होते हैं।

तानि षटप्रकाराणानि... सु.सू. 7/5

तत्र चतुरविंशतिः...... सु.सू. 7/6

आकृति भेद से यंत्र 6 प्रकार के हैं। 24 स्वस्तिकयंत्र (cruciform instruments), 2 प्रकार के संदशयंत्र (forceps), 2 प्रकार के तालयंत्र (scoop), 20 प्रकार के नाड़ीयंत्र (speculum), 28 प्रकार के शलाकायंत्र (probes) तथा 25 प्रकार के उपयंत्र।

विंशतिः शस्त्राणि.... सु.सू. 8/3

20 प्रकार के शस्त्र होते हैं।

इस प्रकार कुल 121 शल्यक्रिया के यंत्रों का वर्णन है।

सुश्रुत संहिता में 120 अध्याय, 121 यंत्र, बाह्य आघात आदि सहित 1120 रोग, 300 प्रकार की शल्य क्रियाएं जिसमें नाक की प्लास्टिक सर्जरी, बाह्य कान की मरम्मत, मवाद में चीरा लगाना, अल्सर की चिकित्सा, मोतियाबिंद की शल्यक्रिया, मूत्र मार्ग में स्टोन तथा मृत गर्भ को निकालना आदि शामिल हैं।

लगभग 3000 वर्ष पूर्व शल्यक्रिया का ऐसा अद्धुत तथा विस्तृत वर्णन आश्चर्यचकित करने वाला है परंतु उससे भी बड़ा आश्चर्य यह है कि पूरे पश्चिमी चिकित्सा विज्ञान के साहित्य में सुश्रुत संहिता का उल्लेख तक नहीं है। इस विषय में तो यही कहा जा सकत है कि या तो यह पश्चिम की अनभिज्ञता है या फिर अति विकसित प्राचीन भारत की महानता को जानबूझ कर छिपाने की धूर्तता। अनेक कारणों से दूसरी बात की संभावना ही अधिक प्रतीत होती है।

दवा चिकित्सा तथा शल्यक्रिया: दो अलग-अलग विभाग

आ.चि.वि. में दो अलग-अलग विभागों को समझना होगा। एक है **आधुनिक दवा चिकित्सा विभाग** तथा दूसरा है **शल्यक्रिया विभाग**। जहां एक ओर शल्यक्रिया के चमत्कारिक परिणाम हैं वहीं दूसरी ओर आधुनिक दवा चिकित्सा दुष्प्रभाव युक्त है। शल्यक्रिया के चमत्कारिक परिणामों के कारण आधुनिक दवा चिकित्सा की असफलता, अपूर्णता व दुष्परिणामों की ओर मानवों की दृष्टि ही नहीं गई। आधुनिक दवा चिकित्सा की असफलता एवं दुष्परिणाम शल्यक्रिया के चमत्कारिक परिणामों की आड़ में छिप गए क्योंकि अज्ञानवश दोनों को एक ही आधुनिक चिकित्सा विज्ञान का हिस्सा मान लिया गया। वास्तव में शल्यक्रिया एक स्वतंत्र विभाग है। दवा चिकित्साएं तो अलग-अलग हैं जैसे आधुनिक दवा चिकित्सा, आयुर्वेद, होम्योपैथी, यूनानी व चाइनीज दवा चिकित्सा आदि परंतु शल्यक्रिया क्रिया तो पूरे विश्व में एक ही है।

शल्यक्रिया में आधुनिक दवा चिकित्सा की भूमिका: शल्यक्रिया की सहायक

आधुनिक दवा चिकित्सा, एलोपैथी, मुख्य रुप से तीन प्रकार से शल्यक्रिया की सहायक मात्र है।

1. एनेस्थीसिया (बेहोशी)
2. एन्टीबायोटिक्स एवं
3. दर्द निवारक दवाएं

जहां एक ओर एनेस्थीसिया का विकास सराहनीय है, यद्यपि दुष्प्रभाव उसके भी हैं, वहीं एन्टीबायोटिक चिकित्सा सिद्धांत गलत व हानिकारक सिद्ध हो चुका है और एन्टीबायोटिक्स निष्प्रभावी भी हो चुकी हैं। दर्द निवारक दवाएं हानिकारक हैं तथा एक सुरक्षित एवं प्रभावी दर्द निवारक दवा की खोज आज भी जारी है।

क्या एन्टीबायोटिक का विकल्प आयुर्वेद में?

एन्टीबायोटिक रेजिस्टेंस के कारण आधुनिक शल्यक्रिया के समक्ष एक अभूतपूर्व संकट खड़ा हो चुका है तथा विकल्पों की खोज युद्ध स्तर पर की जा रही है। आज आवश्यकता इस बात की है कि आयुर्वेद में विकल्प तलाशे जाएं। आज आवश्यकता है कि रिसर्च की जाए कि शल्यक्रिया के पिता सुश्रुत महाराज के समय में शल्यक्रिया किस प्रकार की जाती थी। हानिकारक एलोपैथिक दवाओं के स्थान पर आयुर्वेदिक दवाओं पर आधारित शल्यक्रिया की ओर जाना ही होगा।

जरनल ऑफ एन्ड इन्टीग्रेटिव मेडिसन (JAIM) में छपे एक लेख के अनुसार यह शुरुआत हो भी चुकी है। बिना एन्टीबायोटिक्स तथा दर्द निवारक दवाओं के, मात्र आयुर्वेदिक दवाओं की सहायता से ही 83 वर्ष के रोगी का लगभग 250 ग्राम की प्रोस्टेट ग्रंथि का सफलता पूर्वक ऑप्रेशन किया गया तथा यह पाया गया कि रोगी को अति शीघ्र आराम आ गया।

आश्चर्यजनक सुश्रुत-शल्यक्रिया: मूल सिद्धांत तथा औजार आज भी वही

यह आश्चर्यजनक है कि आज से लगभग 100 वर्ष पहले की आधुनिक शल्यक्रिया से कहीं अधिक विकसित थी 3000 वर्ष पूर्व की सुश्रुत की शल्यक्रिया। आधुनिक काल में भौतिक विज्ञान के विकास के कारण ही शल्यक्रिया का भी अभूतपूर्व विकास संभव हुआ परंतु मूलभूत सिद्धांत आज भी वही हैं। मूल औजार आज भी वही हैं। आज शल्यक्रिया में सूक्ष्मता, प्रवीणता, 'की होल' सर्जरी, दूरबीन सर्जरी, लेसर सर्जरी व रोबोटिक सर्जरी आदि भौतिक विज्ञान के चमत्कारिक विकास का ही परिणाम हैं, जैसे सूक्ष्म कैमरा आदि के विकास के कारण ही एन्डोस्कोपिक सर्जरी करना संभव हुआ। सर्जिकल इमरजेंसीस जैसे सड़क दुर्घटनाओं आदि में तो आधुनिक शल्यक्रिया जीवन रक्षा के लिए वरदान ही साबित हुई है परंतु आश्चर्यजनक बात यह है कि 3000 वर्ष पूर्व भी युद्ध आदि के जख्मों का उपचार, कटे अंगो यहां तक कि कटे शिर तक के पुनः संधान का वर्णन सुश्रुत संहिता में मिलता है –

प्रागभिघातव्रणसंरोहाद्यज्ञशिरः सन्धानाच्च। सु.सू. 1/25

आधुनिक काल में आयुर्वेद की घोर उपेक्षा के चलते, शल्यक्रिया के पिता 'सुश्रुत' के वंशज 'आयुर्वेद चिकित्सकों' को शल्यक्रिया की मुख्य धारा से अलग कर दिया गया। आयुर्वेदिक चिकित्सक हीन भावना का शिकार होते चले गए।

भौतिक विज्ञान के विकास के साथ शल्यक्रिया का विकास होता रहा परंतु उसका सारा श्रेय आधुनिक चिकित्सा पद्धति को ही दिया जाता रहा तथा हानिकारक आधुनिक दवा चिकित्सा को भी भ्रमवश कल्याणकारी मान लिया जाता रहा।

आधुनिक शल्यक्रिया: कुछ मूल प्रश्न

आज शल्यक्रिया के क्षेत्र में नये-नये कीर्तिमान स्थापित किये जा रहे हैं। आज जोड़ बदलना, गुर्दे बदलना, जिगर बदलना, हृदय बदलना आम बात हो गई है। यहां तक कि सिर बदलने की बात भी की जा रही है। शल्यक्रिया के इन चमत्कारिक उपलब्धियों से मानवजाति अभिभूत है परंतु कुछ मूल प्रश्नों की ओर से मानवजाति का ध्यान पूर्ण रूप से हटाया जा चुका है।

अंग बदलने की नौबत आखिर आई ही क्यूं?

अंगों का इस कदर खराब हो जाना कि बदलने के सिवा और कोई चारा ही ना बचे, यह तो मानव शरीर के विनाश की स्थिति है। ऐसी विनाशकारी स्थिति आने का मूल कारण क्या है?

क्या एलोपैथिक दवाओं का बेतहाशा बढ़ता हुआ अंधाधुंध प्रयोग अंगों के खराब होने का मूल कारण नहीं है?

क्या गलत जीवनशैली इसकी जिम्मेदार नहीं है?

उच्च तकनीक शल्यक्रियाओं का विकास निश्चित रूप से प्रशंसनीय है परंतु क्या इन उच्च तकनीक शल्यक्रियाओं से जनसाधारण का वास्तविक उद्धार हो जायेगा? पांच करोड़ रुपयों की उड़ने वाली कार अवश्य ही विज्ञान की चमत्कृत कर देने वाली प्रशंसनीय उपलब्धि है परंतु क्या उससे जनसाधारण की यातायात की समस्या का समाधान हो जाएगा?

क्या देश के सभी मानवों के अंग बदल देना संभव है? और संभव भी हो तो क्या इससे देश की स्वास्थ्य की समस्या का समाधान हो जाएगा?

क्या देश के सभी मानवों के अंग बदलने की सुविधा उपलब्ध करा देना ही उद्देश्य है?

क्या यही मात्र स्वास्थ्य सेवाएं हैं?

क्या यही समाधान है?

वास्तव में तो इन उच्च तकनीक शल्यक्रियाओं की उपलब्धता बढ़ाने के स्थान पर, संपूर्ण चिकित्सा जगत तथा सरकारों को, समस्त संसाधनों को, पूरी शक्ति और सामर्थ्य के साथ इस उद्देश्य की पूर्ति के लिए झोंक देना चाहिए कि मानवों की जीवनशैली ठीक हो, उनके स्वाभाविक रूप से उपलब्ध स्वास्थ्य की रक्षा हो तथा उनको इन उच्च तकनीक शल्यक्रियाओं की आवश्यकता ही ना पड़े।

शल्यक्रिया: प्रशंसनीय परंतु एक अंतिम विकल्प

यह कभी नहीं भूलना चाहिए कि आधुनिक शल्यक्रिया कितनी भी चमत्कारिक क्यूं ना हो, वह अंतिम विकल्प ही है तथा उसकी आवश्यकता ना ही पड़े तो ही अच्छा है, शारीरिक रूप से भी, मानसिक रूप से भी तथा आर्थिक रूप से भी।

याद रखना चाहिए कि 'शल्यक्रिया' रोग को ठीक ना कर पाने की, दवा की हार की स्वीकारोक्ति है।'

(Surgery is the acceptance of defeat on the part of medicine to cure)

याद रखें! अधिक शल्यक्रिया की आवश्यकता अर्थात दवा चिकित्सा की अक्षमता

सीमा सुरक्षा बलों के रहते अगर अधिक से अधिक आतंकवादी देश की सीमा में प्रवेश करने लग जाएं और अधिक से अधिक कमान्डो फोर्स की आवश्यकता पड़ने लगे तो समझ लेना चाहिए कि या तो सीमा सुरक्षा बल अक्षम है या मूर्ख है या फिर कोई साजिश की जा रही है, उसी प्रकार जिस चिकित्सा पद्धति के रहते अधिक से अधिक अंग

इस कदर खराब होने लग जाएं कि उनको बदलने की अधिक से अधिक आवश्यकता पड़ने लग जाए तो समझ लेना चाहिए कि या तो चिकित्सा पद्धति अक्षम है, मूर्खतापूर्ण है या फिर कोई साजिश हो रही है।

यह देश का दुर्भाग्य है कि एक ऐसी चिकित्सा पद्धति जिसमें अक्षमता भी है, मूर्खता भी है और साजिश भी है तथा जिसका बहुत ही सीमित प्रयोग आपातकालीन स्थितियों में ही होना था उसको मुनाफे के लालच में मानवों के दैनिक जीवन पर थोप दिया गया। जाने-अनजाने वह चिकित्सा मानवजाति के शारीरिक, मानसिक और आर्थिक शोषण का तथाकथित आधुनिक विज्ञान बन कर रह गई।

अध्याय 5
चिकित्सीय आतंकवाद तथा चिकित्सा बीमा

चिकित्सीय आतंकवाद (MEDICAL TERRORISM)

आज संपूर्ण विश्व आतंकवाद, सर्वत्र युद्ध, ग्लोबल वार्मिंग तथा भुखमरी आदि जैसी वैश्विक समस्याओं से जूझ रहा है व इनका समाधान खोजने की कोशिश कर रहा है परंतु एक और सबसे बड़ी एवं भयानक समस्या है जिसने संपूर्ण मानवजाति के लिए महान संकट पैदा कर दिया है तथा जिसको मानवजाति अभी पहचान भी नहीं पा रही है क्योंकि वह समस्या अच्छाई के वेश में छुपी हुई है और वह है स्वयं आधुनिक चिकित्सा विज्ञान। वह है **'चिकित्सीय आतंकवाद' (medical terrorism)**। आधुनिक चिकित्सा विज्ञान, चिकित्सा के क्षेत्र का आतंकवाद है। मानवजाति को रोगों के नाम पर आतंकित कर सारे जीवन हानिकारक दवाओं के निरंतर सेवन के लिए विवश करने का विज्ञान है। मानवजाति को रोगों की अन्तिम अवस्था और उच्च तकनीक शल्यक्रियाओं, जैसे अंग प्रत्यारोपण, आदि की ओर धकेलने का तथाकथित विज्ञान है। मानवजाति के शारीरिक, मानसिक और आर्थिक शोषण का एक सुनियोजित षड्यंत्र (a planned conspiracy) है।

चिकित्सा बीमा (MEDICAL INSURANCE)

चिकित्सीय आतंकवाद का ही परिणाम है चिकित्सा बीमा। किसी भी बीमा का मूल सिद्धांत है कि अधिकतम मानवों से थोड़ा-थोड़ा धन इकट्ठा करके जिन कुछ मानवों को आपात-स्थिति में आवश्यकता पड़े उन्हें वह धन उपलब्ध करा देना। वास्तव में सरकारों का यही कर्तव्य होता है। अधिकतम मानवों से टैक्स के रूप में धन एकत्र करके, सभी मानवों के लिए सभी क्षेत्रों में सुविधाएं उपलब्ध कराना। चिकित्सा के क्षेत्र में सरकारी अस्पतालों का यही सिद्धांत है। परंतु निजी स्वार्थों व भ्रष्टाचार के चलते सरकारें अपने इस कर्तव्य को निभाने में नाकामयाब रहीं। परिणामस्वरूप, पहले से ही स्वास्थ्य के क्षेत्र में त्राहि-त्राहि करती मानवजाति पर, मात्र मुनाफे के लिए कार्य करने वाली एक और संस्था को, स्वास्थ्य बीमा के नाम पर थोप दिया गया। रोगियों के आर्थिक शोषण के लिए स्वास्थ्य उद्योग तथा स्वस्थ मानवों के आर्थिक शोषण के लिए बीमा कंपनियां। जिस कार्य को करने में सरकारें असफल हो गईं, उसी कार्य को करने में, मुनाफे का दृष्टिकोण आते ही, बीमा कंपनियां सफल हो गई। परंतु यह सुविधा मात्र संपन्न मानवों को ही उपलब्ध है जो हर वर्ष एक मोटी धनराशि बीमा कराने के लिए बीमा कंपनियों को सौंपते हैं। वास्तव में सरकारी अस्पताल सबसे बड़ा स्वास्थ्य बीमा होना चाहिए, वह भी संपूर्ण मानवजाति के लिए।

अध्याय 6
आश्चर्यजनक आयुर्वेद

आयुर्वेद अनादि और शाश्वत है तथा वेदों की ही तरह अपौरुषेय है। ईश्वरीय ज्ञान है। आधुनिक जगत इन बातों को ना भी माने परंतु लगभग 3000 वर्ष पहले चरक व सुश्रुत संहिताएं लिखी जा चुकी थी इस बात के तो अकाट्य प्रमाण हैं तथा जिनको आधुनिक जगत भी मान चुका है। रोगों तथा चिकित्सा का इतना विस्तृत वर्णन आश्चर्यजनक एवं अकल्पनीय है, वह भी 3000 साल पहले जब पश्चिम के विकसित कहे जाने वाले अमेरिका व यूरोप आदि के देशों का जन्म भी नहीं हुआ था। चिकित्सा का कोई एकाध सिद्धांत नहीं वरन सम्पूर्ण चिकित्सा शास्त्र! शल्यक्रिया का संपूर्ण शास्त्र! जो आज भी उतने ही प्रासंगिक, जिनके सिद्धांतों में आज भी कोई परिवर्तन नहीं, चिकित्सा विधियों एवं दवाओं में कोई परिवर्तन नहीं मानो अटल सत्य कह दिया गया हो। आज समस्त पश्चिमी जगत भी आयुर्वेद को वास्तव में कल्याणकारी मानने तथा स्वीकार करने को विवश है, उस आयुर्वेद को जो 3000 वर्ष पहले लिखा गया था तथा जिसके आगे समस्त आधुनिक चिकित्सा विज्ञान बौना नजर आता है। अविश्वसनीय! परंतु सत्य। जब पश्चिम के मानव भौतिक रूप से भी पूर्णतः अविकसित थे, जब वो जंगलियों की तरह घूमते थे तब इस महान भारत देश में साहित्य तथा चिकित्सा के महान शास्त्र लिखे जा चुके थे।

वास्तविक विज्ञान

आइंस्टाइन के अनुसार विज्ञान वह है जो जटिलतम विषय को कम से कम व सरलतम नियमों में व्यक्त कर सके। इस दृष्टि से आयुर्वेद विज्ञान का सर्वश्रेष्ठ उदाहरण है।

आयुर्वेद के अनुसार–

मानव क्या है?	शरीर मन व आत्मा का समन्वय।
समस्त शारीरिक क्रियाओं का आधार	वात, पित्त तथा कफ, तीन शारीरिक दोष
समस्त मानसिक क्रियाओं का आधार	सत्व, रजस् तथा तमस्, मन के तीन गुण
समस्त रोगों के आश्रय स्थान	शरीर व मन।
स्वास्थ्य क्या है?	तीनों दोषों की समता।

शारीरिक रोग क्या है?	तीनों दोषों की विषमता।
मानसिक रोग क्या है?	रजस् एवं तमस्।
समस्त रोगों का कारण क्या है?	प्रज्ञापराध (स्वास्थ्य रक्षा के नियमों का उल्लंघन)
चिकित्सा क्या है?	त्रिदोष साम्य या धातुसाम्य पुनर्स्थापित करना।
सफल चिकित्सा का लक्षण क्या है?	शरीर, मन व आत्मा की प्रसन्नता।
चिकित्सक के लिए आदर्श क्या है?	रोगी की चिकित्सा अपने पुत्र के समान।
दवा क्या है?	ब्रह्मांड के समस्त पांचभौतिक द्रव्य।
दवा कैसी हो?	जो अन्य रोग ना पैदा करे।
समस्त दुःखों का अन्त कैसे होगा?	आत्मज्ञान या मोक्ष में।
जीवन का उद्देश्य क्या है?	मोक्ष की प्राप्ति।

इससे ज्यादा सरलता तथा संपूर्णता के साथ वर्णन चिकित्सा के क्षेत्र में मिलना मुश्किल है। आ.चि.वि. को तो इन सभी प्रश्नों के उत्तर में मौन ही धारण करना पड़ेगा।

आयुर्वेद में अनेक विषयों का वर्णन तो चमत्कृत कर देने वाला एवं अविश्वसनीय है जैसे—

शरीर, मन व आत्मा का विस्तृत वर्णन। च.शा. अ.-1

मोक्ष का विस्तृत वर्णन तथा मोक्ष प्राप्ति के उपाय। च.शा. अ.-1

गर्भ संबंधी संपूर्ण विवरण। च.शा. अ.-2,3,4

मासिक धर्म के दिनों को छोड़ कर स्त्री व पुरूष जब संभोग करते हैं तो पुरुष का शुक्र तथा स्त्री का आर्तव मिलने से गर्भ स्थापन होता है।

गर्भ धारण के लक्षण, गर्भ कैसे संपूर्ण शरीर बन जाता है, किस-किस समय पर क्या-क्या अंग बनते हैं तथा कब आत्मा का प्रवेश गर्भ में होता है, देर से गर्भ धारण करने का क्या कारण है, गर्भपात के क्या कारण हैं, कन्या या पुत्र की उत्पत्ति में क्या कारण हैं, जुड़वां संतान होने का क्या कारण है तथा विकृत संतान होने में क्या कारण हैं आदि-आदि, यह चमत्कृत कर देने वाला विस्तृत वर्णन चरक शारीर स्थान में किया गया है।

यह विस्मयकारी है कि 3000 वर्ष पूर्व जब किसी भी प्रकार के आधुनिक निदान उपकरण जैसे एक्सरे, अल्ट्रासाउंड व सी टी स्कैन आदि तथा किसी प्रकार की पैथोलॉजिकल जांचें उपलब्ध नहीं थी तब इतना विस्तृत वर्णन कैसे संभव हुआ? आ.चि.वि. तो इन आधुनिक उपकरणों के बिना पंगु ही है।

रसायन तथा वाजीकरण

आचार्य चरक ने आयुर्वेद का मुख्य प्रयोजन –स्वस्थ व्यक्ति के स्वास्थ्य का संरक्षण माना है तथा द्वितीय प्रयोजन रोगी व्यक्ति के रोग को दूर करना माना है। अतएव चिकित्सा स्थान के प्रारंभ में ही स्वस्थ व्यक्ति के स्वास्थ्य को उत्कृष्ट बनाने के लिए तथा उसमें पौरुष और पराक्रम के सन्निधान के लिए चिकित्सा स्थान के प्रथम दो अध्यायों में 'रसायन' और 'वाजीकरण' का वर्णन किया गया है।

रसायन—शरीर में प्रशस्त रस-रक्तादि धातुओं की उपलब्धि जिस उपाय या साधन से हो, उसे रसायन कहते हैं। **च.चि. 1/8**

रसायन के सेवन से पुरूष दीर्घायु, तीव्र स्मरणशक्ति, उत्तम धारणाशक्ति, आरोग्य, तरुणावस्था, उत्कृष्ट प्रभा, उत्तम वर्ण, सुन्दर स्वर, उच्च कोटि का शारिरिक तथा इन्द्रियबल, वाक्सिद्धि, लोकवन्द्यता और कान्ति को प्राप्त करता है। **च.चि. 1/7**

वाजीकरण—वाज अर्थात वीर्य। वीर्य से सम्पन्न बनाने वाली औषध या प्रयोग को वाजीकरण कहते हैं।

'जो औषध पुत्र-पौत्र-प्रपौत्र आदि की परंपरा स्थापित करती है। जो औषध सेवन के बाद शीघ्रमेव रतिशक्ति को उत्पन्न करती है, जिसके सेवन से पुरुष अति बलशाली होकर अश्व के समान अप्रतिहत गति से स्त्रियों के पास गमन करता है। जिससे वृद्धावस्था में भी उत्तम सन्तानजनक अक्षय वीर्य उत्पन्न होता दिखाई पड़ता है। जो औषध सन्तानोत्पत्ति का मूल है आदि-आदि। **च.चि. 1/9-12**

अरिष्ट

अरिष्ट का अर्थ है – अशुभ। जिन लक्षणों से रोगी की निश्चित ही होने वाली मृत्यु का ज्ञान होता है, उन्हें अरिष्ट कहते हैं। चरक संहिता के **'इन्द्रियस्थान'** के 12 अध्यायों में अरिष्ट विज्ञान का विस्तृत वर्णन है। शुभ शकुन, अपशकुन तथा शुभ स्वप्न आदि तक का वर्णन है।

आयुर्वेद में आयु का प्रमाण जानने का भी विस्तृत वर्णन है।

'आयु का प्रमाण, इन्द्रियों के विषय, इन्द्रिय, मन, बुद्धि और चेष्टा आदि में अकारण उत्पन्न होने वाली विकृतियों के लक्षणों से जाना जाता है कि यह मनुष्य इस क्षण में, इस मुहूर्त में, इस दिन मर जायेगा।' **च.सू. 30/25 अद्भुत!**

अरिष्ट-लक्षणों के प्रकट होने पर वैद्य के कर्तव्य का भी वर्णन किया गया है।

पुनर्जन्म

आयुर्वेद चतुर्विध प्रमाणों से पुनर्जन्म को सिद्ध करता है। **च.सू. 11/29, 30, 31, 32**

1. आप्तोपदेश,
2. प्रत्यक्ष प्रमाण,

3. अनुमानप्रमाण तथा
4. युक्तिप्रमाण

आयुर्वेद मानवों को सावधान होकर धर्मपूर्वक कर्तव्य पालन का निर्देश देता है जिससे उनके लोक और परलोक दोनों ही कल्याणकारी हों। **च.सू. 11/33**

आ.चि.वि. पुनर्जन्म को नहीं मानता तथा इस बारे में कोई वर्णन उपलब्ध नहीं है। यह आश्चर्यजनक है कि ईसा को मानने वाले तथा ईस्टर पर्व मनाने वाले पुनर्जन्म पर खामोश हैं।

कालगत रोगो का कारण दैव तथा कर्मफल भोग अनिवार्य। च.शा. 1/116 117

आयुर्वेद के अनुसार पूर्वजन्म के देह से किया गया कर्म अर्थात 'दैव' भी रोग का एक कारण होता है। कर्मफल भोग अनिवार्य है। लघु कर्मफल तो प्रायश्चित आदि द्वारा शान्त हो जाते हैं परंतु बड़े कर्मों का फल इतना प्रभावी होता है कि वह चिकित्सा द्वारा भी शान्त नहीं होता वरन भोगना ही पड़ता है।

अमेरिका के जौन हापकिन्स कैंसर सैन्टर के वैज्ञानिकों द्वारा दुनिया के 69 देशों के लगभग 4.8 बिलियन मानवों अर्थात दुनिया की आधी से भी ज्यादा आबादी पर रिसर्च के परिणामस्वरूप यह तथ्य सामने आया कि कैंसर भाग्य का परिणाम है। (साइंस जरनल में 24 मार्च 2017 को छपा लेख)

ऐपिडेमिक (महामारी) या जनपदोद्ध्वंस

आयुर्वेद के अनुसार महामारी फैलने का माध्यम विकृत वायु, जल, देश और काल हैं तथा मूल कारण **अधर्म** है। च.वि. 3/1, 2, 3, 4, 20

अध्ययन, अध्यापन, सम्भाषा तथा परिषद (study, teaching, discussion and conferences)

आयुर्वेद में विमानस्थान के आठवें अध्याय में इनका विस्मयकारी तथा विस्तृत वर्णन किया गया है।

शास्त्र-परीक्षा, आचार्य-परीक्षा, गुरूशुश्रूषा पूर्वक शास्त्र का अध्ययन, शास्त्रज्ञान के उपाय, अध्ययन-विधि, अध्यापन-विधि, शिष्य-परीक्षा, शिष्य की दीक्षा, हवन-विधि, शिष्य को अनुशासन संबंधी निर्देश, सम्भाषाविधि (method of discussion), सम्भाषा के भेद, प्रतिपक्षी के प्रकार, परिषद् के भेद (types of conference), वाद (Debate), वाद-विवाद में सफलता का रहस्य, वादमर्यादा-लक्षण तथा वादमार्गज्ञानार्थ 44 पद।

ऐसा विस्तृत वर्णन, वह भी 3000 वर्ष पूर्व। अद्भुत, अकल्पनीय एवं अविस्मरणीय!

अध्याय 7
आधुनिक चिकित्सा विज्ञान का अज्ञान

आ.चि.वि. चिकित्सा से संबंधित अनेक अति महत्वपूर्ण बातें जान ही नहीं पाया है तो सफल चिकित्सा कैसे कर पायेगा? जैसे-

* जिसकी चिकित्सा की जा रही है अर्थात 'मानव,' उसको अभी जान ही नहीं पाया है। 'मानव' शरीर, मन व आत्मा का अति सुन्दर समन्वय है, हाड़-मांस की मशीन मात्र नहीं, यह अभी जान ही नहीं पाया है। मात्र हाड़-मांस की मशीन भी मानें, तो भी उसके रख-रखाव के नियम अर्थात उचित जीवनशैली को जान ही नहीं पाया है। अतिसूक्ष्म व अतीन्द्रिय मन को व उसके कार्य को जान ही नहीं पाया। आत्मा से तो अभी दूर-दूर का भी परिचय नहीं है।

* मानवों की स्वाभाविक स्थिति स्वास्थ्य ही है। इस स्वाभाविक रूप से उपलब्ध स्वास्थय की रक्षा के लिए स्वस्थवृत व सदवृत आदि को जान ही नहीं पाया।

* रोग का मूल कारण कीटाणु या जीवाणु नहीं वरन 'प्रज्ञापराध' है। यह नहीं जान पाया।

* शारीरिक रोगों का कारण त्रिदोष असंतुलन तथा मानसिक रोगों का कारण काम, क्रोध, लोभ, मोह, आलस्य, प्रमाद, चोरी, रिश्वत, चरित्र-हीनता आदि रजस् व तमस् भाव हैं, यह नहीं जान पाया है।

* महामारी (Epidemic) का मूल कारण 'अधर्म' है, यह कल्पना में भी नहीं है।

* पुनर्जन्म को नहीं जान पाया। नहीं जान पाया कि कर्मफल भोग अनिवार्य है तथा कई बड़े कर्मों का फल इतना प्रभावी होता है कि चिकित्सा द्वारा भी शान्त नहीं होता वरन उसका फल भोगना ही पड़ता है जबकि लघु कर्मफल प्रायश्चित आदि द्वारा शान्त हो जाते हैं।

* दैवव्यपाश्रय एवं सत्त्वावजय चिकित्सा जान ही नहीं पाया।

* मानव जीवन में उचित आहार, विहार, निद्रा व ब्रह्मचर्य का, भारतीय संस्कृति में सत्संग की परम्परा का, स्वास्थ्य से क्या संबंध है यह जान ही नहीं पाया है।

* जब रोग का मूल कारण जान ही नहीं पाया तो रोग का जड़ से उन्मूलन कैसे कर पाता इसलिए मात्र लक्षणात्मक चिकित्सा तक ही सीमित रह गया।

* चिकित्सा पूर्ण रूप से हानि रहित होनी ही चाहिये यह भी नहीं जान पाया इसलिए हानिकारक साइड इफेक्ट युक्त रसायनिक (कैमिकल) चिकित्सा को ही महान चिकित्सा मान कर मानवजाति पर थोप दिया।

* चिकित्सक के गुण जान ही नहीं पाया इसलिए मात्र धन के बल पर चिकित्सक तैयार करने लगा। वास्तव में धन पर ही आधारित चिकित्सा पद्धति को ऐसे ही चिकित्सक चाहिएं अपने व्यवसायिक उद्देश्यों की पूर्ति के लिए।

* चिकित्सा का क्षेत्र 'व्यापार' नहीं वरन 'सेवा' है, यह जान ही नहीं पाया।

* सेवा (निष्काम कर्म) के मर्म को जान ही नहीं पाया तो मानवजाति के वास्तविक कल्याण के मार्ग का विकास कैसे करता। इसलिये व्यक्तिगत स्वार्थों की पूर्ति का माध्यम मात्र बन कर रह गया।

* मानव जीवन में मात्र अर्थ व काम ही नहीं वरन धर्म, अर्थ, काम और मोक्ष यह चार पुरूषार्थ होते हैं। नहीं जान पाया कि जब तक 'अर्थ' व 'काम' का साधन 'धर्म' तथा उद्देश्य 'मोक्ष' नहीं होगा तब तक मानव जीवन के दुःख पूर्णतया समाप्त नहीं होंगे।

* समस्त दुःखों की निवृत्ति मोक्ष में होती है तथा मानव जीवन का एक मात्र उद्देश्य मोक्ष की प्राप्ति ही है इसलिए चिकित्सा का वास्तविक उद्देश्य भी मोक्ष की प्राप्ति ही होना चाहिए, यह जान ही नहीं पाया है।

विडंबना यह हुई कि इतनी अज्ञानपूर्ण, अवैज्ञानिक तथा अपूर्ण चिकित्सा पद्धति इस महान देश की मुख्य चिकित्सा पद्धति बना दी गई, वह भी विज्ञान के नाम पर। संपूर्ण मानवजाति के साथ हुए छल का इससे बड़ा उदाहरण विश्व के इतिहास में मिलना असंभव है।

अध्याय 8
राष्ट्र के लिए दो क्षेत्र सर्वाधिक महत्वपूर्ण

किसी भी राष्ट्र के लिए दो क्षेत्र सर्वाधिक महत्वपूर्ण होते हैं।

1. **राष्ट्र की सीमाओं की सुरक्षा तथा**
2. **राष्ट्र के मानवों के स्वास्थ्य की रक्षा।**

गुलाम देश और बीमार मानव किसी भी प्रकार की उन्नति को प्राप्त नहीं हो सकते।

जिस प्रकार देश की सीमाओं की रक्षा के लिए सर्वाधिक महत्वपूर्ण स्थान 'सीमा सुरक्षा बल' का है जिसका प्रमुख कार्य है कि दुश्मन को देश की सीमा के भीतर घुसने ही ना दे, उसी प्रकार स्वास्थ्य की रक्षा के क्षेत्र में सर्वाधिक महत्वपूर्ण स्थान मात्र इलाज का नहीं वरन ऐसी चिकित्सा पद्धति का होना चाहिए जो रोग को शरीर की सीमा के भीतर घुसने ही ना दे। अर्थात सर्वाधिक महत्वपूर्ण बात 'स्वास्थ्य रक्षा एवं रोगों से बचाव' है ना कि इलाज।

यह दोनों ही क्षेत्र विशुद्ध सेवा के क्षेत्र हैं तथा त्याग और बलिदान की अपेक्षा रखते हैं।

जिस प्रकार देश की सीमाओं की रक्षा एक मिशन है, एक जुनून है, उसी प्रकार देश के स्वास्थ्य की रक्षा भी एक मिशन, एक जुनून होना चाहिए।

कल्पना कीजिए कि देश की सीमाओं की रक्षा के क्षेत्र को भी स्वास्थ्य रक्षा के क्षेत्र की तरह ही व्यवसायिक प्रतिष्ठानों के हवाले कर दिया जाए तो क्या होगा? क्या होगा अगर व्यवसायिक उद्देश्य वाले मानव सीमाओं की सुरक्षा करने लगें? क्या होगा अगर धन के बल पर सेना में प्रवेश दिया जाने लगे? क्या होगा अगर व्यवसायिक उद्देश्य वाले निजी कॉलेजों में सैनिक बनाये जाने लगें?

जिस प्रकार धनी बनने की आकांक्षा वाले मानव सेना में भर्ती नहीं होते उसी प्रकार स्वास्थ्य के क्षेत्र में भी ऐसे मानवों को प्रवेश नहीं लेना चाहिए वरन उनको व्यापार के क्षेत्र में जाना चाहिए।

जिस प्रकार देश की सीमाओं की रक्षा के लिए कुछ विशेष मानवीय गुणों से युक्त मानव चाहियें उसी प्रकार देश के स्वास्थ्य की रक्षा के लिए भी कुछ विशेष गुणों से युक्त, समर्पित मानव ही चाहिएं।

जिस प्रकार रक्षा के क्षेत्र का निजीकरण नहीं किया जा सकता उसी प्रकार स्वास्थ्य रक्षा के क्षेत्र का भी निजीकरण नहीं किया जाना चाहिए।

जिस प्रकार देश की सीमाओं की रक्षा के क्षेत्र को मुनाफा कमाने का स्थान नहीं बनाया जा सकता उसी प्रकार स्वास्थ्य रक्षा के क्षेत्र को भी मुनाफा कमाने का स्थान नहीं बनने देना चाहिए।

देश राजनीतिक रूप से आजाद परंतु देश का स्वास्थ्य गुलाम

यह देश का महान सौभाग्य है कि देश की सीमाओं की रक्षा का क्षेत्र इन कसौटियों पर खरा उतरा और देश की आजादी तथा संप्रभुता अक्षुण्ण रखने में सफल रहा परंतु यह देश का दुर्भाग्य है कि स्वास्थ्य रक्षा का क्षेत्र इन कसौटियों पर असफल हो गया। धनी बनने की कामना वाले मानव चिकित्सा जैसे शुद्ध सेवा के क्षेत्र में प्रवेश पाने लगे, चिकित्सा के क्षेत्र का निजीकरण किया गया, शिक्षा एवं चिकित्सा के मंदिर व्यावसायिक प्रतिष्ठान बना दिए गए तथा महान सेवा के क्षेत्र को मुनाफा कमाने का स्थान बना दिया गया। **परिणामस्वरूप, देश का स्वास्थ्य गुलाम हो गया, आधुनिक कहे जाने वाले चिकित्सा विज्ञान का, व्यवसायिक प्रतिष्ठानों का और बहुराष्ट्रीय दवा कंपनियों का।**

अध्याय 9
भ्रष्टाचार एवं पतन

यह कहना अतिशयोक्ति ना होगा कि –

संपूर्ण आधुनिक चिकित्सा विज्ञान अत्यधिक शक्तिशाली बहुराष्ट्रीय दवा कंपनियों के एक विशालकाय व्यवसायिक प्रतिष्ठान से अधिक और कुछ नहीं है।

मानव का स्वास्थ्य विश्व का सबसे अधिक मुनाफा कमाने वाला उद्योग बन चुका है। सबसे बड़ी त्रासदी यह हुयी कि अब इस मुनाफे के खेल में डाक्टर्स भी शामिल कर लिये गये। अति मंहगे उपहार, मुफ्त विदेश यात्रायें डाक्टर्स को कराई जाने लगी। आज पूरे विश्व में एक भी मेडिकल कॉन्फ्रेंस बिना फार्मा कम्पनियों की आर्थिक सहायता के संभव नहीं है। नयी दवा या नयी तकनीक के प्रचार के लिये कॉन्फ्रेंस के माध्यम से डाक्टर्स का इस्तेमाल होने लगा। भगवान का दर्जा प्राप्त डाक्टर्स को पता भी ना चला कि कब वो फार्मा कंपनियों के हाथ की कठपुतली बन गये, कब स्वयं का व फार्मा कंपनियों का हित रोगी के हित से बड़ा हो गया। यह कहना अतिश्योक्ति ना होगा कि आज आ.चि.वि. पूरा का पूरा बड़ी फार्मा कंपनियों के चंगुल में है। जो वो चाहती है वही होता है। दवा कंपनियां अत्यधिक मुनाफे पर काम करती हैं। क्या आप जानते हैं कि किसी भी बड़े से बड़े अस्पताल के मुनाफे का सबसे बड़ा स्त्रोत उसका मैडिकल स्टोर है। सर्जिकल सामानों में तो 100 रू0 की चीज 1000/-रू० तक की बेची जाती है। फार्मा कम्पनीज द्वारा दुष्प्रचार भी किया गया। मानव जाति के मन में रोगों का डर बैठाया गया। ब्लडप्रेशर, ब्लड शुगर व कोलेस्ट्रॉल आदि के सामान्य स्तर के नाम पर मानवों को भयभीत किया गया। स्वस्थ मानवों के भी हैल्थ चैक-अप कराये जाने लगे। उद्देश्य-सारी मानव जाति स्वास्थ्य के लिये, सारे जीवन दवाओं पर निर्भर हो जाये। मानवों को दवाओं के भरोसे, स्वास्थ्य का झूठा आश्वासन दिया गया। एक समय आयेगा जब फार्मा कम्पनीज के प्रभाव के चलते सरकारे कानून लायेंगी कि बिना दवा मुफ्त में जीना व स्वस्थ रहना मना है। आई.सी.यू. के बिना मरना मना है। क्या आप जानते हैं कि आने वाले 10–20 सालों में रोगों के दुगना-तिगुना होने के अनुमान पर हम-आप चिंता करते है, परंतु फार्मा कम्पनीज एक कुटिल मुस्कान के साथ भविष्य के सुनहरे सपनों में खो जाती हैं। जीवनशैली रोग फार्मा कम्पनीज की रोजी-रोटी हैं। क्या आप जानते है कि जीवनशैली रोगों जैसे डायबिटीज, ब्लडप्रेशर व हृदय रोग आदि के जड़ से उन्मूलन की रिसर्च में फार्मा कम्पनीज की कोई रूचि नहीं है। वरन उनकी कोशिश है कि रोग भी रहे, रोगी भी व दवा भी।

कहते हैं कि एक ओर मानव अपना उत्थान कर भगवान को भी प्राप्त कर सकता है वहीं दूसरी ओर उसके पतन की भी कोई सीमा नहीं है। वर्तमान में, समाज के सभी क्षेत्रों में, चारित्रिक पतन की होड़ मची हुयी है। डाक्टर्स भी समाज

का ही अंग हैं, वे भी इस होड़ में शामिल हो गये। अधिक पैसे के उद्देश्य से अनावश्यक दवायें लिखी जाने लगी। रोगियों की जाँचों में कमीशन लिया जाने लगा, अनावश्यक व अति महंगी जाँचे करायी जाने लगी। 6000 के एम.आर.आई. में 50% कमीशन। पैथोलॉजिकल जांचों में 30–40 प्रतिशत कमीशन। बहुत से चिकित्सक आज अपना स्वयं का मैडिकल स्टोर चलाते हैं। बहुत से चिकित्सकों की अपनी दवा कम्पनियां भी हैं।

अस्पतालों में अनावश्यक भर्तियाँ व अनावश्यक शल्यक्रियाएं भी की जाने लगी। बच्चे आप्रेशन से कराये जाने को प्राथमिकता दी जाने लगी। अस्पतालों में रोगी लाने वाले दलाल पैदा हो गये। स्वयं डाक्टर्स, मरीजों को बड़े अस्पतालों में भेजने पर कमीशन लेने लगे। एम्बुलेंस ड्राइवर मरीज लाने के सबसे बड़े दलाल बन गये। वे मोटी रकम या कमीशन अस्पतालों या डाक्टर्स से लेने लगे। अधिकतर डाक्टर्स अपने 'पी आर ओ' रखने लगे जिनका काम कमीशन पर मरीज लाना होता है। इस सारी कमीशन खोरी में मरीज पिसता रहा, परंतु किसी को भी चिंता ना हुयी। महान सेवा का क्षेत्र एक घटिया दलाली का क्षेत्र बन गया। मित्रों, पतन की यह गाथा अनन्त है।

अति विकसित कहा जाने वाला आ.चि.वि. मानव के स्वास्थ्य का विकास तो दूर की बात उसकी रक्षा भी ना कर पाया। यहां तक कि वह रोगों के विकास में मददगार सिद्ध हुआ। इस तथाकथित, अति विकसित, आ.चि.वि. की नाक तले नाना प्रकार के खतरनाक रोग जैसे – कैंसर, डायबिटीज, हृदय रोग, डेन्यू, इबोला, जीका, जोड़ों का असमय ही घिस जाना, हिपेटाइटिस ए, बी, सी, डी व ई तथा गुर्दे व लीवर फेल होना आदि रोग बढ़ते ही चले गये तथा उनकी विभीषिका से मानव जाति कांप उठी परंतु यह चेचक व पोलियों के उन्मूलन का ही दम भरता रहा।

एलोपैथी के उत्थान के साथ ही मानव का स्वास्थ्य उसके स्वयं के हाथों से, प्रकृति के तथा आयुर्वेद के संरक्षण से निकल कर, एलोपैथी के अप्राकृतिक एवं हानिकारक कैमिकल्स के, असंवेदनशील डाक्टर्स के, कार्पोरेट अस्पतालों के , फार्मा व इम्प्लांट आदि बनाने वाली कंपनियों के क्रूर हाथों की कठपुतली बन कर रह गया। मानव की स्वाभाविक स्थिति स्वास्थ्य ना रह कर रोग हो गयी। रोग व खतरनाक दवायें जीवन का स्वाभाविक अंग बना दी गयी। एक ओर दवाओं के दुष्प्रभाव व दूसरी ओर स्वास्थ्य रक्षण के नियमों का उल्लघंन, मानव का स्वास्थ्य एवं रोग प्रतिरोधक क्षमता अधिकाधिक पतन को प्राप्त होते गये। संयम व ब्रह्मचर्य जैसे शब्द बेमानी हो गये। मानवता चीत्कार कर उठी, हाहाकार मच गया परंतु किसी के कान पर जूं ना रेंगी। ना सरकारों के, ना भगवान सदृश डॉक्टर्स के, ना अस्पतालों के, ना 'एम सी आइ' के ना 'आइ एम ए' के, ना 'ए एम ए' के, ना 'एफ डी ए' के, ना 'ई एम ए' के और ना ही विश्व स्वास्थ्य संगठन के। मुनाफे के लालच में मानव को स्वास्थ्य की ओर ना ले जा कर उसको रोग की अंतिम अवस्था की ओर धकेला जाता रहा। जोड़ या दिल स्वस्थ्य कैसे रहे यह न बता कर उसको जोड़ बदलवाने व बाइपास सर्जरीस कराने को मजबूर किया जाता रहा। यह मूर्खता नहीं तो और क्या है? सिर्फ मूर्खता ही होती तो भी क्षम्य थी परंतु मित्रों, यह एक भयानक, अक्षम्य साजिश है मानवता के प्रति। अति चालाक व दुष्ट शक्तियों द्वारा पूरे विश्व के स्वास्थ्य को बंधक बनाकर, उच्च तकनीक चिकित्सा रूपी फिरौती वसूलने जैसा जघन्य कृत्य बना कर रख दिया गया है आ.चि.वि.।

मैं पूछना चाहता हूं आधुनिक चिकित्सा विज्ञान से कि तुम्हें विज्ञान का वास्ता है, मुझे सच-सच बताओ कि क्या तुमने डायबिटीज पर विजय प्राप्त कर ली है? यदि हां, तो क्यूं भारत विश्व की डायबिटीज कैपिटल बन गया? और यदि नहीं, तो सच क्यूं नहीं बोलते? क्यूं नहीं बताते मानवता को कि डायबिटीज की दवा चिकित्सा केवल एक भ्रमजाल है। आधुनिक दवाएं डायबिटीज की काम्प्लीकेशन्स रोकने में असफल हैं। क्यों नहीं बताते मानवता को कि

जब तक जीवनशैली में परिवर्तन नहीं किया जायेगा तब तक डायबिटीज के रोगी यूं ही बढ़ते रहेंगे तथा इस रोग व इसकी काम्प्लीकेशन्स पर भी विजय नहीं पाई जा सकती। क्यूं नहीं बताते मानवता को कि हानिकारक एलोपैथिक दवाओं का अंधाधुंध प्रयोग भी डायबिटीज के रोगियों की संख्या बेतहाशा रूप से बढने का एक प्रमुख कारण है।

मैं पूछना चाहता हूँ आ.चि.वि. से कि वह इस बात को समझना चाहता भी है या नहीं कि **"मानवीय प्रयत्न से यह संभव नहीं है कि इस विश्व के सभी मानवों को इलाज द्वारा ठीक किया जा सके, यदि वे सब बीमार हो जाये, परंतु उनको बीमार होने से निश्चित ही रोका जा सकता हैं।"**

आ.चि.वि. ने रोगों की अन्तिम अवस्था के, अति महंगे उपचार तो खोज लिये जैसे कृत्रिम जोड़, हृदय की बायपास सर्जरी व गुर्दा प्रत्यारोपण आदि, परंतु उचित जीवनशैली के माध्यम से, मानवों को इन उच्च्च तकनीक व अति महंगे अन्तिम विकल्पों की आवश्यकता ही ना पड़े, चिकित्सा के इस अति महत्वपूर्ण, मानवीय एवं सहज दृष्टिकोण की ओर से आँखें क्यों मूंद ली? क्योंकि जीवनशैली ठीक कराने में कोई व्यापार नहीं पनपता? और अगर जीवनशैली ठीक होने लग गई तो दवा कंपनियों के बरबाद होने का खतरा है?

याद रखें! रोगों से निपटने को हर शहर में 'एम्स' बनाना ना संभव है व ना ही अक्लमंदी। स्वास्थ्य को मजबूत करना होगा, रोग प्रतिरोधक क्षमता बढ़ानी होगी।

मित्रों मैं आपसे पूछता हूँ-कि क्या यह संभव है कि हम कुछ भी खायें, कभी भी खाये, कितना भी खायें, शराब, तम्बाकू जैसे व्यसन भी करें, कभी भी सोंये या जागें, कितना भी कम या ज्यादा सोयें, इन्द्रिय सुख में, भोगों में कितना भी लिप्त हो जायें, कोई योगासन, प्राणायाम, विहार आदि ना करें, जीवन में श्रम ना करें और हम कभी भी बीमार ना पड़ें? परंतु महान आश्चर्य की बात है कि आ.चि.वि. द्वारा मानवता को यह विश्वास दिलाया गया कि कुछ भी करें या ना करें, चिंता की कोई बात नहीं है, एलोपैथी दवायें हमें बचा लेंगी।

मित्रों, क्या यह संभव है कि हमारे भोजन में विष मिलता रहे और हम बीमार ना पड़ें। मैं पूछना चाहता हूँ, सरकारों से, नेताओं से, कि क्यूं हमारे भोजन में, हमारी खेती में खतरनाक रसायनिक खादों एवं कीटनाशकों का जहर मिलने दिया? क्यूं हमारी जीवन दायिनी गंगा माँ को एक गंदा नाला बनने दिया? क्यूं स्वास्थ्य के लिए अत्यंत ही आवश्यक एवं लाभदायक पंचगव्य प्रदान करने वाली हमारी गौ माता को कटने के लिये छोड़ दिया गया? सिन्थेटिक दूध बनता रहा, खाद्य पदार्थों में भयानक रूप से अक्षम्य मिलावट होती रही, नकली घी व मावा आदि बनते रहे और सरकारें तमाशबीन बनी रहीं, आखिर क्यूं? क्या मजबूरी थी मानव के स्वास्थ्य से अक्षम्य खिलवाड़ करने की?

हानिकारक रसायनिक खाद व कीटनाशक, पीजा, बर्गर आदि पश्चिमी अपसंस्कृति से, पहले आर्थिक लूट व इनके दुष्परिणामों के रूप में स्वास्थ्य की लूट, फिर आधुनिक दवा चिकित्सा के माध्यम से पहले आर्थिक लूट तथा चिकित्सा के दुष्परिणामों से फिर स्वास्थ्य की लूट। अर्थ और स्वास्थ्य की लूट के इस दुष्चक्र में मानवजाति पूर्ण रूप से फंस चुकी है।

एलोपैथी – एक रसायनिक युद्ध, आयुर्वेद – एक जैविक चिकित्सा

याद रखें, आ.चि.वि. रोगों से युद्ध है, एक अति हानिकारक रसायनिक युद्ध, जबकि आयुर्वेद रोगों से बचाव है, रोगों का हानिरहित जैविक उपचार है। युद्ध अन्तिम विकल्प होता है व युद्ध से सदा हानि होती है, जीतने वाले की भी।

रसायनों का जहर तो धरती मां भी बरदाश्त ना कर पाई फिर मानव शरीर तो विधाता की सर्वश्रेष्ठ कृति है, शरीर, मन व आत्मा का अति सुन्दर समन्वय है, वह एलोपैथी दवा रूपी रसायनों के जहर को कैसे झेल पायेगा?

जो कार्य रसायनिक खाद व कीटनाशकों ने खेती के साथ किया अर्थात, सारी खेती जहरीली कर दी, वही कार्य एलोपैथिक दवाएं मानव शरीरों के साथ कर रही हैं।

जैविक खेती की मांग तो उठ गई, जैविक चिकित्सा की मांग कब उठेगी?

आज सारा विश्व हानिकारक रसायनिक खाद एवं कीटनाशकों के अंधाधुंध प्रयोग के कारण विषाक्त हुई खेती के दुष्परिणाम भुगत रहा है। आज सारा विश्व आर्गेनिक-आर्गेनिक चिल्ला रहा है, जैविक खेती की मांग कर रहा है परंतु चिकित्सा के क्षेत्र में विश्व शान्त क्यूं है? चिकित्सा के क्षेत्र में हम कब जागेंगे? आज संपूर्ण विश्व हानिकारक एलोपैथिक रसायनिक चिकित्सा के दुष्परिणाम भुगत रहा है। चिकित्सा के क्षेत्र में हम जैविक चिकित्सा की मांग कब करेंगे?

संपूर्ण मानवजाति ने बड़े विश्वास और बड़ी आशा के साथ अपने आपको चिकित्सा जगत को समर्पित किया हुआ है। उसके साथ हम कब तक विश्वासघात करते रहेंगे?

जैविक चिकित्सा ही एकमात्र उपाय है मानवजाति के स्वास्थ्य की रक्षा का। आयुर्वेद ही एक मात्र जैविक चिकित्सा है जो मानवजाति को वास्तविक रूप से पुनः स्वास्थ्य प्रदान करने की क्षमता रखती है। कब तक इस शाश्वत सत्य से मुंह मोड़े रहेंगे?

मित्रों, भौतिक, मानसिक एवं आध्यात्मिक स्वास्थ्य हमें पश्चिम की जीवनशैली व पश्चिमी चिकित्सा पद्धति से ना मिलेगा वरन् यह हमें केवल और केवल भारतीय संस्कृति व भारतीय चिकित्सा पद्धति आयुर्वेद से ही मिलेगा। केवल 100–150 वर्ष की उम्र वाला आ.चि.वि. अभी तो अपने शैशव काल में ही है। इसको हजारो-लाखों वर्ष की उम्र वाले आयुर्वेद से अभी काफी कुछ सीखना होगा। तभी उसकी भटकन दूर होगी।

अध्याय 10

सिद्धांतहीन आ.चि.वि. के उत्थान का कारण

मित्रों एक प्रश्न उठता है कि आखिर इतनी उन्नत संस्कृति तथा इतना उनन्त आयुर्वेद जैसा चिकित्सा विज्ञान, फिर भी भारत इतनी दुर्गति व पतन को क्यूं प्राप्त हुआ? एलोपैथी के सिद्धांत आधारहीन होते हुये भी, यह पद्धति इतने उत्कर्ष को क्यों प्राप्त हुई?

इसके अनेक कारण हैं।

1. वास्तव में आ.चि.वि. की नींव व्यापार पर रखी हुई है। विश्व की अति शक्तिशाली आर्थिक शक्तिओं ने मानव स्वास्थ्य के क्षेत्र में व्यापार एवं विशाल मुनाफे की संभावनाओं को बहुत पहले ही पहचान लिया था। उन्होंने इस सेवा के क्षेत्र पर शुरूआत से ही कब्जा कर लिया था। उन्होंने संपूर्ण मानवजाति को दिग्भ्रमित किया, झूठा प्रचार किया तथा हानिकारक चिकित्सा पद्धति को आधुनिक विज्ञान के नाम पर मानवजाति पर थोप दिया। उद्देश्य मात्र आर्थिक लूट था और यह लूट की गई विज्ञान के नाम पर। विज्ञान का जैसा विनाशकारी दुरूपयोग आ.चि.वि. के माध्यम से हुआ उसकी मिसाल इस पृथ्वी पर मिलना मुश्किल है। रोगों के परिणामस्वरूप होने वाले परिवर्तनों को देखने व जानने की क्षमता का विकास विज्ञान के माध्यम से हुआ जिसको बेचने का धंधा डायग्नोस्टिक सैंटर्स के माध्यम से चल पड़ा। इन परिवर्तनों को हानिकारक रसायनिक दवाओं के माध्यम से उल्टा करने का धंधा बहुराष्ट्रीय दवा कंपनियों ने हथिया लिया। इन उल्टे हुए परिवर्तनों को फिर अति महंगी जांचों के माध्यम से सत्यापित कराकर मानवता के समक्ष दवाओं की सत्यता प्रमाणित की गई। किसी ने भी यह जानने की कोशिश ही नहीं की कि जिन परिवर्तनों की जानकारी विज्ञान ने दी थी वह परिवर्तन आखिर हुए क्यूं थे? उनका मूल कारण क्या था? और किसी ने भी यह जानने की कोशिश भी नहीं की कि जिन दवाओं के माध्यम से परिवर्तनों को उल्टा किया गया वह खुद तो कोई और रोग पैदा नहीं कर रही? बस परिवर्तनों की जानकारी देना तथा उनको उल्टा करना, यही धंधा बन गया और विज्ञान को इसका साक्षी बनाया गया। इस धंधे का नाम रखा गया 'एविडेन्स बेस्ड मेडिसिन' या आधुनिक चिकित्सा विज्ञान। 'आधुनिक,' 'वैज्ञानिक' और 'एविडेन्स बेस्ड' इन विशेषणों से मानवजाति आश्वस्त हो गई और उसने आंख मीच कर अपने आपको आधुनिक चिकित्सा विज्ञान के हाथों में सौंप दिया।

2. भ्रमवश शल्यक्रिया तथा आधुनिक दवा चिकित्सा को एक ही मान लिया गया जिसके परिणामस्वरूप शल्यक्रिया के चमत्कारिक परिणामों का श्रेय भी आ.चि.वि. को ही मिल गया तथा आधुनिक दवा चिकित्सा के दुष्परिणाम शल्यक्रिया के लाभकारी परिणामों की आड़ में छिप गए।
3. मानवजाति एलोपैथिक दवाओं के तात्कालिक परिणामों से प्रभावित हो गई तथा दीर्घकालिक दुष्परिणामों की ओर उसकी दृष्टि ही नहीं गई। और गई भी तो आधुनिक विज्ञान का हवाला देकर उसको शान्त करा दिया गया। कह दिया गया कि यह तो जानकारी में है ही। (known side effects)
4. परंतु मित्रों, आ.चि.वि. की कामयाबी का मुख्य श्रेय तो मैकाले की घृणित परंतु कामयाब चाल को ही देना होगा जिसने हमारी उन्नत भारतीय शिक्षा पद्धति को नष्ट कर दिया। पिछले लगभग 200 सालों से चली आ रही आज की शिक्षा पद्धति वास्तव में मैकाले का राजनीतिक हथियार थी, जिसने अंग्रेजी जानने वाले, अंग्रेजों के मानसपुत्र पैदा किये। आज की शिक्षा पद्धति की यह विशेषता है कि यह ऐसे स्नातक तैयार करती है जो अंग्रेजी जानकार, अपने ही देशवासियों को हीन दृष्टि से देखते हैं। अपने ही देश को लेकर हीनभावना से भर जाते हैं। आज के एलोपैथिक चिकित्सक अपने ही देश की महान एवं वास्तव में पूर्ण वैज्ञानिक चिकित्सा पद्धति, आयुर्वेद, को अत्यंत ही हीन दृष्टि से देखते हैं। अपनी महान सभ्यता को हीन व पश्चिमी असभ्यता को महान समझते हैं। अवैज्ञानिक एवं अविकसित अंग्रेजी भाषा को महान व सर्वाधिक वैज्ञानिक व विकसित हिन्दी व संस्कृत भाषाओंको हीन समझते हैं। स्वास्थ्य की दृष्टि से हानिकारक टाईट पैंट, जीन्स व टाई आदि पहनने को सभ्यता व स्वास्थ्य की दृष्टि से अति उत्तम कुर्ता-पायजामा को असभ्यता। हानिकारक शराब व मांस के सेवन को शान व उत्तम शाकाहारी भोजन को अपमान की दृष्टि से देखते हैं। भारतीय जीवन शैली की बुराईयां हमें बतायी जाती हैं परंतु उसकी महानता छुपायी जाती है। हमारे संतों के चरित्र उछाले जाते हैं परंतु पादरियों के छुपाये जाते हैं। हमें हमारे धार्मिक व पौराणिक कथाओं को अनपढ़ों की काल्पनिक तथा असत्य बातों के रूप में लेना सिखाया गया परंतु हम मूर्ख यह न देख सके कि अपने धर्म व कथाओं को उन्होंने काल्पनिक ना मानकर पूरा सम्मान दिया। आज की हमारी युवा पीढ़ी महान कालिदास को नहीं वरन शेक्सपियर को ही महान मानती है तथा रामायण तथा श्रीमद्भगवद्गीता जैसे चरित्र निर्माण में अति महत्वपूर्ण व महान प्रेरणादायक ग्रंथों से दूर होती चली जा रही है।

मित्रों उनकी दुष्प्रचार करने की जड़ें बहुत मजबूत हैं। सही को गलत व गलत को सही पेश करना उन्हें बहुत अच्छी प्रकार से आता है। उदाहरण के लिये:-

1. उन्होंने कहा कि एलोपैथी के कारण मानव की औसत आयु बढ़कर लगभग 70 वर्ष हो गयी है, हमने मान लिया। जबकि हमारी संस्कृति में तो मानव की औसत आयु 100 वर्ष थी।

वर्षशतं खल्वायुषः प्रमाणमस्मिन् काले।। च.शा. 6/29

अर्थात, इस कलियुग में आयु का प्रमाण एक सौ वर्ष है।

हमारे यहां तो 25–25 साल के चार आश्रम होते थे। हमारी आयु तो वास्तव में अनेक कारणों से घटी है जिसमें एलोपैथी चिकित्सा पद्धति एवं उसके द्वारा पैदा किया गया भ्रम प्रमुख कारण है। वास्तव में पश्चिम के अविकिसित

मानव जो 30–40 साल जीते थे उनकी औसत आयु बढ़ी है। परंतु नेट पर आपको सारे भ्रमित करने वाले लेख इस बारे में विदेशियों के ही मिलेंगे। भारतीयों की उम्र 100 साल होती थी यह बात छुपायी गयी है। नेट पर तो सबसे पुरानी संस्कृति व चिकित्सा पद्धति मिस्र की बतायी जाती है।

मैं पूछना चाहता हूं समस्त आधुनिक चिकित्सा वैज्ञानिकों से कि वो प्राचीनतम चिकित्सा पद्धति मिस्र की मानते हैं तो बताएं कि आयुर्वेद की तरह चरक व सुश्रुत जैसे चिकित्सा के कोई संपूर्ण शास्त्र उपलब्ध हैं या कोई एकाध सिद्धांत के आधार पर ही वो ऐसा मानते हैं? एकाध सिद्धांत भी कोई ऐसा है क्या जो आज भी मान्य हो या प्रचलन में हो? अगर नहीं तो क्यूं शर्म आती है आयुर्वेद की महानता को स्वीकार करने में?

2. वर्षों से स्वास्थ्य की परिभाषा से जूझता हुआ विश्व स्वास्थ्य संगठन, आज मानसिक और आध्यात्मिक स्वास्थ्य की बात मानने को विवश है परंतु यह कहीं नहीं बताया जाता कि भारतीय आयुर्वेद का तो यह मूल-सिद्धान्त है जिसका वर्णन लगभग 3000 वर्ष पूर्व ही आयुर्वेद के शास्त्रों में किया जा चुका है।
3. इस पृथ्वी ग्रह व विश्व के स्वास्थ्य के लिये, भारतीय गायों की परम अनिवार्यता, ऑर्गेनिक खेती के लिये गाय के गोबर की खाद, जीवनदायिनि औषधियों के लिये गौमूत्र व मानवता के पोषण के लिये भारतीय गायों के दूध, छाछ व घी आदि की उपयोगिता का संकेत तो श्री भगवान ने कृष्णावतार में गौपालन करके हजारों वर्ष पूर्व ही दे दिया था। पश्चिमी गायों का दूध स्वास्थ्य के लिये हानिकारक था, इसलिये पश्चिमी चिकित्सक गाय के दूध की निन्दा करते रहे। अब जाकर उन्हें भारतीय गायों की श्रेष्ठता का पता चला जब कीथ वुडफोर्ड, प्रोफेसर ऑफ फार्म मैनेजमेन्ट एन्ड एग्री बिजनेस, लिंकन यूनिवर्सिटी, न्यूजीलैन्ड द्वारा रचित पुस्तक 'डेविल इन द मिल्क' के माध्यम से विदेशी और भारतीय गायों के दूध की गुणवत्ता का अंतर सामने आया तथा यह भी पता लगा कि विदेशी गायों का दूध टाइप1- डायबिटीज, ऑटिज्म, हृदय रोग तथा मानसिक रोग आदि का कारण है। तब भारतीय गायों को उन्होंने चुपचाप आयात करना शुरू कर दिया। क्या आप जानते हैं कि ब्राजील इस समय भारतीय गायों का सबसे बड़ा आयातक व निर्यातक भी हैं। गुजरात की गिर गाय ब्राजील में अब 50 लाख व गुजरात में केवल 3000 रह गयी है। भारतीय गायों का दूध पश्चिम में अत्याधिक मूल्य पर ए-2 दूध के नाम से बेचा जाता है। परंतु आप कहीं भी अखबारों में, टी.वी. में व नेट पर भारतीय गायों का गुणगान नहीं पायेंगे। एक दिन आयेगा जब अमेरिका भारतीय गायों का पेटेन्ट अपने नाम से करवायेगा जैसा कि उसने हल्दी आदि में कराने की कोशिश की।

मित्रों हमारी आधुनिक कही जाने वाली, अंग्रेजी प्रधान शिक्षा-प्रणाली ने हमारी यह हालत कर दी है कि-

- वे कहें कि कोलगेट में नमक है तो ठीक परंतु आयुर्वेद हजारों सालों से कह रहा है कि नमक व सरसों के तेल से पायरिया ठीक होता है तो वो गलत।
- कोलगेट 'वेदशक्ति' के नाम से टूथपेस्ट तथा फेयर एन्ड लवली 'आयुर्वेद शक्ति' के नाम से फेस क्रीम बेचें ती ठीक परंतु हम आयुर्वेद का नाम लें तो हम दकियानूसी?

- वे कहें कि हल्दी में प्राकृतिक स्टेरॉयड व एन्टीबायोटिक होते हैं तो वो ठीक, परंतु हमारे भोजन में हजारों लाखों सालों से हल्दी व अन्य जड़ी-बूटियाँ शामिल हैं लेकिन हम गलत।

- गलत जीवन शैली ही रोगों का कारण है यह आयुर्वेद का मूल सिद्धान्त है परंतु हमने नहीं माना। परंतु कुछ वर्षों पहले ही वे इस निष्कर्ष पर पहुंचे व रोगों को जीवनशैली रोग कहने लगे तो हम मान गये।

- सिद्धांतहीन, अवैज्ञानिक एवं विनाशकारी पश्चिमी एलोपैथी चिकित्सा पद्धति हमें महान लगती है और वास्तव में महान, पूर्ण वैज्ञानिक, कल्याणकारी तथा हमारी अपनी चिकित्सा पद्धति आयुर्वेद के नाम पर हमारी हीन भावना जाग जाती है।

- मित्रों वे बहुत शातिर व चालाक हैं। हमारी सारी बातों का सत्य जानने लगे हैं, मानने लगे हैं, उपयोग में लाने लगे हैं, उनका पेटेन्ट अपने नाम से करवाने लगे हैं परंतु प्रचार नहीं करते।

वे भारत की श्रेष्ठता नहीं मानेंगे धूर्तता के कारण और हम नहीं मानेंगे मूर्खता के कारण।

- उनकी हर बात हमें ठीक लगती है और अपनी गलत।

- असंख्य नर-नारियों के साथ असीमित भोग करने वाले सम्मान के पात्र व पूरा जीवन एक नर-नारी के साथ संयम से गुजारने वाले हम अपमान के।

- हमारे नग्न जैन मुनियों के दर्शन मात्र से कामुकता शान्त हो जाये पर हम असभ्य परंतु वो कामुकता बढ़ाने वाली नग्नता का भौंडा प्रदर्शन करें तो वो सभ्य।

मित्रों यह कब तक चलेगा। हमारी ही बातों को जब तक वे अपने ढंग से नहीं कहेंगे, अंग्रेजी में नहीं कहेंगे, तब तक हम ना मानेंगे? आखिर कब तक हम 1947 की राजनीतिक आजादी के जश्न में डूबे रहेंगे? कब तक मानसिक गुलाम बने रहेंगे? जो कुछ अंग्रेजी में है, जो कुछ उन्होंने कहा वो सच? जैसा मैकाले चाहता था, वही हुआ, वही हो रहा है। हम गलत, हमारी हर बात गलत, वो सही, उनकी हर बात सही।

- सारा ज्ञान का भंडार हमारा परंतु हम दकियानूसी और वो आधुनिक?

- भारतीय गाँव का जीवन कोई मजबूरी नहीं वरन् स्वास्थ्य एवं पर्यावरण की दृष्टि से सबसे ज्यादा वैज्ञानिक; गोबर की खाद से स्वास्थ्य के लिये अति उत्तम ऑर्गेनिक खेती करने वाला एवं गाय के गोबर से घर लीपने की सर्वाधिक हाइजीन वाला, परंतु हम गंवार? परंतु कई-कई दिनों तक स्नान ना करके 'डीओ' छिड़कने वाले, कागज से पौटी साफ करने वाले हाइजेनिक? सच तो यह है कि पूरे विश्व में हिन्दू से अधिक स्वच्छ कोई हो ही नहीं सकता।

- उन्होंने सिर्फ भौतिक विकास किया (आधुनिक काल में) बिना यह जाने कि चारित्रिक व आत्मिक विकास के बिना भौतक विकास विनाश करेगा, परंतु वो सही?

- हमने सर्वांगीण विकास का मार्ग अपनाया, भौतिक विकास के साथ आध्यात्मिक विकास किया परंतु हम गलत?

- हम पश्चिम के एकांगी एवं विनाशकारी भौतिक विकास की चमक-धमक से इतने प्रभावित हुये कि उसके दुष्परिणामों की ओर हमारी दृष्टि ही नहीं जाती?

पश्चिम के **व्यक्तिगत्** जीवन में आरामतलबी, मोटापा, बढ़ते हुये रोग, गिरता हुआ स्वास्थ्य स्तर, इंद्रिय सुख की बढ़ती लालसा, स्वार्थपूर्ण जीवन, नष्ट होता पारिवारिक जीवन, बढ़ते हुए अपराध, बलात्कार, विकृत एवं अप्राकृतिक सैक्स, होमो सैक्सुअलिटी, लिव इन रिलेशनशिप, तलाक, गिरता हुआ चरित्र, अशांति, मानसिक अवसाद व आत्महत्या, वह भी संपन्नता की पराकाष्ठा पर, इस ओर से हमने आँखे मूंद ली?

वैश्विक स्तर पर – आतंकवाद, चिकित्सीय आतंकवाद, ग्लोबल वार्मिंग, भुखमरी, अशान्ति, सर्वत्र युद्ध का वातावरण व पृथ्वी के अस्तित्व को ही खतरा, यह हमें नजर नहीं आता?

अमेरिका की घोर स्वार्थ व भोगपूर्ण जीवन शैली कि **'हम जियेंगे शान से, बाकी दुनिया चाहे जिये या मरे'** की नीति का दुष्परिणाम आतंकवाद व मानव बम कि **'ना जियेंगे ना जीने देंगे,'** हमें नजर नहीं आता, परंतु अमेरिका का वैभव नजर आता है? भारतीय संस्कृति का **'जियो और जीने दो'** का सिद्धान्त व इससे भी आगे कि **'हम जियेंगे तुम्हारे लिये'** अर्थात निष्काम कर्म या सेवा का श्रीमद्भगवदगीता का महान कल्याणकारी सिद्धान्त, हमें नजर नहीं आता?

भारत ने कभी अपनी अंतर्राष्ट्रीय सीमाओं का अतिक्रमण नहीं किया, कभी किसी देश पर अपने स्वार्थ में आक्रमण नहीं किया परंतु हम गलत?

भारत में भौतिक उन्नति की भी पराकाष्ठा हुई। पुष्पक विमान, ब्रह्मास्त्र, नारायणास्त्र आदि ना जाने कितने दिव्य अस्त्र-शस्त्र जिनके बारे में आधुनिक भौतक विज्ञान अभी सोच भी नहीं सकता, परंतु हम पिछड़े हुये?

रामायण काल में वैद्य सुषैण ने मृतप्राण लक्ष्मण को संजीवनी बूटी से (बिना आई.सी.यू. के) जीवित कर दिया और हमने तो रामसेतु के, रामायण के अस्तित्व को ही कोर्ट में नकार दिया। जब तक नासा नहीं कहेगा कि रामसेतु के प्रमाण हैं तब तक हम नहीं मानेंगे? नासा सब जान रहा है, वेदों पर, आयुर्वेद पर रिसर्च कर रहा है, परंतु चुपचाप, बिना प्रचार के।

कैंसर पर होने वाली अनेक संगोष्ठियों में यह बात मानी जाती है कि कैंसर से जंग इलाज से नहीं वरन रोकथाम से, रोग प्रतिरोधक क्षमता बढ़ाने से ही जीती जा सकती है। हमारे ऋषियों की ही बात जब तक गोरी चमड़ी वाला, टाई लपेटकर, अमेरिका या यूरोप में नहीं कहेगा तब तक हम नहीं मानेंगे?

– एक दिन आयेगा जब अमेरिका कहेगा कि स्वास्थ्य के लिये सात्विक भोजन, निद्रा व ब्रह्मचर्य की आवश्यकता है तभी हम मानेंगे? जब तक अमेरिका नहीं कहेगा कि जीवन में शांति के लिए, मानसिक स्वास्थ्य के लिये संयम, चरित्र व सत्संग की आवश्यकता है तब तक हम नहीं मानेंगे? जब तक अमेरिका नहीं कहेगा कि आयुर्वेद महान है तब तक हम नहीं मानेंगे? एक दिन अमेरिका कहेगा कि मानव जीवन का उद्देश्य आत्मज्ञान है व उसके लिये, निष्काम कर्म व इन्द्रिय संयम की आवश्यकता है, तभी हम मानेंगे? बलिहारी है मूर्खता की!

हमारे पतन का वास्तविक कारण

मित्रों, वर्तमान समय में हमारे पतन का वास्तविक कारण हमारी संस्कृति नहीं वरन हमारी हीन-भावना व कर्म के क्षेत्र में हमारा अभूतपूर्व पतन है। हम निष्काम कर्म की सामर्थ्य वाले, इस समय सकाम कर्म से भी नीचे निषिद्ध कर्म अर्थात् अनैतिक व असंवैधानिक कर्म में पड़े हुये हैं। बेईमानी व अकर्मण्यता हमारी रग-रग में समा गयी है। तो देश तरक्की कैसे करता? पश्चिम के देश सकाम कर्म करते हैं इसलिये भौतिक उन्नति होती है। परंतु बिना आध्यात्मिक उन्नति के, मात्र भौतिक उन्नति विनाश करती है तथा आध्यात्मिक उन्नति निष्काम कर्म या सेवा से होती है, यह बात पश्चिम को भारत से ही सीखनी होगी। एक दुष्चरित्र स्वार्थी मानव के हाथ में 'ए के 47' नाश ही करेगा व एक चरित्रवान व परोपकारी मानव के हाथ में रक्षा।

आखिर कब जागेगा स्वाभिमान? कब जायेगी हीन-भावना?

जो संस्कृति एवं आयुर्वेद उच्चतम सम्मान के पात्र हैं, पूरे विश्व को जीवन जीने का तरीका बताने में, स्वास्थ्य एवं शांति प्रदान करने में सक्षम हैं, कब तक उनकी उपेक्षा व अपमान हम करते व सहते रहेंगे। कब तक इस अविकसित, अवैज्ञानिक व मार्ग से भटके हुये तथाकथित आ.चि.वि. को सर पर उठाये घूमते रहेंगे? कब तक मूर्खों की तरह पश्चिम की ओर ताकते रहेंगे? कब तक अपने महान पूर्वजों के दिये उच्चतम ज्ञान को मूर्खों के मुख से सुनने को तरसते रहेंगे? कब तक हम शेर, गीदड़ों की तरह व्यवहार करते रहेंगे? और कब तक गीदड़ों को शेर मानकर उनसे दबते रहेंगे? कब तक? आखिर कब तक? कब जागेगा स्वाभिमान? कब जायेगी हीन-भावना?

अध्याय 11
आह्वान

मित्रों, मैं आज आपका आह्वान करता हूँ। जागो! इस देश की महान संस्कृति हमें पुकार रही है। आयुर्वेद हमें पुकार रहा है। आयुर्वेद जीवन व चिकित्सा पद्धति हमें व पूरी मानवता को पूर्ण स्वास्थ्य व स्थायी आनन्द प्रदान करने को हमारा इंतजार कर रही है।

मित्रों, पतन आयुर्वेद का नहीं हुआ है वरन पतन तो हमारा हुआ है और पतन की पराकाष्ठा यह है कि आज के आयुर्वेदिक चिकित्सक कोर्ट में लड़ाई लड़ रहे हैं, एलोपैथिक दवाएं लिखने का कानूनी हक प्राप्त करने के लिए। मित्रों, उत्थान आयुर्वेद का नहीं होना वरन उत्थान तो हमारा होना है।

जिस दिन संपूर्ण मानवजाति भारतीय संस्कृति तथा आयुर्वेद की शरण में चली जायेगी उसी दिन से मानवजाति का सभी क्षेत्रों में उत्थान शुरू हो जायेगा।

कोई तो कारण होगा कि जिस योग और आयुर्वेद को हजारों वर्षों से कोई सरकारी सहयोग नहीं मिला, भारत सरकार आज भी जिन पर कुल स्वास्थ्य बजट का मात्र दो प्रतिशत से भी कम खर्च करती है तथा जिस भारत देश को पश्चिम के देश अनपढ़, गंवार और जाहिलों का देश कहते हैं, दुनिया के लगभग 200 देशों ने उसी भारत के योग को हाथों हाथ अपना लिया। कोई तो कारण होगा कि भारत के आयुर्वेद का प्रयोग पूरे विश्व में बढ़ता जा रहा है। आयुर्वेदिक दवाओं के लगभग 2000 पेटेन्ट विदेशी कंपनियों द्वारा अब तक कराये जा चुके हैं।

विश्वास करो कि हम अत्यंत ही भाग्यशाली हैं कि आयुर्वेद के देश में हमारा जन्म हुआ है तथा इस महान देश ने हमें स्वीकार किया है।

इस विनाशकारी आ.चि.वि. के मायाजाल से बाहर निकलो व विश्वास करो कि आयुर्वेद ही संपूर्ण मानवजाति के वास्तविक कल्याण का एक मात्र पूर्ण चिकित्सा विज्ञान ही नहीं वरन जीवन का संपूर्ण विज्ञान है। इसको किसी भी बात के लिये, आ.चि.वि. की ओर झांकने की भी आवश्यकता नहीं है। विश्वास करो-मानव की पाँचों ज्ञान इन्द्रियाँ, आयुर्वेद के अनुसार रोगों का अति प्रारम्भिक अवस्था में ही निदान करने में पूर्ण सक्षम हैं। यही नहीं, आयुर्वेद के अनुसार तो एक नाड़ी वैद्य की सीधे हाथ की तीन अंगुलियाँ ही विश्व के किसी भी अरबों रूपये से बने डायग्नोस्टिक सैंटर को मात देने में

सक्षम हैं। विश्वास करो कि अनादि, शाश्वत व दिव्य आयुर्वेद के सभी सिद्धान्त वर्तमान में भी पूर्ण सत्य व कल्याणकारी हैं। उनमें परिवर्तन नहीं है, जबकि आ.चि.वि. के सभी सिद्धान्त, स्वास्थ्य के मानक व दवायें निरंतर बदलते रहते हैं।

परंतु पुरुषार्थ तो करना ही होगा। इस विनाशकारी आ.चि.वि. को उसका स्थान दिखाना होगा। शपथ लो कि महान् आयुर्वेद को उसका गौरव दिला कर रहेंगे। विश्व पटल पर सर्वोच्च शिखर पर पहुँचा कर रहेंगे। विश्वास करों कि सत्य को कुछ काल के लिए दबाया जा सकता है परंतु उसका नाश नहीं किया जा सकता। सहस्त्रों वर्षों की उपेक्षा व अपमान के बावजूद भी आयुर्वेद जिंदा है, यही प्रमाण है सत्य की अविनाशिता का।

अध्याय 12
आ.चि.वि. का वास्तविक स्थान

एक सहायक विज्ञान।

शल्यक्रिया का तथा आपातकाल में आयुर्वेद का। बस।

आ.चि.वि. की वास्तविक उपयोगिता एक सहायक विज्ञान के रूप में ही है।

आ.चि.वि. का बेसिक लाइफ सपोर्ट सिस्टम

इमरजेंसी आदि की स्थिति में आ.चि.वि. का **'आधारभूत जीवन सहायक तंत्र'** अर्थात **'बेसिक लाइफ सपोर्ट सिस्टम'** अत्यंत ही उपयोगी है जिसके अंग हैं–

आइ वी लाइन, फ्लूइड एवं ब्लड ट्रान्सफ्यूजन, वेंटिलेटर सपोर्ट, कार्डियक सपोर्ट एवं मॉनिटरिंग। किसी भी सर्जिकल या मैडिकल इमरजेंसी में यह बेसिक लाइफ सपोर्ट सिस्टम प्राण रक्षा के लिये एक वरदान सिद्ध हुआ है। 'आइ सी यू' का यही सिद्धान्त है। सड़क दुर्घटनाओं में, अत्याधिक रक्त स्राव की स्थिति में तथा अन्य आपातकालीन स्थितियों आदि में, आज इस बेसिक लाइफ सपोर्ट सिस्टम का कोई विकल्प नहीं है।

रोगों की अति गंभीर अवस्था में, जब जीवन ही खतरे में पड़ जाये, उस समय आवश्यकतानुसार शरीर के वाइटल सिस्टम्स को बेसिक लाइफ सपोर्ट सिस्टम के माध्यम से सहायता दी जाती है। श्वास तंत्र को वेन्टीलटर की मदद से, हृदय को ब्लडप्रेशर सही बनाये रखने वाली दवाओं की मदद से तथा गुर्दों को मूत्र उत्पादन बनाये रखने वाली दवाओं की मदद से संभाला जाता है आदि–आदि। शरीर को अतिरिक्त वक्त मिल जाता है अपने रोग से जंग जीतने का। परंतु बेसिक लाइफ सपोर्ट सिस्टम की भी अपनी सीमाएं हैं। जीतना तो शरीर को स्वयं ही होता है अपने रोग से। जिस शरीर की जीवनी शक्ति व रोग प्रतिरोधक क्षमता जितनी अधिक होती है, वह उतनी ही जल्दी रोग से जंग जीत लेता है। परंतु कम जीवनी शक्ति व कम रोग प्रतिरोधक क्षमता वाले रोगी जैसे बच्चे, बूढ़े या एन्टीबायोटिक्स आदि एलोपैथिक दवाओं का अत्यधिक सेवन किये हुए मानव अक्सर रोग से जंग हार जाते हैं तथा अधिकांश 'आइ सी यू' में पार संक्रमण (cross infection) का शिकार होकर जीवन से हाथ धो बैठते हैं।

वास्तव में 'आइ सी यू' में भी रोगी की जीवनी शक्ति तथा उसकी रोग प्रतिरोधक क्षमता ही उसके रोग से युद्ध में निर्णायक भूमिका अदा करती है। अद्भुत बात यह है कि उस रोग प्रतिरोधक क्षमता का आधार महान आयुर्वेद ही है।

वास्तव में जब तक हम आयुर्वेद के उस शिखर तक दोबारा ना पहुंच जाएं जब महान वैद्य सुषेण ने मरणासन्न लक्ष्मण को बिना आई सी यू के मात्र संजीवनी बूटी से पुनर्जीवित कर दिया था तथा जब सुश्रुत महाराज बिना एन्टीबायोटिक्स के शल्यक्रिया किया करते थे, तब तक आ.चि.वि. को सहायक मानने के अलावा कोई और विकल्प भी नहीं है हमारे पास। याद रखें! आयुर्वेद में विकल्प ढूंढना ही होगा। तभी रोगों एवं इलाजों से पीड़ित मानवजाति को वास्तविक स्वास्थ्य प्राप्त हो पायेगा।

अध्याय 13
सार

स्वास्थ्य के क्षेत्र में, देश की वास्तविक समस्या, देश की मुख्य चिकित्सा पद्धति बने हुए, आधुनिक चिकित्सा विज्ञान के जादुई विकास के बावजूद, अप्रत्याशित रूप से निरंतर बढ़ता हुआ रोग-भार है। जितना-जितना आ.चि.वि. का विकास होता जा रहा है उतना-उतना ही रोग व रोगियों की संख्या बढ़ती जा रही है। मानो होड़ मची हुई है आ.चि.वि. व रोगों में एक दूसरे से आगे निकलने की।

प्रथम दृष्टया प्रतीत तो ऐसा होता है जैसे देश में संसाधनों, अस्पतालों एवं डाक्टरों की कमी तथा चिकित्सा सुविधाओं का अभाव ही रोग भार बढ़ने का मुख्य कारण है तथा जब देश के कोने-कोने में आधुनिक चिकित्सा पद्धति पर आधारित चिकित्सा सुविधाएं उपलब्ध हो जाएंगी तब देश की स्वास्थ्य की समस्या का समाधान हो जाएगा परंतु वास्तविक तथ्य यह है कि विश्व का सर्वाधिक साधन संपन्न देश अमेरिका, जो भारत देश के संपूर्ण वार्षिक बजट का लगभग चार गुना केवल स्वास्थ्य पर ही, वह भी भारत के मुकाबले एक चौथाई आबादी पर खर्च करता है, आधुनिक चिकित्सा पद्धति जहां पूरी शक्ति व क्षमता के साथ कार्य कर रही है, स्वास्थ्य प्राप्त करने में वह भी असफल ही नहीं रहा वरन आधुनिक चिकित्सा विज्ञान वहां स्वयं रोगों व मृत्यु के एक बड़े से बड़े कारण के रूप में सामने आया है। जीवनशैली कहे जाने वाले क्रोनिक रोग जैसे ब्लडप्रेशर, ह्रदय रोग, डायबिटीज, उच्च कोलेस्ट्रॉल तथा कैंसर आदि वहां भी बढ़ते ही चले जा रहे हैं। यही नहीं, आ.चि.वि. आर्थिक बर्बादी का भी एक अति महत्वपूर्ण कारण सिद्ध हुआ है। अमेरिका तक में कुल दिवालिया होने वाले मानवों में 70% केसस में कारण आधुनिक चिकित्सा पद्धति द्वारा इलाज ही है। प्लानिंग कमीशन के अनुसार तो भारत में भी लगभग पांच करोड़ मानव हर वर्ष आधुनिक चिकित्सा के कारण गरीबी रेखा के नीचे चले जाते हैं। यह अत्यंत ही चौंकाने वाले भयानक तथ्य हैं। अर्थात, जिस आधुनिक चिकित्सा विज्ञान के भरोसे हम स्वास्थ्य प्राप्त करने का सपना देख रहे हैं, जिस आधुनिक चिकित्सा पद्धति पर ही आधारित चिकित्सा सुविधाएं सर्वत्र उपलब्ध कराने को अपने समस्त संसाधनों को झोंक रहे हैं तथा अपने स्वास्थ्य बजट का लगभग 98% जिस आधुनिक चिकित्सा पद्धति पर ही खर्च कर रहे हैं, वह विनाशकारी है, स्वास्थ्य की दृष्टि से भी और आर्थिक दृष्टि से भी तथा रोग भार बढ़ने का स्वयं में ही एक बड़े से बड़ा कारण है। अर्थात, जितना-जितना प्रयोग आ.चि.वि. का बढ़ेगा उतना-उतना ही रोग बढ़ते जायेंगे।

अनेक ऐतिहासिक कारणों से एक ऐसी चिकित्सा पद्धति हमारे देश की मुख्य चिकित्सा पद्धति बन गई या बना दी गई जिसकी नींव मानवजाति के वास्तविक हित की भावना पर नहीं वरन व्यापार एवं मुनाफे के उद्देश्य पर रखी हुई है। जिसका बहुत ही सीमित प्रयोग, एक सहायक चिकित्सा के रूप में तथा आपातकालीन अवस्था में, चिकित्सा

के क्षेत्र में होना था परंतु विशाल मुनाफे के लालच में वह मानवों के दैनिक जीवन पर थोप दी गई जिसके भयंकर दुष्परिणाम हुए तथा स्वास्थ्य के क्षेत्र में हाहाकार मच गया।

गहन विचार की आवश्यकता है कि इस निरंतर बढ़ते हुए रोग भार के वास्तविक कारण आखिर क्या हैं –

* हानिकारक, अज्ञानपूर्ण एवं अपूर्ण एलोपैथी चिकित्सा पद्धति द्वारा साइड इफेक्ट्स युक्त रसायनिक दवाओं के निरंतर सेवन के माध्यम से ही स्वास्थ्य प्राप्त करने तथा बनाए रखने का झूठा आश्वासन एवं उनका दैनिक जीवन में अंधाधुंध प्रयोग

* एलोपैथी के प्रभाव में एवं उचित मार्गदर्शन के अभाव में अज्ञानपूर्ण जीवनशैली

* सर्वथा कल्याणकारी चिकित्सा पद्धति आयुर्वेद की पूर्ण उपेक्षा

* सेवा के क्षेत्र का पूर्ण व्यवसायीकरण, आधुनिक चिकित्सा विज्ञान के नीति नियंता चिकित्सक नहीं वरन मात्र मुनाफे के उद्देश्य वाली बहुराष्ट्रीय दवा कंपनियां हैं।

* चिकित्सा के क्षेत्र में व्याप्त भ्रष्टाचार तथा

* दिशाहीन सरकार

समस्त मानवजाति को यह अटल सत्य जानना ही होगा कि स्वाभाविक रूप से उपलब्ध स्वास्थ्य को बनाए रखने के लिए उचित जीवनशैली रूपी प्रयत्न आवश्यक है। नीचे गिरने के लिए कुछ भी करने की आवश्यकता नहीं होती है परंतु ऊपर जाने के लिए प्रयत्न जरूरी होता है। इसी प्रकार, रोगी होने के लिए कुछ भी करने की आवश्यकता नहीं है परंतु स्वस्थ रहने के लिए प्रयत्न आवश्यक है। हानिकारक रासायनिक दवाओं का निरंतर प्रयोग इस प्रयत्न का विकल्प नहीं हैं वरन वह तो व्यवसायिक उद्देश्यों की पूर्ति के लिए मानवजाति में फैलाया हुआ भ्रम है, मानवजाति का शारीरिक, मानसिक और आर्थिक शोषण है तथा रोग भार बढ़ने का महत्वपूर्ण कारण है।

आज समस्त मानवजाति के जीवन में अज्ञानपूर्ण जीवनशैली का बोलबाला है जिसका कारण है, स्वाभाविक रूप से उपलब्ध स्वास्थ्य की रक्षा के लिए, उचित जीवनशैली का मार्गदर्शन कराने वाले आयुर्वेद की घोर उपेक्षा तथा उचित जीवनशैली के स्थान पर, हानिकारक दवाओं के निरंतर प्रयोग द्वारा स्वास्थ्य बनाए रखने के एलोपैथी द्वारा दिये जा रहे झूठे आश्वासन एवं दुष्प्रचार से मानवजाति का दिग्भ्रमित हो जाना।

रोगों की चिकित्सा के लिए भी, हानिरहित ही नहीं वरन सर्वथा कल्याणकारी चिकित्सा पद्धति, आयुर्वेद, के स्थान पर, रोग भार बढ़ाने वाली, मात्र आपदा प्रबंधन रूपी तथा हानिकारक साइड इफेक्ट युक्त रसायनिक एलोपैथी चिकित्सा पद्धति का मानवजाति के दैनिक जीवन में अंधाधुंध प्रयोग।

देश की मुख्य चिकित्सा पद्धति बने हुए आ.चि.वि. का मूल उद्देश्य व्यापार तथा उस पर पूर्ण कब्जा बहुराष्ट्रीय दवा कंपनियों, स्वास्थ्य उद्योग, कार्पोरेट अस्पतालों तथा निजी मेडिकल कॉलेजों का। चिकित्सा जैसे महान सेवा के क्षेत्र का पूर्ण व्यवसायीकरण तथा उद्देश्य मानवजाति का कल्याण व रोगों से मुक्ति नहीं वरन मात्र मुनाफा।

जब उद्देश्य व्यक्तिगत स्वार्थ हो तो पतन की कोई सीमा नहीं होती। चिकित्सा के क्षेत्र में यही हुआ। महान सेवा के क्षेत्र का मात्र व्यवसायीकरण ही नहीं हुआ वरन वह भ्रष्टाचार की भेंट भी चढ़ गया। आज चिकित्सा का क्षेत्र कमीशनखोरी व दलाली का अड्डा बन चुका है। शिक्षा और चिकित्सा के मंदिर पूर्ण व्यवसायिक प्रतिष्ठान बन चुके हैं। कार्पोरेट अस्पताल लूट के अड्डे हैं। पैसे की हवस में अनावश्यक जांचे, अनावश्यक अस्पतालों में भर्तियां तथा अनावश्यक शल्यक्रियाओं के माध्यम से संपूर्ण मानवजाति का शारीरिक, मानसिक और आर्थिक शोषण किया जा रहा है। रोगियों के हित की कसम खाकर चिकित्सा करने वाले चिकित्सक भी आज, जाने-अनजाने, इन बहुराष्ट्रीय कंपनियों के हाथों की कठपुतली बन चुके हैं। विश्व की जिन संस्थाओं, जैसे विश्व स्वास्थ्य संगठन आदि को विश्व के स्वास्थ्य को नियंत्रित करना था, वह खुद ही बहुराष्ट्रीय दवा कंपनियों के नियंत्रण में हैं।

जिन सरकारों को मानवजाति के हितों की रक्षा के लिए कानून बनाने थे वह बहुराष्ट्रीय दवा कंपनियों के हितों की रक्षा के लिए कानून बना रही हैं। जो चिकित्सा पद्धति स्वयं ही समस्या है, उसी को ही अज्ञानवश समाधान मान कर सरकारों द्वारा प्रबंध किए जा रहे हैं। मूर्खता की पराकाष्ठा यह है कि एलोपैथिक चिकित्सकों को कल्याणकारी आयुर्वेद की शिक्षा देने के स्थान पर देश के आयुर्वेदिक चिकित्सकों को भी किसी काम का बनाने के लिए उन्हें एलोपैथी का ब्रिज कोर्स कराया जा रहा है।

इन्हीं मूल कारणों से देश में रोग व रोगियों की संख्या अप्रत्याशित रूप से बढ़ती ही चली जा रही है, मानवजाति का आर्थिक शोषण हो रहा है तथा विडंबना यह है कि इस निरंतर बढ़ते हुए रोग भार से निपटने के लिए, अज्ञानवश, रोग भार बढ़ाने वाली तथा आर्थिक बरबादी करने वाली एलोपैथी चिकित्सा पद्धति का ही सहारा तथा एलोपैथी चिकित्सा पद्धति पर ही आधारित चिकित्सा सुविधाएं बढ़ाने के लिए ही समस्त उपलब्ध साधनों को झोंका जा रहा है।

'मर्ज बढ़ता गया ज्यूं ज्यूं दवा की'

याद रखें! जब तक आ.चि.वि. इस देश की मुख्य चिकित्सा पद्धति के रूप में बना रहेगा, तब तक देश के मानवों को स्वास्थ्य के नाम पर हानिकारक दवाओं की गोलियां, आधुनिक शल्यक्रियाएं तथा अंग प्रत्यारोपण आदि की सुविधाएं तो मिल सकती हैं परंतु वास्तविक स्वास्थ्य कभी प्राप्त नहीं होगा। वास्तविक स्वास्थ्य की राह का सबसे बड़ा रोड़ा स्वयं आ.चि.वि. एवं उसमें व्याप्त भ्रष्टाचार ही है।

'एक तो करेला ऊपर से नीम चढ़ा' यह कहावत आ.चि.वि. पर पूरी तरह चरितार्थ होती है। अर्थात, एक तो सिद्धांत गलत, ऊपर से भ्रष्टाचार।

गलत सिद्धांत

- आ.चि.वि. की क्रान्तिकारी मानी जाने वाली 'एकमात्र' बड़ी से बड़ी खोज, रोगों के कारण की 'जर्म्स थ्योरी' तथा उसी पर आधारित एन्टीबायोटिक्स द्वारा इलाज की विधि, दोनों पर ही आज प्रश्नचिह्न लग चुका है।

सर्वप्रथम जर्म्स थ्योरी को उसके आविष्कारक लुइस पास्चर ने ही गलत बताया था। फिर सेल थ्योरी के जनक, महान वैज्ञानिक रुडोल्फ वरचाउ ने कहा कि जर्म्स रोगों का कारण नहीं हैं वरन रोग का परिणाम हैं। रौबर्ट कौक के जर्म्स थ्योरी के सिद्धांतों पर भी यह थ्योरी पूरी तरह खरी नहीं उतरती परंतु आ.चि.वि. जर्म्स थ्योरी को ही सही मानकर, एन्टीबायोटिक्स द्वारा ही संक्रामक रोगों का इलाज करने पर आमादा रहा। प्रथम एन्टीबायोटिक पेनिसिलिन के आविष्कारक एलेक्जेंडर फ्लेमिंग ने पेनिसिलिन के प्रथम प्रयोग के समय, 1946 में ही, मानवजाति को एन्टीबायोटिक रेजिस्टेंस के खतरे से आगाह कर दिया था। आज पूर्ण एन्टीबायोटिक रेजिस्टेंस पैदा हो चुका है। आ.चि.वि. तथा आधुनिक शल्यक्रिया, जिनकी नींव एन्टीबायोटिक्स पर ही रखी हुई है, उनके अस्तित्व पर ही खतरा पैदा हो चुका है। आधुनिक माइक्रोबियोम थ्योरी ने तो एन्टीबायोटिक्स के प्रयोग को ही गलत तथा मानव स्वास्थ्य के लिए विनाशकारी बताया है।

आज आ.चि.वि. भी रोगों का कारण मात्र जर्म्स ही नहीं वरन जर्म्स, वातावरण एवं होस्ट के बीच में पारस्परिक क्रिया के परिणाम को मानने पर मजबूर हो गया है। अर्थात, अगर होस्ट (व्यक्ति) मजबूत हो, उसका स्वास्थ्य अच्छा हो अर्थात अगर उसकी रोग-प्रतिरोधक क्षमता अच्छी हो तो कैसे भी जर्म्स हों वह बीमार नहीं पड़ेगा। एन्टीबायोटिक्स जर्म्स को मार भी दे परंतु वह व्यक्ति की स्वयं की रोग प्रतिरोधक क्षमता को अपरिहार्य क्षति भी पहुंचाती हैं जिसके परिणामस्वरूप तत्काल लाभ तो प्रतीत हो सकता है लेकिन व्यक्ति बार-बार तथा जल्दी – जल्दी बीमार पड़ने के लिए उन्मुख हो जाता है। जर्म्स थ्योरी तथा एन्टीबायोटिक्स द्वारा जर्म्स पर विजय प्राप्त करने के सिद्धांत में कुछ तो त्रुटि अवश्य ही होगी जिसके कारण मात्र लगभग आधी शताब्दी के अंतराल में ही समस्त एन्टीबायोटिक्स जर्म्स से पराजित हो गई, पूर्ण एन्टीबायोटिक रेजिस्टेंस पैदा हो गया, जर्म्स को सुपरबग कहा जाने लगा तथा इस पृथ्वी ग्रह के सबसे ज्यादा बुद्धिमान एवं विकसित मानव की हालत जर्म्स के समक्ष चूहे से भी बदतर हो गई।

आज आ.चि.वि. भी माइक्रोबियोम थ्योरी के माध्यम से यह जान चुका है कि मानव की रोग प्रतिरोधक क्षमता का प्रमुख आधार उसके स्वयं के शरीर में ही (मुख्य रूप से बड़ी आंत में) पाया जाने वाला जर्म्स का विशाल समूह ही है जिसको माइक्रोबायोडाटा नाम दिया गया। यही वह लाभकारी जर्म्स का समूह है जो हानिकारक जर्म्स से व्यक्ति की रक्षा करता है। हानिकारक जर्म्स को मारने की कोशिश में एन्टीबायोटिक्स इस माइक्रोबायोडाटा को अपरिहार्य क्षति पहुंचाती हैं तथा व्यक्ति को सदा के लिए कमजोर कर देती हैं। आज एन्टीबायोटिक्स सेवन का संबंध अनेक प्रकार के रोगों जैसे ऑटो इम्यून रोग, डायबिटीज टाइप 1 और टाइप 2, गठिया व कैंसर आदि से माना जा रहा है। आ.चि.वि., आज जर्म्स को मारने के स्थान पर कौन-कौन से जर्म्स का मानव के माइक्रोबायोडाटा में अभाव है, उसको जानकर, उसकी पूर्ति के प्रयत्न में लगा है। अर्थात, एन्टीबायोटिक सिद्धांत का बिल्कुल उल्टा। मानव के माइक्रोबायोडाटा को पुनः स्थापित करने के लिए आज प्रोबायोटिक्स, शिट (मल) कैप्सूल तथा फीकल (मल) ट्रान्सप्लान्ट आदि विधियों का प्रयोग किया जा रहा है तथा इस प्रकार अनेक रोगों का इलाज सफलता पूर्वक किया जा रहा है।

'समस्त रोगों की जड़ पेट में ही है' आयुर्वेद के इस कथन को मानने को आ.चि.वि. आज मजबूर हो चुका है।

- **यह एक और महान आश्चर्य की बात है कि एलोपैथी में आजतक एक भी दवा ऐसी नहीं बनी जिसके हानिकारक साइड इफेक्ट ना हों।**

यह अकल्पनीय है कि चिकित्सा के लिए ऐसे रसायनों का अंधाधुंध प्रयोग किया जा रहा है जिनके हानिकारक साइड इफेक्ट हों। क्या भूख शान्त करने के लिए ऐसे विष युक्त लड्डू का प्रयोग किया जा सकता है जिसके दुष्परिणाम

तत्काल सामने ना आकर कुछ समय बाद प्रकट होते हों, वह भी तब जब स्वास्थ्यवर्धक व हानिरहित भोजन उपलब्ध हो? वास्तव में, हानिकारक साइड इफेक्ट युक्त इलाज का तो कोई भी स्थान चिकित्सा में होना ही नहीं चाहिए सिवाय आपातकाल के। आयुर्वेद तो उस चिकित्सा को चिकित्सा ही नहीं मानता जो एक रोग के लक्षणों को ठीक करती हुई प्रतीत होती हो तथा दूसरे रोग पैदा करती हो परंतु आ.चि.वि. का तो सिद्धांत ही यही है – **एक रोग का इलाज दूसरे रोग द्वारा।**

- **और भी आश्चर्य की बात है कि आ.चि.वि. में रोगों का जड़ से उन्मूलन नहीं वरन रोग के लक्षणों का नियंत्रण मात्र किया जाता है।**

ब्लडप्रेशर, शुगर,कोलेस्ट्रॉल तथा थायरॉइड आदि का सारे जीवन दवाओं के सेवन द्वारा नियंत्रण मात्र। किसी भी रोग से मुक्ति नहीं। गुर्दों तथा लीवर आदि के रोगों की कोई दवा नहीं। डायलिसिस या फिर प्रत्यारोपण मात्र।

- **सर्वाधिक आश्चर्य की बात तो यह है कि विनाशकारी होते हुए भी, आ.चि.वि. 'तथ्य आधारित' एवं 'पूर्ण वैज्ञानिक' होने का तमगा प्राप्त करने में सफल रहा जबकि इसके सिद्धांत हानिकारक हैं, अवैज्ञानिक हैं, गलत हैं तथा सदा बदलते रहते हैं।**

जिस क्लीनिकल ट्रायल के दम पर आ.चि.वि. अपने आपको पूर्ण वैज्ञानिक होने का दावा करता है, उसकी प्रमाणिकता, सत्यता तथा वैज्ञानिकता पर ही प्रश्न चिन्ह लग चुका है। ऊपर से आज समस्त रिसर्च तथा क्लीनिकल ट्रायल पूर्ण रूप से बहुराष्ट्रीय दवा कंपनियों के ही नियंत्रण में है तथा पैसे के दम पर, रिसर्च व क्लीनिकल ट्रायल के मनमाने परिणाम प्राप्त करना आज संभव हो गया है। रिसर्च तथा क्लीनिकल ट्रायल के बाद खोजी गई नई दवाओं को उनकी उपयोगिता, प्रमाणिकता तथा सुरक्षा के आधार पर बाजार में लाने की अनुमति देने वाली एफ.डी.ए. जैसी संस्था भी पूर्ण रूप से बहुराष्ट्रीय दवा कंपनियों के ही नियंत्रण में है। आज समस्त रिसर्च व क्लीनिकल ट्रायल का उद्देश्य मानवजाति का कल्याण नहीं वरन एक पेटेन्टेड दवा की खोज मात्र है जिससे विशाल मुनाफा कमाया जा सके।

वास्तव में आ.चि.वि. आज विश्व का बड़े से बड़ा व्यवसायिक उपक्रम बन चुका है जिसके नीति नियंता तथा मालिक बहुराष्ट्रीय कंपनियां हैं। चिकित्सा के क्षेत्र में किन दवाओं का प्रयोग होना है, किन तकनीकों का प्रयोग होना है तथा किन शल्यक्रियाओं का प्रयोग होना है, यह सब बहुराष्ट्रीय कंपनियां ही तय करती हैं, वह भी मानवजाति की वास्तविक आवश्यकता के अनुसार नहीं वरन अपने व्यवसायिक उद्देश्यों की पूर्ति के हिसाब से। मानवजाति के स्वास्थ्य की रक्षा के लिए बनाई गई, निष्पक्ष प्रतीत होने वाली वैश्विक संस्थाएं जैसे विश्व स्वास्थ्य संगठन, एफ डी ए तथा ई एम ए आदि सब इन बहुराष्ट्रीय कंपनियों के ही पैसे पर पलने वाली, इनकी मातहत संस्थाएं हैं जो इन्हीं के हितों की रक्षा के लिए कार्य कर रही हैं। ऐसा प्रतीत होता है मानो समस्त विश्व में, समस्त एलोपैथिक चिकित्सक भी, इन्हीं बहुराष्ट्रीय कंपनियों के व्यवसायिक उद्देश्यों की पूर्ति के लिए ही बनाए जा रहे हैं तथा वह इनकी मार्केटिंग चेन का एक हिस्सा मात्र हैं। एक महत्वपूर्ण हिस्सा जिसको यह बहुराष्ट्रीय कंपनियां या तो महंग-महंगे उपहार अथवा मुफ्त विदेश यात्राओं के माध्यम से फुसलाकर रखती हैं या फिर बड़े-बड़े कार्पोरेट अस्पतालों में टार्गेट पूरा करने के नाम पर धमका कर रखती हैं। जब विश्व के स्वास्थ्य की बागडोर, चिकित्सकों के स्थान पर, व्यापारियों के हाथों में होगी तो स्वास्थ्य प्राप्त नहीं होगा वरन मात्र व्यापार ही होगा।

आ.चि.वि. के नीति नियंताओं का असल उद्देश्य है–

'रोग भी रहे, रोगी भी तथा दवा भी' तथा अधिक से अधिक मानव दवाओं का सेवन करने को मजबूर हो जाएं। बिना दवाओं के, उचित जीवनशैली तथा योग आदि के माध्यम से स्वास्थ्य बनाए रखने में उद्योग जगत की कोई रुचि नहीं है।

एक प्रश्न उठता है कि क्या आ.चि.वि. का कोई स्थान चिकित्सा में है? उत्तर स्पष्ट है – आ.चि.वि. का चिकित्सा के क्षेत्र में वही स्थान है जो स्थान कमान्डोस का आतंकवाद के क्षेत्र में है।

वास्तव में संपूर्ण आ.चि.वि. एक चिकित्सा पद्धति नहीं वरन आपदा प्रबंधन मात्र है जिसको व्यवसायिक कारणों से मानवजाति के दैनिक जीवन में प्रवेश करा दिया गया जिसके भयंकर दुष्परिणाम हुए।

कमान्डोस आतंकवाद का आपदा प्रबंधन मात्र हैं, आतंकवाद की समस्या का समाधान नहीं। इसी प्रकार, सम्पूर्ण आ.चि.वि. चिकित्सा के क्षेत्र का आपदा प्रबंधन मात्र है, स्वास्थ्य की समस्या का समाधान नहीं। कमान्डोस से कहीं अधिक महत्वपूर्ण स्थान सीमा सुरक्षा बलों का है। आतंकवाद की समस्या का समाधान सीमाओं की सुरक्षा है। कमान्डोस की आवश्यकता पड़ जाए तो समझ लेना चाहिए कि कहीं चूक हुई है तथा अब युद्ध होटल ताज में होगा, आतंकवादी भले ही मारे भी जाएंगे परंतु अब विनाश भी होगा। आयुर्वेद स्वास्थ्य के क्षेत्र का सीमा सुरक्षा बल है और एलोपैथी कमान्डो है। मानवजाति की स्वास्थ्य की समस्या का समाधान आयुर्वेद है। आयुर्वेद की उपेक्षा के कारण एलोपैथी की आवश्यकता पड़ जाए तो समझ लेना चाहिए कि अब विनाश होगा। वही हो रहा है। और विडंबना यह है कि सारे संसाधन कमांडो रूपी एलोपैथी चिकित्सा सेवाएं बढाने के लिए ही प्रयोग किये जा रहे हैं तथा सीमा सुरक्षा रूपी आयुर्वेद की उपेक्षा अभी भी जारी है।

वास्तविक स्वास्थ्य सेवाओं तथा मात्र आपदा प्रबंधन के अंतर को समझना होगा।

अंगों का इस कदर खराब हो जाना कि उन्हें बदलने के अलावा और कोई रास्ता ही ना बचे, यह तो मानव जीवन की अज्ञानपूर्ण आचरण तथा हानिकारक साइड इफेक्ट युक्त एलोपैथिक दवाओं के अंधाधुंध सेवन के कारण पैदा होने वाली भयंकर आपदा है। अंग प्रत्यारोपण आदि उच्च तकनीक शल्यक्रियाएं वास्तव में मात्र 'आपदा प्रबंधन' हैं, वास्तविक स्वास्थ्य सेवाएं नहीं। उच्च तकनीक शल्यक्रियाएं निःसंदेह विज्ञान का गर्व करने योग्य चमत्कार तो हैं परंतु मानवजाति की स्वास्थ्य की समस्या का समाधान नहीं हैं।

आपदा प्रबंधन का अपना महत्वपूर्ण परंतु सीमित स्थान है तथा मात्र आपदा प्रबंधन स्वास्थ्य की समस्या का समाधान नहीं हो सकता। स्वास्थ्य की समस्या का वास्तविक समाधान स्वाभाविक रूप से उपलब्ध स्वास्थ्य की रक्षा, उसकी वृद्धि व रोगों से बचाव है।

अगर सड़क दुर्घटनाओं के ईलाज के लिए आधुनिक ट्रामा सैंटर बन गये हैं तो क्या इसका मतलब यह है कि अब ट्रैफिक के नियमों का पालन करने की कोई आवश्यकता नहीं है? नहीं! ट्रैफिक नियमों का पालन ही अधिक महत्वपूर्ण है। इसी प्रकार स्वास्थ्य रक्षा व रोगों से बचाव, इलाज से कहीं अधिक महत्वपूर्ण है। अगर पूरे विश्व को

स्वस्थ रखना है तो मानवों के स्वाभाविक स्वास्थ्य का संरक्षण करना होगा, रोगों को होने से रोकना होगा। विश्व का 'रोग-भार' कम करना होगा। पूरे विश्व के घुटने बदलना संभव नहीं है परंतु उनको खराब होने से रोकना अवश्य ही संभव है।

सभी मानवों को इलाज द्वारा स्वस्थ किया जाना असंभव कार्य है; हां, उन्हें रोगी होने से रोका अवश्य ही जा सकता है।

देश को स्वस्थ करने का कार्य, आ.चि.वि. के इस सिद्धान्त के चलते संभव नहीं है कि रोग व रोगियों की संख्या लगातार बढ़ती रहे तथा रोगों की तथाकथित आधुनिक चिकित्सा व शल्यक्रिया द्वारा इलाज की अधिक से अधिक व्यवस्थायें की जाती रहें तथ नये-नये एम्स बनाये जाते रहें। इस प्रकार तो बहुराष्ट्रीय दवा कंपनियों तथा अन्य स्वास्थ्य उद्योग जगत के व्यवसायिक उद्देश्यों की पूर्ति मात्र ही हो सकती है।

वास्तविक स्वास्थ्य सेवा तो उचित जीवनशैली के माध्यम से मानवजाति के स्वाभाविक रूप से उपलब्ध स्वास्थ्य की रक्षा करना है। हानिकारक चिकित्सा पद्धति के स्थान पर स्वास्थ्यवर्धक चिकित्सा पद्धति को अपनाना है ताकि अंग खराब होने जैसी आपदाएं जीवन में आने ही ना पाएं।

यह कार्य आयुर्वेद सिद्धान्त व जीवन पद्धति अपनाने पर ही संभव है क्योंकि आयुर्वेद का प्रमुख उद्देश्य ही है-

"स्वस्थ के स्वास्थ्य की रक्षा"

आ.चि.वि. रूपी ऐसी चिकित्सा पद्धति के अंधाधुंध प्रयोग को रोकना ही होगा—

* जो न्यूनीकरण के सिद्धांत पर कार्य करते हुए मानव शरीर को एक मशीन की तरह मानकर, उसे छोटे-छोटे भागों में विभाजित करती चली जाए तथा अनगिनत विभाग व अनगिनत ही विशेषज्ञ बनाती चली जाए और यह भूल जाए कि मानव शरीर हाड़-मांस की एक मशीन मात्र ही नहीं वरन शरीर, मन व आत्मा का अति सुंदर समन्वय है। चिकित्सा मात्र छोटे-छोटे भागों की ही नहीं वरन इस समग्र रूप की, समग्रता के साथ ही करनी होती है।

* जिसके जादुई तथा तथाकथित वैज्ञानिक विकास के बावजूद भी सभी रोग महामारी का रूप लेते जा रहे हों।

* जिसके सिद्धांत पर चल कर दुनिया का सर्वाधिक शक्तिशाली एवं साधन संपन्न देश, अमेरिका भी स्वास्थ्य प्राप्त करने में असफल ही रहा हो।

* जो 'रोग-भार' बढ़ाने वाली हो तथा स्वयं ही भयानक रोगों व मृत्यु का बड़े से बड़ा कारण हो।

* जो रोग के मूल कारण को दूर ना करके, केवल रोग के लक्षणों को नियंत्रित करे।

* जहां लीवर, गुर्दे आदि के रोगों की कोई दवा उपलब्ध ना हो बस डायलिसिस व ट्रांसप्लांट का ही इंतजार हो।

* जो 'साइड इफेक्ट्स' के रूप में अन्य रोग उत्पन्न करे तथा जिसके दीर्घकालिक भयानक दुष्परिणाम हों।

* जो तात्कालिक परिणामों के मायाजाल से मानवजाति को भ्रमित करे तथा जिसके तात्कालिक परिणामों की भयानक कीमत मानवजाति दीर्घकालिक दुष्परिणामों के रूप में, बढ़ते हुए रोग भार के रूप में, गुर्दे ट्रांसप्लांट, जोड़ बदलवाने, हृदय स्टैन्टिंग व बायपास सर्जरी आदि के रूप में चुकाने को विवश हो।

* जो शल्यक्रियाओं के चमत्कारिक परिणामों की आड़ में अपनी विनाशकारी दवा चिकित्सा के दुष्परिणाम छिपाने में सफल रही। वह शल्यक्रिया जो देन तो आयुर्वेद की है मानवजाति को परंतु जिस पर अत्यंत ही चालाकी से कब्जा कर लिया आ.चि.वि. ने।

* जिसके सिद्धांत सदा बदलते रहते हों। आज के सिद्धांत कल गलत सिद्ध हो जाते हों।

* जो मानव की स्वयं की रोग प्रतिरोधक क्षमता का नाश करे।

* जो मानवों में रोगों का डर पैदा कर, स्वस्थ मानवों को भी आजीवन हानिकारक दवाओं पर निर्भर रहने को बाध्य करे। आधुनिक चिकित्सा पद्धति रूपी **'चिकित्सीय आतंकवाद'** (medical terrorism) से मानवजाति की रक्षा करनी होगी।

* जो जीवनशैली रोगों को बढ़ने से रोकने में अक्षम हो व रोग के अंतिम अवस्था में पहुँचने का तमाशा मात्र देखती रहे तथा फिर उच्च तकनीक सर्जरी आदि कराने को बाध्य करे।

* जो जीवनशैली रोगों से बचाव के लिए जीवनशैली परिवर्तन की बात तो करे परंतु जिसका सारा जोर, सारे जीवन निरंतर दवाओं के सेवन पर ही हो अर्थात, जीवनशैली परिवर्तन जहां स्वैच्छिक तथा दवा अनिवार्य हों।

* जो रोगों से बचाव के लिए वैक्सीन्स के प्रयोग पर अर्थात कृत्रिम तरीके से प्राप्त, कीटाणु व जीवाणु विशेष इम्यूनिटी पर ही जोर दे और यह ना जाने कि आयुर्वेद के अनुसार, उचित जीवनशैली के माध्यम से प्राप्त उत्तम स्वास्थ्य ही सबसे बड़ी वैक्सीन व सबसे बड़ी इम्यूनिटी है, वह भी समस्त रोगों के खिलाफ। कितनी वैक्सीन लगाई जायेंगी, कितने मानवों को लगाई जायेंगी, कितनी बार लगाई जायेंगी? फिर जर्म्स म्यूटेट कर जाते हैं तथा वैक्सीन्स निष्प्रभावी हो जाती हैं। वैक्सीन्स की प्रमाणिकता व सुरक्षा भी सन्देहास्पद है।

* जो जर्म्स थ्योरी गलत सिद्ध हो जाने के बावजूद भी, संक्रामक रोगों का कारण मात्र जर्म्स को ही मानकर एन्टीबायोटिक्स द्वारा ही इलाज करने पर आमादा हो, यह तथ्य जानकर भी कि माइक्रोबियोम थ्योरी के अनुसार एन्टीबायोटिक्स मानव की स्वयं की रोग-प्रतिरोधक क्षमता का नाश करती हैं तथा कई अन्य रोगों को पैदा करती हैं।

* जिसके वैज्ञानिक निष्काम कर्म या सेवा के मर्म को जान ही नहीं पाये हों तथा जिसकी नींव व्यक्तिगत स्वार्थों की पूर्ति तथा मुनाफाखोरी पर ही रखी हुई हो।

* जो पूर्ण रूप से बहुराष्ट्रीय दवा कंपनियों के चंगुल में हो।

* जो वैज्ञानिक मानी जाने वाली चिकित्सा पद्धति, बहुराष्ट्रीय कंपनियों पर निर्भरता के कारण, उनकी अंगुलियों पर नाचने को विवश हो।

* जहां विश्व स्वास्थ्य संगठन जैसे पूरे विश्व के स्वास्थ्य के नीति नियंता भी पूर्ण रूप से बहुराष्ट्रीय दवा कंपनियों के ही नियंत्रण में हों।

* जिसके कार्पोरेट कहे जाने वाले अस्पतालों का एकमात्र उद्देश्य आर्थिक लूट हो तथा जिनका संचालन एम.बी.बी.एस. के हाथों में नहीं वरन एम.बी.ए. के हाथों में होता हो।

* जो मानवजाति की आर्थिक बरबादी का कारण हो।

* जहां चिकित्सक भी बहुराष्ट्रीय कंपनियों के व्यवसायिक उद्देश्यों की पूर्ति कराने वाले लूट के तंत्र का एक यंत्र मात्र बना दिये गये हों।

* जिसके चिकित्सक दस से बारह वर्षों के कठिन प्रशिक्षण के बाद भी, नयी दवाओं की खोज, रिसर्च, क्लीनिकल ट्रायल, उनके बारे में जानकारी तथा उनकी उपलब्धता आदि के लिए मात्र मुनाफे के उद्देश्य वाले व्यापारियों पर ही पूर्ण रूप से निर्भर हों।

* जहां मात्र धन के बल पर चिकित्सक बनाए जाते हों।

* जहां धनी बनने की इच्छा वाले मानवों को चिकित्सा जैसे सेवा के क्षेत्र में प्रवेश दिया जाता हो तथा उन्हें सही मार्गदर्शन ना दिया जाता हो कि जिस प्रकार अधिक धन की इच्छा वाले मानव सेना में नहीं जाते उसी प्रकार ऐसे मानवों को चिकित्सा के स्थान पर व्यापार के क्षेत्र में जाना चाहिए।

* जो देश के सर्वाधिक होनहार छात्रों के 5.5 वर्षों के कठिनतम प्रशिक्षण के बाद भी, हेय दृष्टि से देखे जाने वाले, चिकित्सा करने के लिये सर्वथा अनुपयुक्त, दया के ऐसे पात्र पैदा करे जो देश के किसी भी काम के नहीं हों तथा जिनके सामने सम्मान से जीवन जीने के लिए पी. जी. करके विशेषज्ञ बनने के अलावा और कोई भी रास्ता ना हो।

* जिसमें सेवा के क्षेत्र का मानव संसाधन पिरामिड उलटा हो। दुनिया के किसी भी क्षेत्र में मानव संसाधन का एक पिरामिड होता है अर्थात सबसे ज्यादा योग्यता वाले लोग, विशेषज्ञ, सबसे कम तथा सामान्य योग्यता वाले लोग सर्वाधिक होते हैं। प्रधान मंत्री एक और लोकसभा सदस्य सबसे अधिक। कमान्डोस मात्र गिने-चुने और सीमा सुरक्षा बल के जवान सर्वाधिक। यह एक आश्चर्य की बात है कि आधुनिक चिकित्सा का क्षेत्र दुनिया का एकमात्र ऐसा क्षेत्र है जहां यह पिरामिड उलटा है अर्थात जहां 'एम बी बी एस' का कोई स्थान नहीं और सारे विशेषज्ञों की ही आवश्यकता मानी जाती है।

* जो स्वास्थ्य रक्षण के नियमों की, उचित जीवनशैली की, आयुर्वेद के अनुसार स्वस्थवृत, सदवृत, धारणीय-अधारणीय वेग, ऋतुचर्या, स्वास्थ्य के उपस्तम्भ आहार, निद्रा एवं ब्रह्मचर्य के नियमों की, उच्च आदर्शों की व चारित्रिक उत्थान की आवश्यकता की ओर से अन्जान व उदासीन रहे।

* जो स्वास्थ्य को बनाए रखने के लिए आवश्यक संयमित जीवन के स्थान पर स्वास्थ्य का नाश करने वाले स्वच्छंद जीवन के लिए प्रेरित करे।

* जो यह बात ही ना जाने कि जब तक मानव रिश्वत और बेईमानी से धन कमाता रहेगा तब तक वह रोगों से बच नहीं सकता। उसको टेंशन, हाइपर-टेंशन और डिप्रेशन आदि होकर रहेंगे। उसको नींद की गोलियां खानी ही पड़ेंगी।

* जो मानव जीवन के एकमात्र वास्तविक उद्देश्य मोक्ष या आत्मज्ञान की बात ही ना जाने, वह पद्धति सदा अपूर्ण ही रहेगी तथा उसकी भटकन कभी दूर ना होगी।

याद रखना होगा कि आ.चि.वि. रोगों से हानिकारक रसायनिक युद्ध है तथा युद्ध से सदा हानि होती है, जीतने वाले की भी। जबकि आयुर्वेद स्वाभाविक रूप से उपलब्ध स्वास्थ्य का संरक्षण, रोगों की कल्याणकारी तथा हानिरहित जैविक चिकित्सा तथा जीवन का संपूर्ण विज्ञान है।

दूसरी ओर, ऐसे सर्वथा कल्याणकारी आयुर्वेद चिकित्सा विज्ञान एवं जीवनशैली को जन जीवन में लाना ही होगा जो–

एक अनादि और शाश्वत, मात्र चिकित्सा विज्ञान ही नहीं वरन जीवन का सम्पूर्ण विज्ञान है जिसका उद्देश्य मात्र शारीरिक व मानसिक स्वास्थ्य ही नहीं वरन आध्यात्मिक स्वास्थ्य अर्थात मानव जीवन के एकमात्र उद्देश्य 'मोक्ष' की प्राप्ति कराना है।

* आयुर्वेद का मुख्य प्रयोजन 'स्वस्थ के स्वास्थ्य की रक्षा' करना है। यही वह मार्ग है जो मानवजाति को रोगों से वास्तविक मुक्ति दे सकता है तथा देश का रोग भार कम कर सकता है।

आयुर्वेद के अनुसार–

* मानव शरीर मात्र हाड़-मांस की मशीन नहीं वरन शरीर, मन व आत्मा का सुंदर समन्वय है। आत्मा को कोई रोग नहीं होता तथा शरीर व मन ही समस्त शारीरिक व मानसिक रोगों के अधिष्ठान हैं।

* आकाश, वायु, अग्नि, जल और पृथ्वी, इन पंचमहाभूतों से ही संपूर्ण सृष्टि तथा सृष्टि के समस्त पदार्थों का निर्माण होता है। शरीर की रचना भी इन्हीं पंचमहाभूतों से ही होती है। व्यष्टि समष्टि का ही सूक्ष्म रूप है। व्यष्टि और समष्टि के बीच निर्बाध रूप से पारस्परिक क्रियात्मक व्यवहार चलता रहता है।

* पंचमहाभूतों से ही तीन शारीरिक दोष, वात, पित्त एवं कफ की रचना होती है। ये त्रिदोष ही शरीर की समस्त क्रियाओं का आधार हैं। प्रकृति त्रिगुणात्मक है। सत्व, रजस् व तमस्। मन के भी यही तीन गुण हैं।

* यही तीनों दोष ही मानव के स्वास्थ्य की समग्र स्थिति के परिचायक हैं जिसके आधार पर, एक आयुर्वेदिक चिकित्सक, आधुनिक चिकित्सा पद्धति के न्यूनीकरण सिद्धांत के विपरीत, समग्र रूप (holistic approach) से चिकित्सा करने में समर्थ होता है।

* तीनों दोषों की समता शारीरिक स्वास्थ्य है तथा विषमता ही रोग है।

* रजस् तथा तमस् अर्थात काम, क्रोध, लोभ, मोह, आलस्य, प्रमाद, चोरी, रिश्वत, चरित्र-हीनता आदि रजस् व तमस् भाव, यही मानसिक रोगों के मूल कारण हैं।

* शारीरिक व मानसिक रोगों का आपस में गहरा संबंध है।

* मानव की स्वाभाविक स्थिति स्वास्थ्य है जिसको बनाये रखने के लिए कुछ नियमों का पालन आवश्यक है। आयुर्वेद का मानव से यह वादा है कि अगर वह उसके बताये हुए स्वास्थ्य रक्षा के नियमों का पालन करे तो वह 100 वर्षों तक निरोगी रह कर जीवन जी सकता है।

* स्वस्थवृत, सदवृत, ऋतुचर्या, धारणीय व अधारणीय शारीरिक व मानसिक वेग आदि के नियमों का पालन तथा आहार, निद्रा एवं ब्रह्मचर्य, स्वास्थ्य के इन तीन उपस्तम्भों में संयम धारण, यही आयुर्वेद के अनुसार स्वास्थ्य बनाए रखने के नियम हैं।

* समस्त रोगों (संक्रामक, जीवनशैली, शारीरिक और मानसिक आदि) का कारण जर्म्स आदि नहीं वरन 'प्रज्ञापराध' अर्थात स्वास्थ्य के उपरोक्त नियमों का उल्लंघन ही है।

* वात, पित्त तथा कफ इन तोनों दोषों में विषमता ही रोग की अति प्रारम्भिक अवस्था है जिसका पता एक आयुर्वेदिक चिकित्सक बिना किसी आधुनिक निदान उपकरणों के, मात्र रोगी के शरीर का स्वयं ही परीक्षण करके आसानी से लगा लेता है। आधुनिक निदान उपकरण तो रोगों का निदान, आयुर्वेद के अनुसार, रोगों के क्रियाकाल की चौथी व पांचवी स्थिति अर्थात रोग के पूर्ण रूप से प्रकट होने तथा रोगों के परिणामस्वरूप शरीर में एनाटौमिकल तथा कैमिकल परिवर्तन हो चुकने के बाद ही, अति विलम्ब से कर पाते हैं परंतु भ्रमजाल ऐसा है मानो आधुनिक जांचों से शीघ्र निदान होता है।

* भोजन में परिवर्तन, हानिरहित व स्वास्थ्य वर्धक जड़ीबूटियों, शुद्ध किये हुए मिनरल्स व मैटल्स तथा अन्य प्राकृतिक उपायों द्वारा त्रिदोष संतुलन पुनः स्थापित कर, रोग का जड़मूल से नाश करना ही आयुर्वेदिक चिकित्सा पद्धति है।

* आयुर्वेद एक व्यापार प्रधान नहीं वरन मानवजाति हित प्रधान चिकित्सा पद्धति है। यही वह चिकित्सा पद्धति व जीवन का संपूर्ण विज्ञान है जिसमें मानवजाति की स्वास्थ्य की समस्या का ही नहीं वरन विश्व की आतंकवाद आदि जैसी अन्य भयानक समस्याओं का भी संपूर्ण समाधान निहित है।

अध्याय 14
देश की स्वास्थ्य की समस्या का वास्तविक समाधान

आयुर्वेद को इस देश की मुख्य चिकित्सा पद्धति के रूप में पुनर्स्थापित करना तथा एलोपैथी चिकित्सा पद्धति को मात्र एक सहायक तथा आपातकालीन चिकित्सा पद्धति के रूप में सीमित करना।

* सरकार को स्वास्थ्य बजट का अधिक से अधिक एलोपैथी के स्थान पर आयुर्वेद के प्रचार, प्रसार व रिसर्च पर खर्च करना होगा।

* अंग बदलने के अस्पतालों के स्थान पर अंग बचाने के अस्पताल अधिक से अधिक बनाने होंगे अर्थात आयुर्वेद पर आधारित एम्स बनाने होंगे।

* हानिकारक साइड इफेक्ट युक्त एलोपैथिक दवाओं के सारे जीवन निरंतर प्रयोग के माध्यम से स्वास्थ्य प्राप्त करने के आ.चि.वि. के झूठे आश्वासन के प्रभाव में, गलत प्रकार की स्वच्छंद जीवनशैली जी रहे मानवों के स्वाभाविक रूप से उपलब्ध स्वास्थ्य के नाश होने का तमाशा देखने वाले, एलोपैथी पर आधारित अस्पतालों के स्थान पर, उनके स्वाभाविक स्वास्थ्य का संरक्षण करने वाले, आयुर्वेद पर आधारित अस्पताल अधिक से अधिक बनाने होंगे।

* हानिकारक रसायनिक चिकित्सा (एलोपैथी) के स्थान पर सर्वथा लाभकारी जैविक चिकित्सा (आयुर्वेद) पर आधारित अस्पताल बनाने होंगे।

* आयुर्वेद के मूल सिद्धांतों को सभी छात्रों को स्कूलों में पाठ्यक्रम के रूप में आवश्यक रूप से पढ़ाना होगा। विशेषकर आयुर्वेद के स्वास्थ्य रक्षा के स्वस्थवृत एवं सदवृत आदि अर्थात उचित जीवनशैली मानवजाति को बचपन से ही सिखानी होगी। आज तो स्थिति यह है की देश के नौजवान युवक व युवतियों को जीवनशैली के बारे में विचार करने का भी समय नहीं उसका पालन तो बहुत दूर की बात है। पढ़ाई से लेकर कॉर्पोरेट जगत की नौकरी बजाने में ही सारा समय निकल जाता है।

* इस देश के आयुर्वेदाचार्यों को जगाना होगा। उनकी हीन भावना दूर करनी होगी। उनको समझाना होगा कि महान एवं शाश्वत आयुर्वेद ही स्वास्थ्य की समस्या का एकमात्र समाधान है। उनके सामने से एलोपैथी की झूठी परंतु विशाल दीवार गिरानी होगी।

* इसी प्रकार, इस महान देश के मानवों को भी एलोपैथी की सच्चाई से अवगत कराना होगा। उनको बताना होगा कि दैनिक जीवन में एलोपैथिक दवाओं का सेवन विनाशकारी है। उनके मन में महान आयुर्वेद के प्रति श्रद्धा और विश्वास जगाना होगा।

* पूर्ण रूप से शुद्ध आयुर्वेदिक चिकित्सक अधिक से अधिक मात्रा में बनाने होंगे। यही वो स्वास्थ्य के क्षेत्र के जवान होंगे जो देश के स्वास्थ्य की रक्षा करेंगे तथा देश का रोग-भार कम करेंगे।

* आयुर्वेदिक चिकित्सकों को एलोपैथी का ब्रिज कोर्स तथा एलोपैथिक चिकित्सकों को आयुर्वेद का ब्रिज कोर्स कराना होगा। ताकि वे दोनों ही दोनों चिकित्सा पद्धतियों के मूल सिद्धांत जान सकें तथा उचित निर्णय ले सकें।

* चिकित्सा के क्षेत्र में, मात्र शैक्षणिक योग्यता अथवा मात्र धन के बल पर प्रवेश के स्थान पर मानवीय गुणों, सेवा की भावना तथा उच्च चरित्र आदि के आधार पर प्रवेश देने के आयुर्वेद के मापदंडों को पुनर्स्थापित करना होगा।

* आयुर्वेद स्नातक के पाठ्यक्रम में एलोपैथी के वर्चस्व को समाप्त कर उसे शुद्ध करना होगा।

* भौतिक विज्ञान के विकास के परिणामस्वरूप प्राप्त हुआ मानव शरीर संरचना संबंधित ज्ञान (एनाटोमी) आ.चि.वि. की बपौती नहीं है। उस पर तो सभी चिकित्सा पद्धतियों का समान अधिकार है।

* इसी प्रकार आधुनिक जांचें जैसे एक्सरे, अल्ट्रासाउंड, सी टी स्कैन तथा एम आर आई आदि आ.चि.वि. की देन नहीं हैं वरन यह सब तो आधुनिक भौतिक विज्ञान की मानवजाति को देन हैं जिस पर आ.चि.वि. चालाकी से एकाधिकार जमाए बैठा है तथा जिनका प्रयोग उसने मानवजाति के वास्तविक कल्याण में नहीं वरन व्यक्तिगत स्वार्थों की पूर्ति के लिए किया तथा उनका व्यवसायीकरण किया। वास्तव में भौतिक विज्ञान की इन उपलब्धियों पर सभी चिकित्सा पद्धतियों का समान अधिकार है। आयुर्वेदिक चिकित्सकों को भी इन आधुनिक जांचों का प्रशिक्षण मिलना चाहिए ताकि वह भी यह निर्णय आसानी से ले सकें कि रोगी का उचित इलाज दवा चिकित्सा से संभव है या उसको शल्यक्रिया की आवश्यकता है।

* शल्यक्रिया, आधुनिक चिकित्सा विज्ञान की नहीं वरन महान आयुर्वेद की ही देन है मानवजाति को। 3000 वर्ष पूर्व रचित सुश्रुत संहिता इसका अकाट्य प्रमाण है। आधुनिक शल्यक्रिया के मूल सिद्धांत एवं औजार आज भी वही हैं जो लगभग 3000 वर्ष पहले रचित सुश्रुत संहिता में वर्णित हैं। भौतिक विज्ञान के विकास के साथ ही शल्यक्रिया की तकनीक तथा औजारों में भी सराहनीय विकास हुआ जिसके परिणामस्वरूप शल्यक्रिया में आश्चर्यजनक प्रवीणता आई। 'की होल सर्जरी,' 'लेसर सर्जरी' व रोबोटिक सर्जरी आदि आश्चर्यजनक रूप से विकसित हुई परंतु भौतिक विज्ञान के विकास के फलस्वरूप शल्यक्रिया में प्राप्त हुई इस सुविधा का सारा का सारा श्रेय, बहुत ही चालाकी के साथ, आधुनिक चिकित्सा विज्ञान ही ले गया। आ.चि.वि. के संपूर्ण साहित्य में शल्यक्रिया के वास्तविक पिता, महान सुश्रुत महाराज का जिक्र तक नहीं है। साहित्य की चोरी का इससे बड़ा उदाहरण पूरे विश्व में मिलना मुश्किल है।

महान सुश्रुत, जो निश्चित रूप से शल्यक्रिया के पिता हैं तथा जिन्होंने शल्यक्रिया पर पूर्ण शास्त्र लिख दिया, वह भी लगभग 3000 वर्ष पहले, उन महान ऋषि के अनुयायियों अर्थात आयुर्वेदिक चिकित्सकों को, बड़ी ही धूर्तता के साथ, शल्यक्रिया से दूर कर दिया गया। क्या भौतिक विज्ञान की उपलब्धियों को प्रयोग में लाने का अधिकार आयुर्वेद को नहीं है? यदि है तो क्यूं आयुर्वेदिक चिकित्सकों को शल्यक्रिया से दूर कर दिया गया?

आयुर्वेदिक चिकित्सकों को भी सभी प्रकार की शल्यक्रियाओं को करने का प्रशिक्षण व अनुमति देनी होगी। शल्यक्रिया पर आयुर्वेद का एलोपैथी से कहीं ज्यादा अधिकार है।

इसके अलावा यह भी जानना होगा कि शल्यक्रिया का विकास सराहनीय तो है परंतु उसको अन्तिम विकल्प के रूप में ही स्वीकार करना होगा। कोशिश करनी होगी कि उच्च तकनीक शल्यक्रियाओं की आवश्यकता कम से कम ही पड़े। अनावश्यक शल्यक्रियाओं से बचना होगा। यह मानना ही होगा कि "शल्यक्रिया, रोग ठीक ना कर पाने की, दवा की हार की स्वीकारोक्ति है।"

अंग प्रत्यारोपण आदि जैसी उच्च तकनीक शल्यक्रियाओं का विकास प्रशंसनीय है परंतु यह मानवजाति के स्वास्थ्य की समस्या का समाधान नहीं है।

* वास्तव में तो इन उच्च तकनीक शल्यक्रियाओं की उपलब्धता बढ़ाने के स्थान पर, संपूर्ण चिकित्सा जगत तथा सरकारों को, समस्त संसाधनों को, पूरी शक्ति और सामर्थ्य के साथ इस उद्देश्य की पूर्ति के लिए झोंक देना चाहिए कि मानवों की जीवनशैली ठीक हो, उनके स्वाभाविक रूप से उपलब्ध स्वास्थ्य की रक्षा हो तथा उनको इन उच्च तकनीक शल्यक्रियाओं की आवश्यकता ही ना पड़े।

* आधुनिक शल्यक्रिया आज तीन बातों के लिए आधुनिक दवा चिकित्सा पर निर्भर है। एनेस्थीसिया, एन्टीबायोटिक्स तथा दर्द निवारण। एन्टीबायोटिक्स समाप्त हो चुकी हैं तथा एक सुरक्षित एवं प्रभावी दर्द निवारक दवा की खोज आज भी जारी है। अब आयुर्वेद में इनके विकल्प खोजने होंगे। रिसर्च करनी होगी कि महान सुश्रुत महाराज के समय शल्यक्रियाएं कैसे की जाती थी। आयुर्वेद को शल्यक्रिया का आधार बनाना ही होगा। शल्यक्रिया को अपनी जड़, आयुर्वेद की शरण में जाना ही होगा। वर्तमान समय में एनेस्थीसिया का विकास एलोपैथी की सराहनीय देन है । सुश्रुत के समय में बेहोशी किस प्रकार दी जाती थी यह ज्ञान आज उपलब्ध नहीं है तथा शायद लुप्त हो चुका है।

* आ.चि.वि. का वास्तविक स्थान एक सहायक एवं आपातकालीन चिकित्सा मात्र ही है। यह तथ्य भी जानना होगा। सर्जिकल इमर्जेंसीस जैसे सड़क दुर्घटनाएं आदि तो आज के मशीनी युग की देन है, परंतु अधिकांश मेडिकल इमरजेंसीज गलत जीवन शैली तथा एलोपैथिक दवाओं के अंधाधुंध प्रयोग का ही परिणाम है अर्थात, जिस दिन से आयुर्वेद मानवों के जीवन में आना शुरू हो जायेगा उसी दिन से मेडिकल इमरजेंसीज होना कम हो जाएंगी।

देश की सीमाओं की रक्षा की तरह ही मानव के 'स्वास्थ्य रक्षण व रोगों से मुक्ति,' दिलाने का कार्य कोई व्यवसाय नहीं वरन् पूर्ण रूपेण सेवा का क्षेत्र है। जिस प्रकार सीमाओं की सुरक्षा में कोई व्यापार नहीं हो सकता उसी प्रकार देश के स्वास्थ्य की रक्षा का महान कार्य भी व्यापारियों के हवाले नहीं किया जाना चाहिए।

जिन मानवों में आयुर्वेद के अनुसार चिकित्सक बनने की पात्रता ना हो, सेवा भाव ना हो, तथा धन कमाना ही जिनके जीवन का प्रमुख उद्देश्य हो, उनको चिकित्सक बनने से रोकना होगा। उन मानवों को समझाना होगा कि उनका कार्य क्षेत्र वाणिज्य है, चिकित्सा नहीं, जिस प्रकार धनी बनने की कामना वाले छात्र सेना में भरती नहीं होते।

केवल धन कमाने के उद्देश्य वाले प्राइवेट मेडिकल कॉलेज तथा केवल धन के बल पर चिकित्सक रूपी व्यापारी बनाने वाले विनाशकारी चलन को रोकना होगा।

चिकित्सा जैसे विशुद्ध सेवा के क्षेत्र को व्यापार व मुनाफे का क्षेत्र बनने से रोकना होगा। मात्र व्यवसायिक उद्देश्य वाले कार्पोरेट अस्पतालों के वर्चस्व को समाप्त करना होगा।

जो चिकित्सा पद्धति हर बात के लिए पूर्ण रूप से व्यापारियों पर निर्भर हो, तकनीकी रूप से भी, सैद्धांतिक रूप से भी तथा प्रयोगात्मक रूप से भी, उसके द्वारा व्यापार होगा या सेवा?

चिकित्सा के क्षेत्र को बहुराष्ट्रीय दवा कम्पनियों के चंगुल से आजाद कराना ही होगा।

आज स्थिति यह है कि दवा कम्पनियां आ.चि.वि.का अंग नहीं हैं वरन समस्त आ.चि.वि. व विश्व स्वास्थ्य संगठन आदि तक भी इन बहुराष्ट्रीय दवा कंपनियों के अंग बन चुके हैं। मानवता के दुःख इनके लिए व्यापार का अवसर मात्र हैं तथा इनका उद्देश्य केवल और केवल धन कमाना है। चिकित्सा के क्षेत्र से इनके विनाशकारी वर्चस्व को समाप्त करना होगा। यह कठिनतम कार्य तभी संभव है जब संपूर्ण मानवता के जीवन से आ.चि.वि. का वर्चस्व समाप्त हो क्योंकि एक अत्यंत ही आश्चर्यजनक व विचलित करने वाला तथ्य यह है कि आ.चि.वि., चिकित्सा के सर्वाधिक महत्वपूर्ण अंग दवाओं की खोज, उनके बारे में जानकारी व उपलब्धता के लिए, पूर्ण रूप से केवल मुनाफे के लिए कार्य करने वाली दवा कंपनियों पर ही निर्भर है। इसी निर्भरता के कारण ही दवा कंपनियां आ.चि.वि. को अपनी अंगुलियों पर नचाने में सक्षम हुई व संपूर्ण मानवजाति का शोषण कर पायीं। इसी कारण, आ.चि.वि. के वर्चस्व के चलते दवा कंपनियों का विनाशकारी वर्चस्व समाप्त करना असंभव कार्य है। आयुर्वेद, दवाओं की खोज, उनके बारे में जानकारी व उपलब्धता के लिए दवा कंपनियों पर निर्भर नहीं है। दवा कंपनियां आयुर्वेदिक चिकित्सकों को दवा उपलब्ध तो करा सकती हैं परंतु दवा के बारे में कोई नया ज्ञान नहीं दे सकती। आयुर्वेद के क्षेत्र में दवा के बारे में सारा ज्ञान तो चिकित्सक के पास, पहले से ही होता है। इसी कारण आयुर्वेद के क्षेत्र में दवा कंपनियां चिकित्सक को अपनी अंगुलियों पर नहीं नचा सकती।

* मानवता को यह समझाना होगा कि स्वास्थ्य उनकी स्वाभाविक स्थिति है। कुछ नियमों के पालन मात्र से सारे जीवन, बिना हानिकारक दवाओं के निरंतर सेवन के, स्वस्थ रहा जा सकता है। हानिकारक दवाओं का सेवन, स्वास्थ्य के नियमों के पालन का विकल्प नहीं है। स्वस्थ रहने के लिये पूरे जीवन हानिकारक दवाओं का सेवन व उन पर निर्भरता, यह फार्मा कंपनियों की कुटिल चाल है तथा यही रोगों तथा रोगियों की संख्या बढ़ने का मूल कारण है, जिसको समझना होगा। मानवों के मन में रोगों का डर बैठा कर, उनको सारे जीवन दवा खाने के लिये मजबूर करना, यही चिकित्सा के क्षेत्र का आतंकवाद है।

इसके अलावा कुछ अन्य अति महत्वपूर्ण बातों पर भी ध्यान देना होगा–

* मांसाहार छोड़, शाकाहार अपनाना होगा क्योंकि अनेक रोगों की जड़ मांसाहार में ही है। ग्लोबल वार्मिंग तथा भुखमरी व खाद्यान्न की कमी का प्रमुख कारण भी मांसाहार ही है।

* गंगा-यमुना जैसी जीवनदायिनी नदियाँ स्वच्छ करनी होंगी।

* रोगों के बड़े से बड़े कारण विषयुक्त खेती के स्थान पर विषमुक्त खेती करनी होगी। रासायनिक खाद व कीटनाशक के स्थान पर गोबर की खाद व गौमूत्र आधारित कीटनाशकों का प्रयोग करना होगा। जैविक खेती करनी होगी।

* भारतीय देसी गाय की महत्ता समझनी होगी। उनका संरक्षण एवं संवर्धन करना होगा। देसी गाय के पंचगव्य के स्वास्थ्य से संबंध को जानना होगा।

* विनाशकारी पश्चिमी जीवनशैली की अंधी नकल छोड़कर कल्याणकारी भारतीय जीवनशैली की ओर लौटना होगा।

* मानव जीवन में ब्रह्मचर्य, संयम, चरित्र, भारतीय जीवन मूल्यों व उच्च आदर्शों की पुर्नस्थापना करनी होगी।

* सबसे आवश्यक-भारतीयों के मन से हीन भावना दूर करनी होगी।

* जब तक शिक्षा का माध्यम अंग्रेजी रहेगा, तब तक अंग्रेजी, अंग्रेज व अंग्रेजो की हर बात महान लगेगी व भारत, भारतीय व भारतीयों की हर बात हीन लगेगी। यही भाषा का महात्म्य है। शिक्षा का माध्यम भारतीय भाषाओं को बनाना होगा। जर्मनी, फ्रांस व रूस आदि देश अंग्रेजी में नहीं वरन अपनी भाषा में पढ़ाई करते हैं।

* निषिद्ध कर्म व अकर्मण्यता छोड़ निष्काम कर्म की ओर जाना होगा।

* जब हम ऐसा कर पायेंगे तो देश वास्तविक अर्थों में स्वस्थ हो जायेगा। अधिकांश मानव स्वस्थ रहने लगेंगे। उच्च तकनीक चिकित्साओं की आवश्यकता ही ना पड़ेगी। व्यक्ति व देश खुशहाल हो जायेंगे। विशाल आर्थिक बचत होगी।

मित्रों,

संपूर्ण मानवजाति ने बड़े विश्वास और बड़ी आशा के साथ अपने आपको चिकित्सा जगत को समर्पित किया हुआ है। उसके साथ हम कब तक विश्वासघात करते रहेंगे?

अगर विश्व को वास्तविक एवं पूर्ण स्वास्थ्य चाहिये तो आयुर्वेद की शरण में आना ही होगा।

अध्याय 15
संदेश

- एलोपैथी दवा चिकित्सा हानिकारक है। इसके सिद्धांत गलत हैं। दैनिक जीवन में एलोपैथिक दवाओं का अंधाधुंध प्रयोग विनाशकारी है।
- आ.चि.वि. चिकित्सा के क्षेत्र का डिजास्टर मैनेजमेंट मात्र है। एक ऐसा डिजास्टर जिसको पैदा भी खुद आ.चि.वि. ने ही किया है।
- देश के रोग भार बढ़ने का प्रमुख कारण स्वयं आ.चि.वि. है।
- आ.चि.वि. पूरी तरह से बहुराष्ट्रीय दवा कंपनियों व अन्य स्वास्थ्य उद्योग के शिकंजे में है जिनका एकमात्र उद्देश्य व्यापार है।
- आधुनिक चिकित्सा आज परिवारों पर एक बड़े से बड़ा आर्थिक बोझ है तथा आर्थिक बर्बादी का एक प्रमुख कारण है।
- समस्त एलोपैथिक दवाएं हानिकारक साइड इफेक्ट युक्त हैं जो तात्कालिक परिणामों के मायाजाल से मानवजाति को दिग्भ्रमित करने में सफल हुई।
- एलोपैथी रोगों के लक्षणों का नियंत्रण मात्र है, वह भी हानिकारक दवाओं के सारे जीवन निरंतर प्रयोग द्वारा किसी भी रोग का जड़मूल से नाश नहीं।
- आ.चि.वि. के क्लीनिकल ट्रायल तथा एविडेंस बेस वैज्ञानिक दृष्टिकोण से भी त्रुटिपूर्ण हैं तथा भ्रष्टाचार से युक्त हैं और मुख्य उद्देश्य है पेटेन्ट और मुनाफा।
- ब्लडप्रेशर, कोलेस्ट्रॉल आदि के स्तर को कम करने तथा खून पतला करने आदि की एलोपैथिक दवाएं दुष्प्रभाव युक्त हैं तथा इन हानिकारक दवाओं के निरंतर प्रयोग के माध्यम से स्वास्थ्य बनाए रखने का, आ.चि.वि. द्वारा दिया गया आश्वासन झूठा है।
- रोगों का मूल कारण जर्म्स आदि नहीं वरन प्रज्ञापराध अर्थात गलत जीवनशैली एवं गलत आचरण है।
- उचित जीवनशैली ही स्वाभाविक रूप से उपलब्ध स्वास्थ्य को बनाए रखने का व समस्त रोगों से बचने का एकमात्र उपाय है। एलोपैथिक दवाएं उचित जीवनशैली का विकल्प तो हैं ही नहीं वरन स्वास्थ्य के लिए अत्यंत ही हानिकारक भी हैं।
- उचित जीवनशैली का ज्ञान महान आयुर्वेद की ही देन है मानवजाति को तथा आ.चि.वि. इस बारे में अभी नौसिखिया ही है।

- आयुर्वेद के अनुसार उचित जीवनशैली मात्र स्वस्थवृत्त अर्थात उचित दिनचर्या तथा स्वास्थ्य के उपस्तम्भ आहार, निद्रा व ब्रह्मचर्य के नियमों का संयम पूर्वक पालन ही नहीं वरन सदवृत्त अर्थात जीवन में सदाचार तथा आजीविका के लिए ईमानदारी से अर्थात धर्म पूर्वक धन अर्जित करना भी है।
- आयुर्वेद का उद्देश्य मात्र भौतिक तथा मानसिक स्वास्थ्य ही नहीं वरन आत्मोप्लब्धि अर्थात मोक्ष की प्राप्ति है।
- स्वास्थ्य बनाए रखने के लिए सारे जीवन एलोपैथिक दवाओं का निरंतर प्रयोग एक धोखा है तथा बहुराष्ट्रीय दवा कंपनियों द्वारा, अपने व्यवसायिक हितों की पूर्ति के लिए किया गया दुष्प्रचार है तथा इनका एकमात्र उद्देश्य है –"रोग भी रहे, रोगी भी और दवा भी"।
- अधिकांश आधुनिक चिकित्सक अपने स्वयं के लिए या अपने परिवार जनों के लिए एलोपैथिक दवाओं के प्रयोग से बचते हैं।
- एलोपैथिक दवाओं के दीर्घकालिक दुष्परिणामों के कारण ही विश्व में रोग व रोगियों की संख्या निरंतर बढ़ती ही चली जा रही है।
- एलोपैथिक दवाओं के तात्कालिक परिणामों की बहुत बड़ी कीमत मानवजाति बढ़ते हुए रोग-भार तथा उच्च-तकनीक शल्यक्रियाओं जैसे अंग प्रत्यारोपण, जोड़ बदलना, हृदय स्टैन्टिंग व बायपास सर्जरीस आदि के रूप में चुका रही है।
- दैनिक जीवन में होने वाले रोगों के इलाज के लिए सर्वथा हानिरहित ही नहीं वरन स्वास्थ्य वर्धक आयुर्वेद चिकित्सा ही वास्तविक कल्याणकारी चिकित्सा है।
- दैनिक जीवन में एन्टीबायोटिक्स का प्रयोग विनाशकारी है। रोग प्रतिरोधक क्षमता का नाश करने वाला है तथा बार-बार एवं जल्दी-जल्दी बीमार पड़ने का कारण है।
- एलोपैथिक दवाओं का प्रयोग मात्र आपातकालीन स्थिति में ही उचित है।
- सर्जिकल इमर्जेंसीज तो मुख्य रूप से सड़क दुर्घटनाओं की देन हैं परंतु अधिकांश मेडिकल इमर्जेंसीज गलत जीवनशैली तथा एलोपैथिक दवाओं के दैनिक जीवन में अंधाधुंध प्रयोग का परिणाम हैं। जिस दिन से दैनिक जीवन में हानिकारक एलोपैथिक दवाओं के स्थान पर सर्वथा लाभकारी आयुर्वेदिक औषधियों का प्रयोग होने लग जायेगा तथा जिस दिन से मानवजाति आयुर्वेद के अनुसार उचित जीवनशैली को अपना लेगी, उसी दिन से मेडिकल आपातकालीन स्थितियां का होना अत्यंत ही कम हो जायेगा।
- शल्यक्रिया (सर्जरी) चिकित्सा की एक महान विधा है।
- शल्यक्रिया भी महान आयुर्वेद की ही देन है संपूर्ण विश्व को। लगभग 3000 वर्ष पूर्व रचित, शल्यक्रिया का संपूर्ण तथा महान शास्त्र 'सुश्रुत संहिता' इसका अकाट्य प्रमाण है।
- शल्यक्रिया की मूल तकनीक व मूल औजार आज भी वही हैं जो सुश्रुत संहिता में वर्णित हैं।
- आधुनिक भौतिक विज्ञान के विकास (एक्स-रे, सी टी स्कैन, एम आर आई तथा सूक्ष्म कैमरा आदि) के परिणामस्वरूप, शल्यक्रिया की तकनीक तथा औजारों में भी चमत्कारिक विकास हुआ परंतु उसका सारा श्रेय बड़ी ही चालाकी एवं धूर्तता के साथ आ.चि.वि. ही ले गया। आयुर्वेदिक चिकित्सकों को शल्यक्रिया से दूर कर दिया गया जबकि शल्यक्रिया के वास्तविक पिता तो महान सुश्रुत महाराज ही हैं।

- यह धूर्तता की पराकाष्ठा ही है कि दवा चिकित्सा के संपूर्ण शास्त्र 'चरक संहिता' तथा शल्यक्रिया के संपूर्ण शास्त्र 'सुश्रुत संहिता' का पूरे आधुनिक चिकित्सा साहित्य में जिक्र तक नहीं है।
- शल्यक्रिया की सहायतार्थ प्रयोग की जाने वाली एलोपैथिक दवाएं जैसे एन्टीबायोटिक्स तथा दर्द-निवारक दवाएं हानिकारक हैं। एन्टीबायोटिक्स तो निष्प्रभावी भी घोषित हो चुकी हैं। अब आयुर्वेदिक दवाओं पर आधारित शल्यक्रिया की ओर ही पुनः लौटना होगा।
- अंगों का इस कदर खराब हो जाना कि उन्हें काट कर निकालने तथा बदलने की आवश्यकता पड़ जाए, यह तो मानव के उचित जीवनशैली के स्थान पर मूर्खतापूर्ण आचरण तथा एलोपैथिक दवाओं के अंधाधुंध प्रयोग के परिणामस्वरूप पैदा हुई भयानक आपदा है। आधुनिक उच्च-तकनीक शल्यक्रियाएं जैसे अंग प्रत्यारोपण तथा जोड़ बदलना आदि निश्चित रूप से इस आपदा का चमत्कारिक तथा प्रशंसनीय उपाय तो हैं परंतु मानवजाति की स्वास्थ्य की समस्या का वास्तविक समाधान नहीं हैं। वास्तविक समाधान तो यह है कि मानवजाति को इन उच्च तकनीक शल्यक्रियाओं की आवश्यकता ही ना पड़े। यह आयुर्वेदिक जीवन प्रणाली एवं चिकित्सा पद्धति अपनाने पर ही संभव है।

देश की स्वास्थ्य की समस्या का वास्तविक समाधान यही है कि आयुर्वेद को इस देश की मुख्य चिकित्सा पद्धति के रूप में पुनर्स्थापित किया जाए तथा एलोपैथी चिकित्सा पद्धति को मात्र एक सहायक तथा आपातकालीन चिकित्सा पद्धति के रूप में सीमित किया जाए, तभी देश का रोग भार कम हो पायेगा और तभी समस्या का समाधान भी हो पायेगा।

वास्तव में तो समस्त व्यक्तिगत तथा वैश्विक समस्याओं का समाधान भी योग एवं आयुर्वेद में ही छिपा है क्योंकि योग और आयुर्वेद केवल चिकित्सा विज्ञान ही नहीं है वरन जीवन के संपूर्ण विज्ञान है जिनका उद्देश्य मात्र भौतिक व मानसिक स्वास्थ्य ही नहीं वरन आत्मा की प्रसन्नता या मोक्ष की प्राप्ति ही है जहां समस्त दुःखों की सदा के लिये समाप्ति हो जाती है। योग और आयुर्वेद एक दूसरे के पूरक हैं।

कोई तो कारण होगा कि जो योग और आयुर्वेद इस देश में उपेक्षा के शिकार हुए, भारत सरकार आज भी जिन पर अपने कुल स्वास्थ्य बजट का मात्र दो प्रतिशत से भी कम खर्च करती है, उस योग को विश्व के 194 देशों ने हाथों-हाथ स्वीकार कर लिया। आयुर्वेद का प्रयोग भी पूरे विश्व में बढ़ता ही जा रहा है। सत्य को कुछ समय के लिए दबाया जा सकता है परंतु उसका नाश नहीं किया जा सकता।

युक्ताहारविहारस्य युक्तचेष्टस्य कर्मसु।
युक्तस्वप्नावबोधस्य योगो भवति दुःखहा।।

– गीता 6/17

अर्थात, दुःखों का नाश करने वाला योग तो यथायोग्य आहार और विहार करने वाले का, कर्मों में यथायोग्य चेष्टा करने वाले का तथा यथायोग्य सोने और जागने वाले का ही सिद्ध होता है।

ॐ

Important Quotes

"Medical science has made such tremendous progress that there is hardly a healthy human left"

– Aldous Huxley, English writer and philosopher

"Every one must know that most cancer research is largely a fraud and that the major cancer research organisations are derelict in their duties to the people who support them"

– Linus Pauling, Ph.D, two times Noble Prize winner in chemistry (1901–1994), one of the founders of quantum chemistry and molecular biology.

"It is simply no longer possible to believe much of the clinical research that is published, or to rely on the judgement of trusted physicians or authoritative medical guidelines. I take no pleasure in this conclusion, which I reached slowly and reluctantly over my two decades as an editor of the New England Journal of Medicine."

– Dr. Marcia Angell, physician and long time Editor in Chief of the New England Journal of Medicine (NEMJ), one of the most prestigious peer reviewed medical journal in the world.

"My overall assessment is that the national cancer program must be judged a qualified failure. Our whole cancer research in the past 20 years has been a total failure."

– Dr. John Bailer, former editor of the journal of National Cancer Institute, America.

"The case against science is straightforward: much of the scientific literature, perhaps half, may simply be untrue. Science has taken a turn towards darkness."

– Richard Horton, editor in chief, Lancet, UK's leading medical journal.
On 15th April 2015.

"There is increasing concern that most current published research findings are false."

– Dr. John P. A. Loannidis, Prof. In disease prevention at Stanford University, published the most widely accessed article in the history of the public Library of Science (PLoS) entitled – 'why most published research findings are false.'

"We began the antibiotic era with a full-fledged attack on bacteria. It was a battle misconceived and one in which we cannot be the winner. We cannot destroy the microbial world in which we have evolved. The best solution now is to take a broader view of the microbial world. While focusing on the pathogens, our efforts should act in ways that impact fewer commensal flora. We need to forget 'overcome and conquer' and substitute 'peace' when regarding the microbial world. The commensal organisms are, in fact, our allies in reversing the resistance problem. As they rebuild their constituencies, they will control the levels of resistance by out-competing resistant strains."

– Stuart B Levy MD prof. of molecular biology and microbiology. Director, centre for adaptation genetics and drug resistance at Tufts university school of medicine, who discovered the efflux mechanism for drug resistance and was the first scientist to document the transfer of resistant bacteria from animals to farm workers.

"The medical profession is being bought by the pharmaceutical industry, not only in terms of the practice of medicine, but also in terms of teaching and research. The academic institutions of this country are allowing themselves to be the 'paid agents' of the pharmaceutical industry. I think it's disgraceful."

– Arnold Seymour Relman, Harvard Professor of Medicine and Former Editor-in-Chief of the New England Medical Journal.

"Has any health care professional ever told you that taking antibiotics would increase your susceptibility to infection."

"Antibiotics kill ALL bacteria, the 'good' and the 'bad.' Good bacteria operate in conjunction with your immune system to protect you from disease. So if you knock them out with an antibiotic and are then exposed to a disease-causing germ, your chances of that germ making you sick go up – way up."

– Martin Blaser, M.D., Director of the human Microbiome Program, past president of the infectious disease society of America.

"One of the first duties of the physician is to educate the masses not to take medicine."

– Sir William Osler, Father of Modern Medicine.

"Mandatory vaccination is for profit and not public health."

– Brandy Vaughan, a former sales rep. For Merck & Co., a vaccine maker.

"Pharmaceutical companies influence the medical institutions by money."

– Dr. Peter Rost, a former vice president of Pfizer and a whistle blower of the pharmaceutical industry. Author of 'Thewhistleblower, Confessions of a healthcare Hitman.'

संदर्भ

1. चरक संहिता – आचार्य विद्याधर शुक्ल, प्रो. रवि त्रिपाठी कृत 'वैद्यमनोरमा' हिन्दी व्याख्या।
2. सुश्रुत संहिता – कविराज अम्बिकादत्त शास्त्री कृत 'आयुर्वेद तत्त्वसंदीपिका' हिन्दी व्याख्या।
3. अष्टांगहृदयम् – आचार्य बालकृष्ण कृत 'आयुर्वेद-प्रबोधनी' हिन्दी व्याख्या
4. आयुर्वेद सिद्धांत रहस्य – आचार्य बालकृष्ण
5. Conventional medicare kills more people than Heart disease or cancer. Dr. Mercola
   http://articles.mercola.com/sites/articles/archive/11/02/2012/leading-causes-of-death-cost-for-us-economy.aspx
6. Common side effects of antihypertensives. Brielle Thompson
   http://www.livestrong.com/article/-288561side-effects-of-losartan-potassium/
7. The evolving story of the harms of anti-inflammatory drugs. Scott Gavura
   https://sciencebasedmedicine.org/the-evolving-story-of-the-harms-of-anti-inflammatory-drugs/
8. Bactericidal antibiotics induce mitochondrial dysfunction and oxidative damage in mammalian cells. Sameer Kalghatgi, Catherine S Spina, James J Collins.
   https://www.ncbi.nlm.nih.gov/pmc/articles/PMC3760005/
9. Can antibiotics damage your bones. Vivian Goldschmidt. https://googleweblight.com/i?u=https://saveourbones.com/can-antibiotics-damage-your-bones/&grqid=LouMmF8s&hl=en-IN
10. killing cancer through immune system. Michael Howerton
    https://www.ucsf.edu/news/111531/01/2014/killing-cancer-through-immune-system

11. **Antimicrobial resistance. WHO**
    http://www.who.int/mediacentre/factsheets/fs194/en/

12. **Common side effects from antibiotics, allergies and reactions. L Anderson, pharm D**
    https://www.drugs.com/article/antibiotic-sideeffects-allergies-reactions.html

13. **Antibiotics and the human microbiome; Dysbioses and accumulation of resistances. M P Francino**
    https://www.ncbi.nlm.nih.gov/pmc/articles/PMC4709861/#!po=13.2653

14. **Sir Alexander Fleming: Banquet Speech 10, Dec. 1945**
    http://www.nobelprize.org/nobel_prizes/medicine/laureates/1945/fleming-speech.html

15. **Louis Pasteur recants his germ theory.**
    http://susandoreydesigns.com/insights/pasteur-recant.html

16. **Application of metagenomics in the human gut microbiome. Wei-lin Wang, Shao-Yan Xu.**
    https://googleweblight.com/?lite_url=https://www.ncbi.nlm.nih.gov/pmc/articles/PMC4299332/&ei=VBtwS9gC&lc=en-IN&s=1&m=912&host=www.google.co.in&ts=1485156438&sig=AF9NednCeEzOIs0a7K8vnQ2boAwkIt3LCg

17. **Exceptions to Koch's Postulates.**
    https://www.boundless.com/microbiology/textbooks/boundless-microbiology-textbook/epidemiology10-/principles-of-epidemiology130-/exceptions-to-koch-s-postulates-669–483/

18. **Koch's postulates in the 21st century. Virology blog**
    http://www.virology.ws/2010/01/22/kochs-postulates-in-the-21st-century/

19. **Sushrut: The Father of Surgery. Sanatan Sinhnaad**
    https://sanatansinhnaad.wordpress.com/18/11/2013/sushruta-the-father-of-surgery/

20. **The beginning of the end of the antibiotic era. Harrison JW, Svec TA PubMed**
    https://www.ncbi.nlm.nih.gov/pubmed/9643260

21. **Macaulay's Minutes. Mohit Puri**
    http://mohitpuri.pbworks.com/w/page/11465812/MACAULAY'S20%MINUTE

22. **Minutes by Hon'ble T B Macaulay . Columbia.edu**
    http://googleweblight.com/?lite_url=http://www.columbia.edu/itc/mealac/pritchett/00generallinks/macaulay/txt_minute_education_1835.html&ei=kb-hdL2x&lc=en-IN&s=1&m=367&host=www.google.co.in&ts=1473666645&sig=AKOVD64Ts_TTbsEi7ve9u7inn8AjMA30HQ

23. **The roots of mental illness. Kirsten weir**
    http://www.apa.org/monitor/06/2012/roots.aspx

24. **The clinical application of a systems approach. Andrew C Ahn, Muneesh Tewari.**
    https://www.ncbi.nlm.nih.gov/pmc/articles/PMC1459481/?report=reader

25. **The limits of reductionism in medicine: could systems biology offer an alternative? Andrew C Ahn, Muneesh Tewari**
    https://www.ncbi.nlm.nih.gov/pmc/articles/PMC1459480/

26. **The structure, function and diversity of the healthy human microbiome. Nature; Curtis Huttenhower, Dirk Gevers**
    http://www.nature.com/nature/journal/v486/n7402/full/nature11234.html

27. **Western medicine is Rockefeller medicine all the way. Freedom Articles**
    http://freedom-articles.toolsforfreedom.com/western-medicine-rockefeller-medicine/

28. **Medical Advances Time Line**
    https://www.infoplease.com/science-health/health/medical-advances-timeline

29. **Meet the doctor who says prescription drugs are killing US.**
    http://wakingscience.com/02/2016/meet-the-doctor-who-says-prescription-drugs-are-killing-us-and-hes-not-the-only-one/

30. **Healthcare in United States.**
    https://en.m.wikipedia.org/wiki/Health_care_in_the_United_States#Providers

31. **The Truth behind big pharma, the FDA and your Health. Healthwire**
    http://www.myhealthwire.com/news/mind-body/664

32. How big pharma is killing Americans. Truth-out
http://www.truth-out.org/opinion/item/-16071how-big-pharma-is-killing-americans

33. The Big Pharmaceutical Scam: 7 Shocking Truths About Big Pharma. Truth Theory
https://truththeory.com/04/07/2015/the-big-pharmaceutical-scam-7-shocking-truths-about-big-pharma/

Patent wars: affordable medicines vs intellectual property rights. BMJ 2014
http://www.bmj.com/content/348/bmj.g1533

34. 90 % of Big Pharma Spent More On Marketing Than Research in 2013 Alone. Natural Society
http://naturalsociety.com/-90big-pharma-spent-marketing-research-2013-alone/

35. Who is really helping WHO. DW
http://www.dw.com/en/who-is-really-helping-the-who/a1-15965508-

36. How Much Big Pharma's Massive Profits Are Used To Influence Politicians. Truth out.
http://www.truth-out.org/news/item/-33010how-much-of-big-pharma-s-massive-profits-are-used-to-influence-politicians

37. Beware: Your reliable antacids may be killing your kidneys. The Times of India Nov. 2015 3
http://timesofindia.indiatimes.com/city/delhi/Beware-Your-reliable-antacid-may-be-killing-your-kidneys/articleshow/49636226.cms

38. %16 Indians have renal disease. TOI 12 Mar. 2015
http://timesofindia.indiatimes.com/india/-16of-Indians-have-renal-disease/articleshow/46534551.cms

39. A spoon of ghee: full of health: poses no danger cardiac health and could protect us from cancer. Mail Online India. 7 Oct. 2012
http://timesofindia.indiatimes.com/india/-16of-Indians-have-renal-disease/articleshow/46534551.cms

40. **Drugs that can harm the immune system and lungs. Virginia Hopkins Test Kits**
    http://www.virginiahopkinstestkits.com/drugsthatharmlungs.html

41. **Cholestrol myths you need to stop believing.**
    http://articles.mercola.com/sites/articles/archive/20/04/2016/cholesterol-myths.aspx

42. **Lack of an association or an inverse association between low density lipoprotien cholestrol and mortality in the elderly: A systemic review.**
    http://bmjopen.bmj.com/content/6/6/e010401.full

43. **Study says there is no link between cholestrol and heart disease.**
    https://www.ncbi.nlm.nih.gov/pubmedhealth/behindtheheadlines/news/2016-06-13-study-says-theres-no-link-between-cholesterol-and-heart-disease/

44. **Risk of acute myocardial infarction with NSAIDS in real world use. BMJ 9th May 2017**
    http://www.bmj.com/content/357/bmj.j1909

45. **Conventional medicine third leading cause of death in US, BMJ 2016**
    http://www.bmj.com/content/353/bmj.i2139

46. **Conventional medicine The Leading Cause of Death in US**
    http://reset.me/story/conventional-medicine-is-the-leading-cause-of-death-in-the-us/
    https://www.google.co.in/amp/s/draxe.com/conventional-medicine-is-the-leading-cause-of-death/amp/

47. **The role of Ayurveda Management in preventing surgical site infection instead of antibiotics**
    https://doi.org/10.1016/j.jaim.2017.03.003

48. **Authors of premium text book didin't disclose millions from industry.**
    Harrison's principles of Internal Medicine:
    https://www.statnews.com/06/03/2018/conflict-of-interest-medical-textbook

49. **It's Great! Oops, No It Isn't: Why Clinical Research Can't Guarantee The Right Medical Answers.**
    https://g.co/kgs/K6XqtU

50. **Seven biggest problems facing science.**
    https://www.vox.com/12016710/14/7/2016/science-challeges-research-funding-peer-review-process

51. **Scientists highlight flaws in clinical trials.**
    https://www.scienceboard.net/content/scipulse-perspectives/scientists-highlight-flaws-in-the-process-clinical-trials//

www.ingramcontent.com/pod-product-compliance
Lightning Source LLC
Chambersburg PA
CBHW030751180526
45163CB00003B/978
9781643243214